本书出版得到项目“5 种药食同源物质抗性淀粉制备技术及降糖活性研究（ZZXT202521）”支持

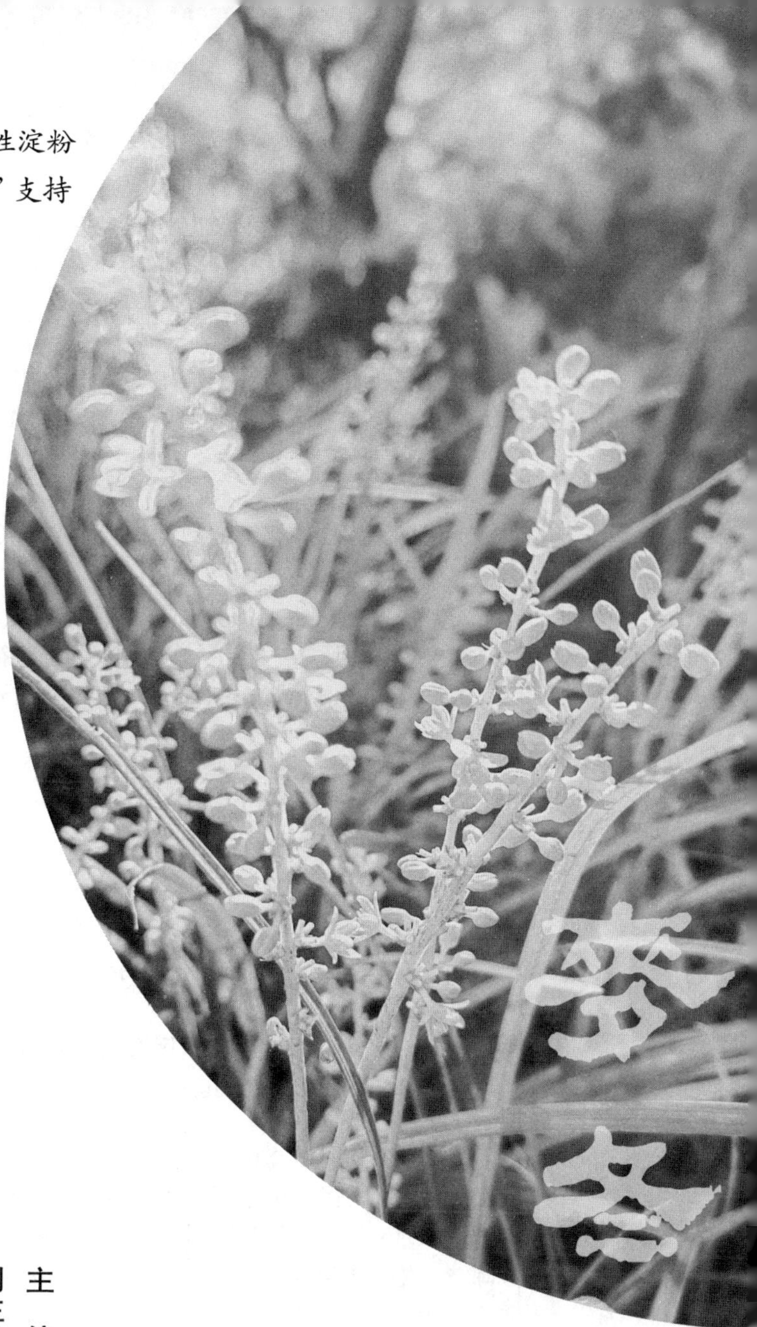

麦冬药食同源研究与应用

主　编　陈　敏　杨　光　曾建军

副主编　李　敏　李　颖　程　蒙
　　　　李　韦　王梦阳

编　委（以姓氏笔画为序）

马海光　王　昊　王梦阳　邓小龙
冯广旭　苏芳芳　李　韦　李　敏
李　颖　李石清　李鹏英　李新月
杨　光　何　广　张　明　张辰辰
张琳杰　陈　敏　陈岗福　陈铁柱
林　娟　金安琪　周　霞　郑博文
胡永兴　董　燕　蒋次勇　程　蒙
曾建军

人民卫生出版社

·北　京·

图书在版编目（CIP）数据

麦冬药食同源研究与应用 / 陈敏，杨光，曾建军主编. -- 北京 ：人民卫生出版社，2025. 10. -- ISBN 978-7-117-38756-9

Ⅰ. S567. 23

中国国家版本馆 CIP 数据核字第 2025QR6219 号

人卫智网	www.ipmph.com	医学教育、学术、考试、健康，购书智慧智能综合服务平台
人卫官网	www.pmph.com	人卫官方资讯发布平台

麦冬药食同源研究与应用

Maidong Yaoshitongyuan Yanjiu yu Yingyong

主　　编：陈　敏　杨　光　曾建军
出版发行：人民卫生出版社（中继线 010-59780011）
地　　址：北京市朝阳区潘家园南里 19 号
邮　　编：100021
E - mail：pmph @ pmph.com
购书热线：010-59787592　010-59787584　010-65264830
印　　刷：北京汇林印务有限公司
经　　销：新华书店
开　　本：787 × 1092　1/16　　印张：12
字　　数：242 千字
版　　次：2025 年 10 月第 1 版
印　　次：2025 年 12 月第 1 次印刷
标准书号：ISBN 978-7-117-38756-9
定　　价：69.00 元
打击盗版举报电话：010-59787491　E-mail：WQ @ pmph.com
质量问题联系电话：010-59787234　E-mail：zhiliang @ pmph.com
数字融合服务电话：4001118166　E-mail：zengzhi @ pmph.com

前　言

中医药作为中华民族的瑰宝，历经数千年的发展，积累了丰富的理论与实践经验。其独特的“药食同源”理念，更是将养生与治疗相结合，体现了中医“治未病”的核心思想。麦冬，作为一种具有悠久药用和食用历史的中药材，其药性平和，富含多种营养成分，具有养阴生津、润肺清心的功效，广泛应用于肺燥干咳、阴虚劳嗽、喉痹咽痛、津伤口渴等病症的治疗。随着现代医学和营养学的发展，麦冬的药食同源特性逐渐被科学研究所证实，并于2024年8月正式被列入《按照传统既是食品又是中药材的物质目录》，不仅为麦冬的广泛应用提供了政策依据，也为麦冬的进一步研究和开发奠定了坚实的基础。

本书以团队的麦冬药食同源研究资料为基础，全面系统地总结了麦冬从古至今药用与食用的记载、研究及开发利用的全方位价值。本书共分为十三章，涵盖了麦冬的历史考证、资源概述、营养及功效成分、栽培技术、质量标准、安全性评价及现代药用情况等多个方面。第一章概述了我国药食同源的发展历史及麦冬的基本情况，为读者提供了麦冬作为药食同源物质的背景知识。第二章通过对麦冬的历史考证，梳理了麦冬的起源、名称、产地及炮制方法，帮助读者了解麦冬的悠久历史和文化传承。第三章详细介绍了麦冬的资源分布及栽培品种，特别是对四川省三台县麦冬产业的现状进行了深入分析。第四章至第六章重点探讨了麦冬的化学成分、营养功效及质量标准。通过对麦冬块根的营养成分、药理作用及与其他根茎类中药、食品的对比分析，揭示了麦冬在保健食品开发中的潜力。第七章至第八章从安全性评价的角度，系统研究了麦冬的毒理作用及食用安全性，为麦冬的广泛应用提供了科学依据。第九章至第十一章聚焦于麦冬的药膳应用、保健食品开发及现代药用情况。通过对麦冬药膳方剂的整理和现代药理研究的综述，展示了麦冬在养生保健和疾病防治中的广泛应用。第十二章和第十三章分别介绍了四川省三台县和浙江省在麦冬监管和产业发展中的经验，为其他地区的麦冬产业发展提供了宝贵的借鉴。

编写团队力求将传统中医药理论与现代科学研究相结合，探讨了麦冬在中医药体系中的经典应用，梳理了麦冬的现代科学研究成果。希望通过本书的出版，能够为中医药及食品科学研究者、企业生产者、麦冬种植者及广大消费者提供一份较为全面系统的参考，促进麦冬药食同源产业的高质量发展。

麦冬的研究领域涉及广泛，其研究与应用仍在不断深入与拓展，书中难免存在不足之处，恳请读者批评指正。

编者

2025 年 9 月

目　录

第一章　概述 …… 1

第一节　我国药食同源的发展历史 …… 1
第二节　麦冬药用食用基本情况 …… 3
第三节　麦冬食用特点 …… 5

第二章　麦冬历史考证 …… 8

第一节　麦冬的起源与名称来历 …… 8
第二节　麦冬的产地考证 …… 11
第三节　麦冬的炮制方法 …… 12
第四节　麦冬的药用考证 …… 13
第五节　麦冬的食用考证 …… 16
第六节　古籍中的麦冬 …… 17

第三章　麦冬资源概述 …… 28

第一节　全国麦冬资源概述 …… 28
第二节　麦冬栽培品种 …… 34
第三节　三台县麦冬产区介绍 …… 38

第四章　麦冬块根的营养及功效成分 …… 47

第一节　麦冬化学成分现代研究 …… 47
第二节　麦冬与其他根类中药的成分对比 …… 51
第三节　麦冬与其他根及根茎类食品的成分对比 …… 52

第五章　麦冬栽培技术研究 …… 56

第一节　川麦冬 …… 56
第二节　浙麦冬 …… 60

第六章　麦冬质量标准研究 …… 64

第一节　麦冬质量标准体系 …… 64
第二节　麦冬食用安全标准 …… 67
第三节　麦冬食用安全标准起草说明 …… 68
第四节　麦冬形态描述与生物学形态探讨 …… 79

第七章　麦冬安全性评价 …… 87

第一节　大鼠急性毒性试验 …… 87
第二节　遗传毒性试验 …… 88
第三节　致畸试验(大鼠) …… 92
第四节　90 天喂养试验 …… 94

第八章　麦冬安全风险评估报告 …… 109

第一节　基本信息 …… 109
第二节　成分分析 …… 109
第三节　毒理学资料 …… 113
第四节　人群不良反应 …… 115
第五节　食用和使用情况 …… 115
第六节　暴露评估 …… 116
第七节　安全性评估意见 …… 117

第九章　麦冬药膳 …… 120

第一节　麦冬药膳基本知识 …… 120
第二节　麦冬药膳方剂 …… 123
第三节　麦冬药膳的禁忌 …… 142

第十章　麦冬保健食品 ………… 144

第一节　保健食品的发展情况 ………… 144
第二节　麦冬保健食品 ………… 145

第十一章　麦冬现代药用情况 ………… 148

第一节　麦冬的药理作用研究进展 ………… 148
第二节　麦冬的现代药用研究 ………… 154

第十二章　三台县麦冬发展经验 ………… 167

第一节　涪城麦冬 ………… 167
第二节　凝聚力量共同治理 ………… 168
第三节　协同提升麦冬品质 ………… 169
第四节　保障麦冬可持续发展 ………… 170
第五节　强化主导产业培育 ………… 172
第六节　高要求监管提升麦冬标准 ………… 174
第七节　融合发展打造大健康产业链 ………… 176

第十三章　浙麦冬发展经验 ………… 178

第一节　慈溪麦冬 ………… 178
第二节　申报国家农产品地理标志 ………… 179
第三节　成立慈溪市农合联麦冬产业分会 ………… 179
第四节　推动浙麦冬发展 ………… 179
第五节　优化浙麦冬品种 ………… 180
第六节　打造浙麦冬品牌 ………… 181

第一章　概述

我国先民从自然界发现食物的同时也发现了各种中药材，中药材与食物都为维护身体健康起到了重要的作用，我国习惯将这种传统理念称为药食同源。随着现代食品与药品管理制度的建立，国家制定并发布了既是食品又是中药材的物质名单，该名单也俗称为药食同源物质或食药物质。麦冬具有悠久的药用和食用历史，其药性平和且富含营养物质，经过系统性研究和食品安全风险评估，麦冬已经正式成为药食同源物质。

第一节　我国药食同源的发展历史

我国通常将既是食品又是药品的物质称为药食同源物质或食药物质。由于中医药传统思想认为“堪愈疾者，总名为药”，治疗疾病并不是单纯的祛邪，更重要的是扶正，因此中医药常常食养结合，从传统习惯角度很难清晰地区分食品与药品的界限。纵观历代本草，无不含有大量现代已经作为食品食用的物质。到了近现代，我国开始引入西方的食品和药品管理体系，食品与药品界限逐步清晰。由于化学药品多是人工化学物品，专用于治疗疾病，难谈营养功效。考虑药品存在非法添加和滥用安全风险，现代市场监管客观上要求药品和食品要分开管理，但是这与我国中药传统食用方法和食用习惯相矛盾。

1982 年 11 月，第五届全国人民代表大会常务委员会第二十五次会议通过了《中华人民共和国食品卫生法（试行）》，1984 年 9 月 20 日第六届全国人民代表大会常务委员会第七次会议通过了《中华人民共和国药品管理法》。为了调解《中华人民共和国药品管理法》和《中华人民共和国食品安全法》对中药管理的矛盾，1987 年卫生部制定了《禁止食品加药卫生管理办法》（卫防字第 57 号），我国开始研究、制定和发布《既是食品又是药品的品种名单》（俗称为“药食同源”名单）。

“药食同源”名单发布受到了市场的广泛重视，各省积极推进具有食用历史的中药材进入该名单，对客观评价中药材安全性及规范食品药品的管理具有重要意义。本章节从“药食同源”的历史渊源、制定背景及特点入手，介绍了此次“药食同源”名录的修订工作，对市场管理人员正确理解“药食同源”管理政策有一定的帮助。

一、"药食同源"理论依据

我国自古以来就很重视"药"和"食"的结合，早在周朝时代，朝廷所设立的医疗机构中就设有"食医"这一职位，主要负责君主的食疗养生。长沙马王堆汉墓出土的《五十二病方》《养生方》和《胎产方》中就记载有不少的药食和药膳资料。经众多学者考证，"药食同源"的起源可以追溯到原始时代，即人类在长期与疾病、饥饿作斗争的过程中总结出来的理论结晶，"神农尝百草"的典故就是人类认识食物和药物的印记，反映了药物的发现源于人类的生活实践，尤其是饮食活动。在之后的很长一段时间内，《黄帝内经》《神农本草经》等中医典籍记录了中医药理论下"药食同源"及其理论基础的演变。人们对于"药食同源"最初的认识是在人类探索动植物用途的过程中发现的；随着中医理论的成熟，"药食同理"的理念赋予了食物"性味归经"，并将其应用到饮食的过程；南北朝之后，食疗文化逐渐兴起，崔浩《食经》、孟诜《食疗本草》、忽思慧《饮膳正要》等食疗专著的涌现，形成了"药食同功"的理论基础。人类在历史的长河中创造了形形色色的药膳文化，同时也用人类几千年的实践证明了"药食同源"物质的安全性。

二、"既是食品又是药品名单"沿革

1982 年，第五届全国人民代表大会常务委员会第二十五次会议通过并颁布了《中华人民共和国食品卫生法(试行)》，其第八条规定："食品不得加入药物。按照传统既是食品又是药品的以及作为调料或者食品强化剂加入的除外。"但根据我国 1984 年颁布的《中华人民共和国药品管理法》第三条内容，药品包括现代药和传统药，而传统药主要是指中药饮片和传统中药制剂。这给既是中药又是食品的物质(中药饮片)的管理和使用带来了很大不便。为了调节"食品"与"药品"监管的矛盾，1987 年卫生部、国家中医管理局联合颁发了(87)卫防字第 57 号文件，在附录中公布了第一批《既是食品又是药品的品种名单》，第一款内容为 1985 年版《中国药典》和 1981 年第 3 版《食物成分表》(野菜类除外)中共同记载的物质；第二款公布了 33 种物质。1988 年，卫生部食品卫生监督检验所公布上述第一款内容中 29 种物质(青果重复)，1991 年卫监发〔1991〕45 号文件新增了 8 种物质，1998 年卫监发〔1998〕9 号文件又增加了 8 种物质，至此三批《既是食品又是药品的物品名单》，包括八角茴香、乌梢蛇、蒲公英等中药共 77 种。随着 1995 年《中华人民共和国食品安全法》和 1996 年《保健食品管理办法》的颁布实施，肖培根等参考《神农本草经》中列为上品的中药，重新拟定药食同源物品名单和可用于保健食品的物品名单，2002 年，卫生部颁布《卫生部关于进一步规范保健食品原料管理的通知》(卫法监发〔2002〕51 号，简称"51 号文")，印发新的《既是食品又是药品的物品名单》，包括丁香、藿香等中药 87 种，涵盖上一版名单中的 75 种，剔除了红花，改胡椒为黑胡椒，新增了阿胶、白扁豆花、覆盆子、槐米、槐花、桔梗、橘皮、小蓟、玉竹、枳椇子、紫苏籽 11 种常用中药。

2014 年 11 月，国家卫生和计划生育委员会发布《按照传统既是食品又是中药材物质目录管理办法（征求意见稿）》（以下简称《目录》），公开征求名录（101 味既是食品又是中药材名单）内容补充和修订意见，同时对《目录》修订背景及修订的重要性进行说明，此次目录包括丁香、八角茴香、刀豆等 101 种物质。

2018 年 4 月，国家卫生健康委发布《关于征求将党参等 9 种物质作为按照传统既是食品又是中药材物质管理意见的函》，拟将党参、肉苁蓉、铁皮石斛、西洋参、黄芪、灵芝、天麻、山茱萸、杜仲叶 9 种物质按照食药物质管理。2019 年 11 月，国家卫生健康委发布《关于对党参等 9 种物质开展按照传统既是食品又是中药材的物质管理试点工作的通知》，党参等 9 种物质可开展生产经营试点工作。

2021 年 11 月，国家卫生健康委印发《按照传统既是食品又是中药材的物质目录管理规定》的通知（国卫食品发〔2021〕36 号），药食同源物质目录的更新与遴选制度进一步完善。

2023 年 11 月，国家卫生健康委和国家市场监督管理总局发布《关于党参等 9 种新增按照传统既是食品又是中药材的物质公告》（2023 年第 9 号），将党参、肉苁蓉、铁皮石斛、西洋参、黄芪、灵芝、天麻、山茱萸、杜仲叶 9 种物质纳入按照传统既是食品又是中药材的物质目录。

2024 年 8 月，国家卫生健康委和国家市场监督管理总局发布《关于地黄等 4 种按照传统既是食品又是中药材的物质的公告》，地黄、麦冬、天冬、化橘红 4 种物质纳入按照传统既是食品又是中药材的物质目录，麦冬也成为药食同源物质。

第二节　麦冬药用食用基本情况

一、麦冬基本情况

麦冬是百合科沿阶草属植物麦冬 *Ophiopogon japonicus*（L.f.）Ker-Gawl. 的干燥块根。麦冬始载于《神农本草经》，列为上品。甘、微苦，微寒。具有养阴生津、润肺清心之功效，可治疗肺燥干咳、阴虚痨咳、津伤口渴、内热消渴、心烦失眠、肠燥便秘等症。麦冬主要分布于四川、浙江、江苏、广东、广西、福建、江西等省，以四川、浙江所产为“道地”药材，分别习称“川麦冬”和“杭麦冬”。目前栽培主产地为：四川省绵阳市三台县，浙江省慈溪、余姚、杭州。

麦冬为草本植物，根较粗，中间或近末端常膨大成椭圆形或纺锤形的小块根；小块根长 1~1.5cm，或更长些，宽 5~10mm，淡褐黄色；地下走茎细长，直径 1~2mm，节上具膜质的鞘。茎很短，叶基生成丛，禾叶状，长 10~50cm，少数更长些，宽 1.5~3.5mm，具 3~7 条脉，边缘具细锯齿。花葶长 6~15（~27）cm，通常比叶短得多，总状花序长 2~5cm，或有时更长些，具几朵至十几朵花；花单生或成对着生于苞片腋内；苞片披针形，先端渐尖，最下面的长可达 7~8mm；花梗长 3~4mm，关节位于中部以上或近中部；花被片常稍下垂而不展开，披针形，长约 5mm，白色或淡紫色；花药三角状披针形，长 2.5~3mm；花柱长约 4mm，较粗，宽约 1mm，基部宽阔，向上渐狭。种子球形，直径 7~8mm。花期 5—8 月，果期 8—9 月。

麦冬的食用药用部位一致，均为百合科植物麦冬膨大的块根。麦冬鲜品肉质，呈长椭圆形或纺锤形，淡褐黄色。干品质柔韧，呈纺锤形，两端略尖，长 1.5~3cm，直径 0.3~0.6cm，表面淡黄色或灰黄色，有细纵纹。断面黄白色，半透明，中柱细小。

麦冬作为我国传统中药之一，自古至今既作为中药，也作为滋补食品或营养食品在大量使用，它的治疗和保健作用已被我国两千多年的临床实践所证实。近年来，随着生活水平不断提高，养生成为人们最为关注的一个话题。《四季饮食调养智慧》《国医精华药膳》《养生菜谱 1388》《经典养生菜》等养生食谱层出不穷，这些食谱中均收载了含有麦冬的各种膳食。由此可见，麦冬不单是一种常用的中药，更可作为一种食材，让人们在享受美味的同时还能吃出健康。

二、麦冬药用食用概况

麦冬药用与食用历史悠久，药用与食用文献记载较为丰富，历代本草和方书均有描述。麦冬性味较平和，适合作长期调理使用，从已有文献记载来看，麦冬主要用于滋阴、补虚等慢性疾病的防治。

《神农本草经》记载："麦门冬　味甘平。主心腹结气，伤中伤饱，胃络脉绝，羸瘦短气。久服轻身，不老，不饥。"清代陈修园著《神农本草经读》解："凡上品，俱是寻常服食之物，非治病之药，故神农另提出'久服'二字……凡上品之药，法宜久服，多则终身，少则数年，与五谷之养人相佐……"可见，麦冬早在神农时期已有可食用之说。实际上，用麦冬与其他草药配在一起煎汤，作为消除热毒的对症药，在此前已有很长的使用历史。唐代孙思邈的《千金方》中即已有若干类似的方子，如《备急千金要方》"解五石毒"中就有"生麦门冬汤""生麦门冬汤方"，都是对付服石之后"散发"时的"烦热"等症状，其中"生麦门冬汤方"用到生麦冬和人参。广而言之，在传统医书中，有一类"代茶饮子"配方散布各处，都是针对身体的种种不适、病症，以相应的草药煎成汤汁，让患者作为茶的替代物，渴时即饮。同时，《千金翼方·退居·饮食》一节中介绍"食后将息法"："中食后……啜半升以下人参、茯苓、甘草等饮，觉似少热，即吃麦门冬、竹叶、茅根等饮……秋冬间暖裹腹，腹中微似不安，即服厚朴、生姜等饮。如此将息，必无横疾。"

由此看出，麦冬等草药熬成的汤汁已经被当作日常随时饮用的饮料。"饮食"一节开宗明义就谈道:"所有资身,在药菜而已。料理如法,殊益于人。"提倡通过在日常饮食中正确地利用食品本身内含的药性,而让体质得到增强。显然,今天的草药茶,其起源可追溯到唐代甚至更早的时期。

到了东坡居士的时代,《千金翼方》中提倡的这一养生方法已然发展成为日常风俗。南宋人陈元靓《事林广记》的元禄十二年翻刻本中,有一条"御宣熟水"的信息:"仁宗敕翰林定熟水,以紫苏为上,沉香次之,麦门冬又次之。"北宋仁宗曾经下令,让专门负责宫廷饮料等事务的翰林司为"熟水"鉴定优劣等级,品鉴的结论是:紫苏熟水"能下胸膈滞气,功效最大",因此为最上品,沉香熟水次之,麦冬熟水又次之,也就是说,这三种熟水被认为是在感官与保健性能等方面最优的饮品。

《太平圣惠方》由宋代王怀隐和陈昭遇等所著,其中"食治论"中记载的"茯苓粥方""人参粥方"等食疗方中都有麦冬且用量较大,书中的一万余首方剂均为经医者在民间效验后征得的良方,在临床的使用上有重要的参考价值。由凌一揆教授于 1992 年编写的《中国食疗名方 300 首》是现代著名的食疗著作,当中收录的"麦门冬粥""乌梅麦冬饮"等 12 首食疗方中均含有麦冬。从《金匮要略》《备急千金要方》《太平惠民和剂局方》《本草衍义》《本草备要》《温病条辨》和《食鉴本草》等系列古医书中,统计约有 36 首食疗方中含有麦冬,如"麦门冬饮""益胃汤""生脉散""五汁饮""望梅丸""甘桔饮""门冬粥""甘露饮"等,另外配方名相同,而针对不同主治略有加减的则不计其数。《潼川府志》(潼川即现今四川省三台县)于清乾隆五十年著,据书中记载"麦门冬有余粮之名",可见麦冬在三台地区的食用历史至少达 240 年之久。

中国现代著名药膳食疗专家彭铭泉教授编撰的《中国药膳学》《中国药膳烹饪大全》《中国二十四节气药膳》,毛嘉陵的《茶饮保健》等系列药膳专著中收录含麦冬的药膳配方具体可查的有 99 首,如"百玉二冬粥""归杞甲鱼汤""玄麦代茶饮"等,且含麦冬的代茶饮夏季常用,用量 9~15g。《中国药膳食谱》为现代著名中医学专家潘朝曦著,书中将麦冬列为中国药膳食谱药材,且记载的著名膳方"青天白鹭""雪落琼瑶"等均含麦冬,多用于预防和治疗心血管病、糖尿病等疾病。《中国中医药报》曾专门刊登了养生菜"麦门冬黄瓜填肉"的制作方法,其功效为养阴润肺,清热生津。

麦冬具有滋阴润肺、益胃生津、清心除烦的功效,食用历史悠久,多用于泡茶、煲汤、煮粥等,可预防和治疗暑天汗出虚脱、冠心病心绞痛、慢性胃炎、支气管炎、糖尿病、肝硬化等疾病。麦冬既是治病良药,也是日常生活常用食材之佳品。

第三节　麦冬食用特点

对三台麦冬的水分、灰分、粗纤维等成分进行研究,发现上述成分总含量超过 90%,其中含水量 12.50%~14.70%,平均(13.7 ± 0.69)%;总灰分 1.70%~2.7%,平均(2.2 ±

0.29)%;脂肪 0.1%~0.3%,平均(0.2 ± 0.07)%;粗纤维 3.7%~4.3%,平均(3.9 ± 0.23)%;淀粉 13.0%~22.3%,平均(15.8 ± 2.97)%;总多糖 41.47%~60.17%,平均(51.6 ± 6.27)%;蛋白质 2.2%~5.76%,平均(3.68 ± 1.05)%;碳水化合物 78.94%~81.40%,平均(80.20 ± 0.81)%。总体上,麦冬营养特点表现为高能量、高纤维、高钙、低脂和富含 B 族维生素。

与同类食品相比较,参照《中国食物成分表》第 2 版和《食物成分表(全国代表值)》以及相关文献报道,与马铃薯丁(脱水)、甘薯片(白薯干)、胡萝卜(脱水)、百合(干)、山药(干)、姜(干)相比,麦冬总氨基酸的含量高于大部分根类食品,钾和钙也具有含量优势,在水分、蛋白质和碳水化合物 3 项中与常见根茎类食品含量相近,脂肪含量远低于姜和胡萝卜(图 1-1)。

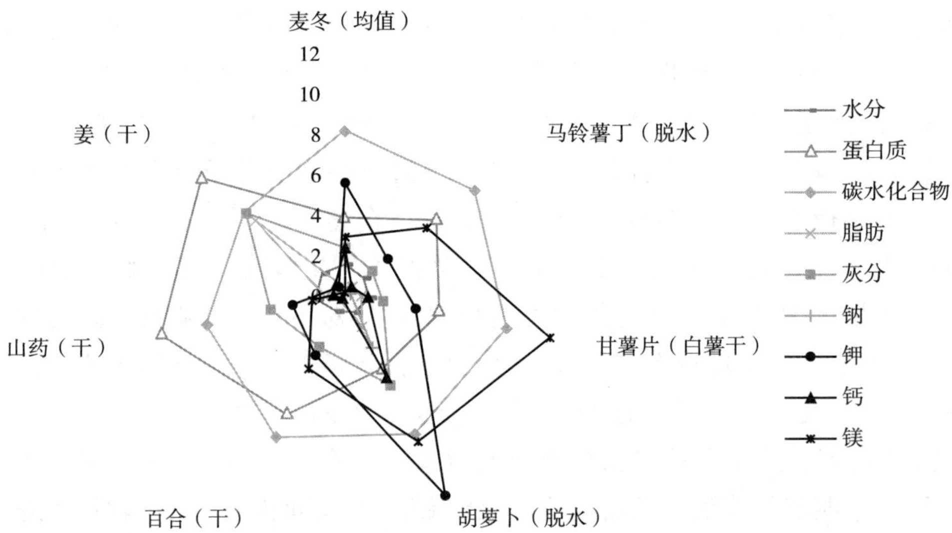

图 1-1　麦冬与同类食品的营养比较

与同类药材即根和根茎类药食同源物质相比,在已有资料的基础上选取指标数据相对完整的白芷、丽江玛咖和海南牛大力这 3 种药食同源品种进行雷达图直观表达比较,与现有的常见中药营养成分含量对比,发现麦冬钾含量和碳水化合物较为丰富(图 1-2)。

通过对麦冬各营养成分分析及营养特点的挖掘可以发现,麦冬在以下几个领域具有开发潜力:第一,麦冬低脂、低热量的特征迎合当下的减肥热潮,可作为瘦身餐的配料来源。第二,麦冬高钙的特征以及作为富含纤维素的植物根类食品,适合老年人及钙质易流失人群食用。第三,麦冬可作为 B 族维生素补充剂。由于现代生活水平的不断提高,细粮的摄入比例逐渐上升,而过度加工使得富含大量 B 族维生素的外壳废弃,由此造成维生素 B 的缺乏。第四,麦冬氨基酸种类较为丰富,必需氨基酸占比情况通过文献对比可知:略高于淮山药(25.32%),与灵芝(30%~40%)相近,略低于冬虫夏草(40.97%)。

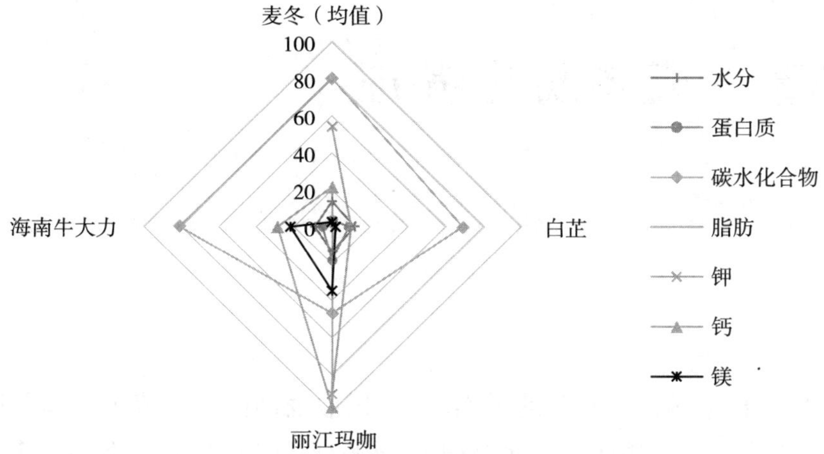

图 1-2　麦冬与同类药材的营养成分比较

参考文献

国家药典委员会 . 中华人民共和国药典：一部 .2025 年版［M］. 北京：中国医药科技出版社，2025.

第二章　麦冬历史考证

麦冬来源于百合科植物麦冬的干燥块根，根似麦，叶似韭，凌冬不凋是以得名。麦冬始载于《神农本草经》，历代本草多有记载，药性平和，无毒，可以久服。中医古籍中记载的麦冬分布较广，在汉代至南北朝时期，中原一带是麦冬的主要产区之一。随着时间推移，江浙和四川成为麦冬的主要产区。

第一节　麦冬的起源与名称来历

一、麦冬的基源考证

麦冬始载于《神农本草经》，被列为上品："味甘平。主心腹结气，伤中伤饱，胃络脉绝，羸瘦短气。久服轻身，不老，不饥。"《吴普本草》："生山谷肥地，叶如韭，肥泽丛生，采无时，实青黄。" 汉末《名医别录》："微寒，无毒。主治身重目黄，心下支满，虚劳客热，口干燥渴，止呕吐，愈痿蹶，强阴益精，消谷调中，保神，定肺气，安五脏，令人肥健，美颜色，有子……叶如韭，冬夏长生。生函谷川谷及堤坂肥土石间久废处。二月、三月、八月、十月采，阴干。" 其叶形、越冬常青等特性与今麦冬类植物相符。后历代本草对麦冬原植物形态的描述中多记载了 "叶似韭" 这一特征，从韭的叶形看，当时麦冬的主流基源应为沿阶草属植物。

南北朝时期陶弘景《本草经集注》关于麦冬形态、品质有明确记载："处处有，以四月采，冬月作实如青珠，根似穬麦，故谓麦门冬，以肥大者为好。用之汤泽抽去心，不尔，令人烦，断谷家为要。二门冬润时并重，既燥即轻，一斤减四五两尔。"

唐代陈藏器《本草拾遗》提及多种麦冬类同属近缘物种："出江宁小润，出新安大白，其大者苗如鹿葱，小者如韭叶。大小有三四种，功用相似。其子圆碧。"《中国植物志》中收载的 "鹿葱" 为石蒜科石蒜属植物鹿葱 *Lycoris squamigera* Maxim.。其叶带状，丛生，与麦冬类植物形态相似，但叶形较宽，推测山麦冬属短莛山麦冬 *Liriope Muscari* (Decne.) L. H. Bailey 与之最为接近。而叶形较细小 "如韭叶" 者，与沿阶草属或山麦冬属的其他种植物形态较为接近。陈藏器提出麦冬有多种来源且功用相同，可见古代麦冬入药来源的选择并非受限于植物形态，而是由其药材性状与性味功效决定。

北宋《本草图经》也认为麦冬有多种来源，对麦冬原植物形态的描述十分详细："叶青似莎草，长及尺余，四季不凋。根黄白色有须，根作连珠形，似穬麦颗，故名麦门冬。四月，开淡红花，如红蓼花。实碧而圆如珠。江南出者，叶大者，苗如鹿葱，小者如韭，大小有三四种，功用相似。或云吴地者尤胜。"莎草基源为莎草科莎草属香附子 *Cyperus rotundus* L.，其叶片形状、大小与沿阶草属及山麦冬属多种植物的形态相似。"四月开淡红花"说明花期为5—6月，与《中国植物志》记载的麦冬（*Ophiopogon japonicus*）、山麦冬［即《中国药典》收载的湖北麦冬［*Liriope spicata*（Thunb.）Lour. var. *prolifera* Y.T. Ma］相符，花色亦与之所载"淡紫"等颜色相近。"实碧而圆如珠"则符合沿阶草属与山麦冬属多种植物的特征。

明代《本草纲目》记载的麦冬叶子形态与今日麦冬形态很接近："夏至前一日取根，洗晒收之。其子亦可种，但成迟尔。浙中来者甚良，其叶似韭而多纵纹且坚韧为异。"清代《本草便读》记载："其叶似韭，根如连珠形，一棵十余枚。"这样的描述，与今日麦冬形态基本一致。

民国《中国药学大辞典》中记载麦门冬："外国名称 *O. japonicus* 属百合科。小叶麦门冬（沿阶草）及大叶麦门冬之根……小叶麦门冬为山野自生之常绿草，人家阶前亦多植之，故有沿阶草之称，形如小兰。叶作细长形，长尺许。初夏于叶间抽出高四五寸之花轴，开淡紫色六片穗状花，果实作球形，呈鲜紫色。大叶麦门冬生于阴湿之地，其形酷似前者，叶长一二尺，花轴至一尺以上。开淡紫色粗大穗状花，果实作紫黑色，其根为黄白色。有须根，作连珠形。中贮滋养质，柔润有横皱纹。"小叶麦门冬与大叶麦门冬分别与麦冬 *Ophiopogon japonicus*（L.f.）Ker-Gawl. 及山麦冬 *Liriope spicata*（Thunb.）Lour. var. *prolifera* Y. T. Ma 特征接近。

中华人民共和国成立后，谢宗万较早对不同地区所用的麦冬品种进行了调查整理，在其所著《中药材品种论述》"麦冬"条中总结道："麦冬（沿阶草）*Ophiopogon japonicus*（L.f.）Ker-Gawl.……本品地下具有细长的走茎，根须状，根间的部分或先端膨大成纺锤状的肉质小块根，此即药用的麦冬……本品的同属植物云南书带草 *O. bodinieri* Lévl. 在云南叫寸冬或野麦冬，也作麦冬用，连药沿阶草 *O. bockianus* Diels 在云南玉龙山称麦冬，多花沿阶草（越南沿阶草）*O. tonkinensis* Rodrig. 在云南红河称大叶麦冬或假麦冬，西藏以间型麦冬 *O. intermedius* D. Don 为麦门冬。其块根在当地均供药用，但均不作商品麦门冬外销。"谢宗万又立"土麦冬"一条："土麦冬多为土麦冬属（山麦冬属）*Liriope* 植物的块根，较麦门冬为干瘦，木心有时为空心管状，质量较次，其植物来源常见者有如下五种：一、土麦冬（山麦冬）*Liriope spicata*（Thunb.）Lour.（百合科）……二、禾叶土麦冬（禾叶山麦冬）*L. graminifolia*（L.）Baker……三、阔叶土麦冬（阔叶山麦冬）*L. platyphylla.* Wang et Tang……四、矮小土麦冬 *L. minor* Makino……五、甘肃土麦冬 *L. kansuensis* C. H.

Wright.。”谢宗万通过考证历代本草，认为古代药用麦门冬来源多样，“其苗大者可能是指阔叶麦冬或土麦冬，小者可能是指麦门冬（沿阶草）或小麦冬，所谓函谷、秦关者，也可能包括甘肃麦冬……自古即以沿阶草为药用麦冬的正品，认为质量最佳，而上述*Liriope*属的土麦冬，亦可供药用”。又提出《植物名实图考》中记载的1种“竹叶麦冬”，其基源当为鸭跖草科植物。近代江苏、浙江一带称“竹叶麦冬”者为禾本科淡竹叶*Lophatherum gracile* Brongn.的块根，因其根形与麦冬相似，故名“竹叶麦冬”，但疗效不同，不应混用。可见近现代尚存在不同地区就地取材的情况，然全国范围药用麦冬主流基源为麦冬*Ophiopogon japonicus*（L.f.）Ker-Gawl.，且具有悠久的栽培历史。

历版《中国药典》均规定麦冬的正品来源为百合科植物麦冬*Ophiopogon japonicus*（L.f.）Ker-Gawl.的干燥块根。1995年版《中国药典》首次收录山麦冬，并规定其来源为百合科植物湖北麦冬*Liriope spicata*（Thunb.）Lour.var. *prolifera* Y. T. Ma或短葶山麦冬*Liriope muscari*（Decne.）Baily的干燥块根。此后2020年版《中国药典》均收录麦冬与山麦冬2种中药材，正品来源与1995年版规定相同。且记载麦冬与山麦冬药材的性味归经（甘、微苦，微寒。归心、肺、胃经）、功能主治（养阴生津，润肺清心。用于肺燥干咳，阴虚痨嗽，喉痹咽痛，津伤口渴，内热消渴，心烦失眠，肠燥便秘）完全相同。这意味着国家药品标准认可山麦冬在功能主治上可替代，实际上山麦冬在各地也作为麦冬类药材使用。

综上所述，古代药用麦冬来源于沿阶草属和山麦冬属多种植物，主流当为麦冬*O. japonicus*，近代以来则将两者逐渐分开，以麦冬*O. japonicus*为麦冬的正品基源，以湖北麦冬*L. spicata* var. *prolifera*和短葶山麦冬*L. muscari*作为山麦冬的正品基源。

二、麦冬的名称考证

“麦冬”名源于“虋（音mén）冬”，最早见载于先秦著作《山海经·中山经》之条谷山：“其木多槐、桐，其草多芍药、虋冬。”《尔雅》对“虋”的解释为“赤苗”，即红色的苗。东汉《说文解字》云：“虋，赤苗，嘉谷也。”“虋”字作“赤苗”解，是因为赤苗之色如璊（音mén），璊为赤色的玉。“虋”字在本草类著作中最早见于《吴普本草》中的别名：“一名虋火冬。”“虋”“火”均有红色之意，宋代的《本草图经》记载麦冬“四月开淡红花”，也符合麦冬对于“虋”具有红的意思。在古代，“虋冬”常被用来称呼一些越冬植物的苗叶，其中多指红苗，后渐泛指一般的越冬苗叶。麦冬为越冬植物，故有忍冬、忍凌之称，又其根似穬麦，以此遂有“麦虋（门）冬”之名。“麦门冬”作为药名最早的解释来自南北朝时期的《本草经集注》：“根似穬麦，故谓麦门冬。”后代本草书籍多沿用此说法，宋代《本草图经》：“根黄白色有须，根作连珠形，似穬麦颗，故名麦门冬。”清代《本草蒙筌》：“根如麦颗连珠，故因名麦门冬也。”本草著作大多即以“麦门冬”为正名。明清时期，部分本草著作记载“麦冬”。明代杜文燮的《药鉴》中将麦门冬改名为麦冬，其后的本草著作中麦门冬与麦冬两个名称并存。以麦门冬为正名的有清代汪昂《本草备要》、张璐《本经逢原》、吴仪洛《本草从新》、严西亭《得配本草》等；以麦冬为正名的有黄宫绣《本草求真》、沈金鳌《要药分剂》、姚澜《本草分经》、凌奂《本草害利》等。

关于麦冬的异名，古代本草著作记载的异名有许多，如晋代《吴普本草》记载了麦冬的多个别名："一名羊韭。秦，一名乌韭。楚，一名马韭。越，一名羊韭。齐，一名爱韭，一名禹韭，一名虋火冬，一名忍冬，一名忍凌，一名不死药，一名禹余粮，一名仆垒，一名随脂。"汉末《名医别录》记载麦冬："秦，名羊韭；齐，名爱韭；楚，名乌韭；越，名羊蓍，一名禹葭，一名禹余粮。"明代《本草纲目》又记麦冬的异名为"阶前草""门冬"。

现代医药学文献有的以麦冬作为本品正名，如《中国药典》《中国中医药学主题词表》《新编中药志》《全国中草药汇编》等；有的以麦门冬为正名，如《现代中药学大辞典》《中华本草》等。同时记载有本品各地的俗称，如"寸冬""沿阶草""细叶麦冬""韭叶麦冬""杭麦冬""川麦冬""虋冬"等；还记载有本品原植物"麦冬"的异名，如"羊韭""马韭""羊荠""爱韭""禹韭""忍陵""不死药""仆垒""随脂""羊蓍""禹葭""阶前草""书带草""秀墩草""马粪草""家边草""韭叶麦冬""马鬃草""羊胡子草"等。

历代本草著作在载录本品时多以麦冬或麦门冬作为正名，异名基本围绕麦冬植物形态和产地来命名。我国2025年版《中国药典》以麦冬作为本药正名，说明麦冬作为本品正名已成为共识，"麦门冬"为与"麦冬"具有等效的正名名称。山麦冬之名在古代本草文献中无记载。

第二节　麦冬的产地考证

关于麦冬产地的记载，最早见于《神农本草经》："麦门冬……生川谷及堤阪。"只是简略地说其生长于山川河谷之间，堤梁与坂田之上，列作上品，并未指明具体产地。汉末《名医别录》载："秦名羊韭，齐名爱韭，楚名乌韭，越名羊蓍，名禹葭，一名禹余粮。叶似韭，冬夏长生。生函谷川谷及堤坂肥土石间久废处。"可见汉末时期麦冬在秦、齐、楚、越等地皆有分布。陶弘景又在其《本草经集注》中载："函谷，即秦关。"据现代考证，秦关即今河南省灵宝市。

唐代陈藏器于《〈本草拾遗〉辑释》又言麦冬出于"江宁""新安"，江宁即现今南京市，新安即现今浙江淳安县、安徽黄山地区。由此，麦冬产地的记载由最初的简略描述到逐渐明确细分，其产地范围也逐渐扩大。即唐代以前麦冬主产于陕西、湖北、浙江、山东、河南等地，唐代麦冬的产区主要集中在江浙地区。

宋代，《本草图经》记载麦冬出于"江南"和"吴地"，并在麦冬绘图中提到"随州麦冬"和"睦州麦冬"。吴地是指太湖周围的一带；随州为今天的湖北随州市；睦州为今浙江杭州淳安、建德一带。明代《救荒本草》记载麦冬“今辉县山野中亦有”,辉县为今河南辉县市。

明清以后,四川、江苏、浙江的麦冬产量很高。明嘉靖年间《潼川志》《洪雅县志》记载麦冬。川麦冬的栽培历史早在明弘治十八年(1505年)《本草品汇精要》中即有记载。据清同治十一年(1872年)《绵州志》记载:“麦冬,绵州城内外皆产,大者长寸许为拣冬,中者色白力较薄,小者为米冬,长三四分,中有油润,功效最大。”《三台县志》记载:清嘉庆十九年(1814年),已在园河(今花园乡)、白衣淹(今光明乡)广为种植。此种麦冬至今仍为著名的川产道地药材之一。江浙一带麦冬的产量高、质量好。《本草乘雅半偈》云:“出函谷川谷,及堤坡肥土石间者,多野生。出江宁、新安及仁和笕桥者多种莳。”仁和、笕桥属今浙江省。《本草崇原》:“始出函谷、川谷……今江浙皆府植矣。”《本草害利》又言:“浙产甚良。”清代《植物名实图考》又载:“麦门冬……蜀中种以为业。”

近代《增订伪药条辨》中记载了麦冬的几个主要产区,也认为杭州所产最佳:“按麦门冬,出杭州笕桥者,色白有神,体软性糯,细长皮光洁,心细味甜为最佳。”可见明清以来江浙一带、四川地区种植麦冬已然普遍。

综上,历代本草中麦冬的道地产区随时间发生迁移。麦冬最早记载的产地是中原地区即今日河南。唐宋时期麦冬的主要产区为江苏、安徽、浙江,且逐渐向浙江地区推移。麦冬的栽培从明代开始,浙江杭州成为麦冬主要产区,清代四川也成为麦冬的主要产区。直至现代,四川、浙江、湖北仍是麦冬的主要产区。

第三节 麦冬的炮制方法

麦冬炮制加工方式在中医古籍中多有记载,经历了由简到繁、由粗略加工到精细炮制的发展过程。麦冬炮制加工方式随着历史变迁发生着变化。

麦冬的炮制最早见于汉代张仲景《金匮要略》,在“麦门冬汤”等方剂中首次提出“去心”。南北朝陶弘景《本草经集注》中提出了“用之汤泽,抽去心,不尔,令人烦”,用少量水微微湿润后再去心,避免干燥时去心易碎,认为“心”令人烦闷,去除以除烦。

唐代,除了延续净制去心的炮制,还提到切制、捣取汁、煮、熬等方法。《开宝本草》:“洗净,去土,切片,晒干。”《备急千金要方》记载:“入汤皆切,三捣三绞,取汁。”《外台秘要》记载:“麦门冬,去心熬。”

宋元时期,麦冬的炮制方法除了去心净制,还发展出焙、炒、姜汁浸、乌梅制、朱砂拌等制法。《太平惠民和剂局方》:“凡使,先以汤微润抽去心,焙干称用。”《儒门事亲》记载:“炒,去心。”

明清时期,麦冬的炮制方法更多样,有酒浸、米制、姜汁炒和药汁制等法。明代《炮炙大法》更有明确规定："产杭州笕桥，细白而皱者良。水洗去心，大抵一斤须减去五六两，凡入汤液，或以水润去心，或以瓦焙乘热去心，若入丸散，须瓦焙熟，即于风中吹冷，如此三四次，即易燥且不损药力，或以汤浸捣膏和药亦可。滋补药则以酒浸，擂之。地黄车前为之使，恶款冬、苦芙、苦瓠，畏苦参、青蘘、木耳、伏石、钟乳。"清代发展出姜汁炒、酒浸、米制和药汁制。《汤液本草》载"行经酒浸，汤涡，去心治经枯"，用于治疗经枯之症。《本草从新》记载："入滋补药，以酒润之，或拌米炒黄，制其寒。"《医宗说约》记载："去心，姜汁炒。"《本草便读》载"拌入辰砂，惊烦可定"，麦冬由朱砂制后，具清热除烦之效，可治不易入眠及心烦不安等症。麦冬生品味甘、微苦，性微寒，以滋阴润肺力专，多用于燥热咳嗽，肺携潮热，吐血、咳血；炒制品味甘、微苦，性微寒偏平，以养胃生津力强，多用于消渴善饮，或气短口干，或大便秘结等。朱砂拌麦冬味甘、微苦，性寒，以清心除烦力胜，多用于心烦不安，或不易入眠。

现代炮制方法一般是在麦冬采收之后，去掉杂质、洗净并干燥。传统麦冬的干燥方式一般是晒干，方法是将洁净麦冬薄摊在竹簟上，在烈日下曝晒、堆闷，如此反复三次。近年来多使用烘干法，将洁净麦冬置于特制的烘炕上，先垫上竹帘，再铺上麦冬，上盖麻布，火候控制在 50~60℃，烘 3~4 小时，2~3 天即可干燥。

关于麦冬去心与否，素有争议。现代有研究表明"去心"麦冬黄酮类含量高于"不去心"麦冬，而黄酮类有抗心肌缺血、抗血栓、抗氧化等作用，为麦冬主要活性成分。大多现代炮制者认为麦冬去心较麻烦，费时费力，不去心并不影响疗效。《中国药典》中规定麦冬应采用"轧扁"以及"捣裂"的方式来炮制。

第四节　麦冬的药用考证

麦冬药用广泛，古今本草、医方书籍多有记载，是自古以来应用价值较高的一味上等药材。麦冬的性味、功效、主治等药用方面的明确记载首见于《神农本草经》："味甘平。主心腹结气，伤中伤饱，胃络脉绝，羸瘦短气。久服轻身，不老，不饥。"《名医别录》首次记载了麦冬与地黄、车前相使，与款冬、苦瓠相恶，与苦参、青蘘相畏的特性。其后的本草名著如唐代《新修本草》、宋代《证类本草》、明代《救荒本草》、清代《本草备要》《本经逢原》等，对麦冬的性味、功效、主治、毒性、适应病证、配方等药用方面作了相似记载。而《本草纲目》则总结了麦冬的气味、主治、功效等药用特性和 12 种文献中所载药方，很多常用的中医处方中都可见到麦冬。

一、南北朝及以前时期

早在汉代，麦冬已为临床所常用，如张仲景《金匮要略》有麦门冬汤："大逆上气，咽喉不利，止逆下气者，麦门冬汤主之。麦门冬七升，半夏一升，人参二两，甘草二两，粳米三合，大枣十二枚。上六味，以水一斗二升，煮取六升，温服一升，日三夜一服。”用于肺痿，症见咳吐涎沫，气喘短气，咽干口燥，或痰稠咳吐不爽，舌红少苔，脉虚数。证属胃阴不足，虚火上炎，灼伤肺阴，肺失肃降，故咳吐涎沫，气喘短气，咽干口燥等。治宜养胃生津，降逆下气。方中重用麦冬滋肺胃之阴，以清肺胃之虚热，为方中主药；辅以人参、大枣、粳米补益脾胃之气阴，脾气散精，上归于肺，肺可得养；佐半夏下气降逆且化痰浊；使以生甘草，泻火利咽，兼调和诸药。诸药合用，使阴津得复，虚火得清，气逆得降，痰涎得化，而诸症悉愈。此外，温经汤、薯蓣丸中均有麦冬，亦为养阴而用。《伤寒论》炙甘草汤、竹叶石膏汤中亦有麦冬，用以养阴清热，配人参有益气生津之效，正适于热病之后，气津两伤之候。

汉末时期，《名医别录》谓麦冬能“疗身重目黄，心下支满，虚劳客热，口干燥渴，止呕吐，愈痿蹶，强阴益精，消谷调中，保神，定肺气，安五脏，令人肥健，美颜色，有子”。葛洪《肘后备急方》治虚损羸瘦不堪劳动方：“甘草一两，白术四两，麦门冬四两，牡蛎二两，大枣二十枚，胶三两，水八升，煮取二升，再服。”方中白术益气健脾，麦冬养阴，阿胶能补血益阴，牡蛎益阴敛汗，甘草、大枣益气和中。合而用之，有益气养阴补血、扶正固本之功。重要的外科专著《刘涓子鬼遗方》有治痈肿热盛，口燥渴，除热止渴之黄芪汤：“治痈肿热盛，口燥患渴，除热止渴，黄芪汤方：黄芪　麦门冬（去心）　栝蒌　干地黄　黄芩　栀子　芍药（各三两）。上七味，㕮咀，以水一斗，煮取三升，分三服。”方中麦冬养阴清热，为热胜津伤口渴而设。《刘涓子鬼遗方》中治发背、发乳，四肢有痈疽，虚热大渴之生地黄汤；治发背之黄芪汤；治妇人客热，乳结肿或溃或作痛之内补黄芪汤；治客热郁积在内或生疖之黄芪汤等，数方中均有麦冬且剂量较大，均为养阴清热而设。本时期麦冬用于疮疡是其特点。

二、唐宋金元时期

到了唐代，随着医药的发展，医家对麦冬的认识逐渐加深。甄权谓麦冬“治热毒，止烦渴……治肺痿吐脓，主泄精”。陈藏器谓其“去心热，止烦渴，治寒热体劳，下痰饮”。孙思邈《千金方》载有多个麦门冬汤 / 散 / 饮（表 2-1）。所有方剂均以“麦门冬”为君药，利用其滋阴润肺、益胃生津的核心功效。主治范围覆盖内、妇、儿各科，病机均围绕“阴津耗伤”，兼夹气虚、火旺、痰阻等不同情况。清晰地展示了孙思邈对“麦门冬”这味药的深刻理解和灵活化裁能力。

王焘《外台秘要》收录了 6 首以“麦门冬丸”命名的方剂，主要用于慢性虚损性疾病和阴虚津伤证候的调理，剂型多为丸剂，体现了“丸者缓也”的用药思想。还有麦门冬饮治心劳热不止，肉毛焦色无润，口赤干燥，心闷，阴虚内热，津液不足之证。又有麦门冬汤，用于小儿夏季服药大下后，胃中虚，热渴。

表 2-1 《千金方》中的麦门冬汤 / 散 / 饮

出处	组成	主治
卷二·妇人方·养胎	麦门冬（一升），人参、甘草、黄芩（各二两），干地黄（三两），阿胶（四两），生姜（六两），大枣（十五枚）	妊娠六月，卒有所动不安，寒热往来，腹内胀满，身体肿，惊怖忽有所下，腹痛如欲产，手足烦痛
卷三·妇人方·下乳	麦门冬、通草、理石、石钟乳	妇人乳无汁
卷十一·少儿婴孺方·伤寒	麦门冬（十八铢），石膏、寒水石、甘草（各半两），桂心（八铢）	小儿未满百日，伤寒，鼻衄，身热，呕逆
卷三十三·伤寒方·劳复	麦门冬（一两）、甘草（二两）、京枣（二十枚）、竹叶（切一升）	治劳复，气欲绝，起死人
卷三十八·胆腑·吐血	麦门冬、白术（各四两），甘草（一两），牡蛎、芍药、阿胶（各三两），大枣（二十枚）	凡下血虚极
卷五十七·大肠腑·咳嗽	麦门冬汁（三升），半夏（一升），粳米（三合），人参、甘草（各二两），大枣（二十枚）	治大逆上气，咽喉不利
卷六十四·淋闭·水肿	麦门冬（二十五枚）、米（二十五粒）	治水气肿鼓胀，小便不利

迨至宋、金元时期，医药已有较大发展，医家对麦冬的认识进一步加深。宋代《太平惠民和剂局方》中有麦门冬散，治“蕴积邪热，心胸烦闷，咽干口燥，睡卧不安；或大、小肠不利，口舌生疮”。钱乙《小儿药证直诀》有藿香散，治“脾胃虚有热，面赤，呕吐涎嗽，及转过度者。麦门冬（去心，焙）、半夏曲（炒）、石膏、甘草（炙）各半两，藿香叶，一两。上为末。每服五分至一钱，水一盏半，煎七分，食前温服”。方中麦冬为清胃中虚热而设。《圣济总录》是宋代编写的汇集宋及以前医方的总集，其中对麦冬的药用配方进行了汇总，列有麦门冬汤方 75 首，麦门冬丸方 18 首，麦门冬饮方 15 首，麦门冬散方 4 首，麦门冬汁、麦门冬粥、麦门冬煎方各 1 首。元《永类钤方》载有麦门冬汤，治“劳气欲绝”“烦热多渴，小便不利”；另有麦门冬散，治“妇人客热者，体虚外热”“妊娠心烦，虚燥吐逆，头眩身疼，四肢沉重嗜卧”。

三、明清时期

明代，医药学的发展达到了新的水平，医药学家对麦冬的认识更加深刻，论述更加精当。如《本草汇言》载：“麦门冬，清心润肺之药也。主心气不足，惊悸怔忡，健忘恍惚，精神失守；或肺热肺燥，咳声连发，肺痿叶焦，短气虚喘，火伏肺中，咯血咳血；或虚劳客热，津液干少；或脾胃燥涸，虚秘便难；此皆心肺，肾脾元虚火郁之证也。然而味甘气平，能益肺金，味苦性寒，能降心火，体润质补，能养肾髓，专治劳损虚热之功居多。”又如《药品化义》载：“麦冬，润肺、清肺、益肺，苦气上逆，润之、清之，肺气得保，若咳嗽连声，若客热虚劳，若烦渴，若足痿，皆属肺热，无不悉愈……治虚人元气不运，胸腹虚气痞满，及女人经水枯，乳不下，皆宜用之。”在方剂方面，《普济方》直接以“麦门冬”命名的方剂数量众多，这些以“麦门冬”命名的方剂有麦门冬汤、麦门冬散、麦门冬丸、麦门冬饮等。麦门冬汤，多源于《伤寒论》《金匮要略》的麦门冬汤，后世在其基础上化裁出大量同名方。《症因脉治》门冬饮子，天门冬、麦门冬、桑白皮、枳壳、桔梗、荆芥、甘草，水煎服。治伤燥咳嗽，口渴唇焦，烦热引饮，吐痰不出，或痰中带血，喘急咳嗽。同书二冬二母汤，天门冬、麦门冬、知母、贝母，水煎服。治肺热身肿，燥渴烦满。以上诸方中麦冬多为滋阴清热、润肺止咳而设。

清代，随着温病学的发展，诸医家对麦门冬的应用更加广泛，认识也进一步提高。诸家本草对麦冬的论述颇多，如《本草新编》载：“麦门冬……泻肺中之伏火，清胃中之热邪，补心气之劳伤，止血家之呕吐，益精强阴，解烦止渴，美颜色，悦肌肤，退虚热，解肺燥，定咳嗽，真可持之为君而又可借之为臣使也。但世人未知麦冬之妙用，往往少用之而不能成功，为可惜也。不知麦冬必须多用，力量始大。盖火伏于肺中，烁干内液，不用麦冬之多，则火不能制矣；热炽于胃中，熬尽其阴，不用麦冬之多，则火不能息矣。”该书不但对麦冬之功效有较详尽的论述，对其量也有深刻的体会。《杂病源流犀烛》滋燥饮，天冬、麦冬、生地黄、天花粉、白芍、秦艽水煎加蜂蜜、童便冲服，治肺燥。方中麦冬合天冬、生地黄、天花粉、白芍有养阴润燥之功。该书又有麦冬平肺饮，治肺痈初起，咳嗽气急，胸中隐痛，吐浓痰者。方中麦冬为清肺热而用。有人参麦冬汤，治老人虚人消渴。吴瑭《温病条辨》中，以麦冬入药的配方，有治“燥伤肺胃阴分，或热或咳者”的沙参麦冬汤；治“阳明温病，无上焦证，数日不大便，当下之，若其人阴素虚，不可行承气者”的增液汤；治“疟伤胃阴，不饥不饱，不便，潮热，得食则烦热愈加，津液不复者”的麦冬麻仁汤方；治“燥伤胃阴”的玉竹麦门冬汤等，足见麦冬的药用确实广泛。

四、现代

到了现代，麦冬仍为临床常用的大宗药材。“麦门冬汤”可用于治疗肺阴虚久咳者，例如肺结核、慢性支气管炎、慢性咽炎患者。中医还常用麦冬配伍其他药物治疗阴虚血亏，如虚脱患者出汗过多、心跳过速、血压偏低，可用“生脉散”水煎服。

麦冬作为我国常见的一味传统中药，具有很高的药用价值，在糖尿病、心脑血管疾病、呼吸系统疾病、胃肠道疾病、免疫系统疾病及肿瘤防治等方面具有重要的药用价值，在中成药使用方面也极为广泛。通过对药智网进行数据查询，在现行的各级标准中，含有麦冬的中成药处方达 573 条，常作为臣药或佐药使用。

第五节　麦冬的食用考证

麦冬的食品属性，最早的可查文献可追溯到唐代。《千金翼方》中介绍的“食后将息法”中记载“中食后……啜半升以下人参、茯苓、甘草等饮，觉似少热，即吃麦门冬、竹叶、茅根等饮”，可见在唐代麦冬代茶饮已成为日常的养生保健方式。到了宋代，《太平圣惠方·食治论》中记载“茯苓粥方”“人参粥方”等食疗方中都加有麦冬且用量较大，可见宋代对麦冬的食用已经有了较多的经验。清代《潼川府志》中记载“麦门冬……有余粮之名”。现将历史上麦冬的食用方法整理如表 2-2。

表 2-2　麦冬的食用方法

出处	名称	组成
《金匮翼》	麦门冬饮	生麦冬（一升，去心）、陈粟米（一升）、鸡子白（二七枚）、淡竹叶（三升，切）
	竹叶汤	竹叶、小麦（各一升），知母、石膏（各三两），黄芩、茯苓、麦冬（各二两），人参（一两），生姜（五两），栝蒌根、半夏、甘草（各一两，生）
《奇方类编》	补心酒方	麦冬（去心）二两、柏子仁（去油）一两、白茯神一两、当归身一两、龙眼肉一两、生地一两五钱，盛绢袋，入无灰酒十斤，坛内浸七日用。连坛煮亦可
	万寿药酒	红枣二斤，石菖蒲一两，川郁金一两，全当归二两，五加皮、陈皮、茯神、牛膝、麦冬各一两，红花五钱，用烧酒二十四斤，绢袋盛药入坛内，煮一炷香，入土数日，退火取饮
《食鉴本草》	门冬粥	治肺经咳嗽，及翻胃，麦冬煎汁，和米煮粥食
《寿世青编》	绿豆酒	治阴虚痰火诸疾。用绿豆、山药各二两，黄柏、牛膝、玄参、沙参、白芍、山栀、麦冬、花粉、蜂蜜各一两半，当归一两二钱，甘草三钱，以好酒浸之饮
《温病指南》	五汁饮	梨汁、荸荠汁、鲜苇根汁、麦冬汁、藕汁（或用蔗浆），临时斟酌多少，和匀凉服，不喜凉者，重汤炖温服

从麦冬食用历史情况来看，麦冬食用方法不一，可用于茶饮、泡酒、煲汤，也用于补肺阴或滋补酒类的浸泡，与现今使用略有不同。

第六节　古籍中的麦冬

一、本草类古籍中的麦冬

历代主要本草类书籍中，将麦冬单列出论述的有近百部（图 2-1、表 2-3），主要涉及植物形态、性味归经、功能主治等内容。

（一）麦冬性味

关于麦冬的性味，多数本草古籍记载：味甘平、微寒，无毒。从元代开始，出现记载“味微苦”（元代《汤液本草》），其后的明代、清代本草古籍中的记载也均记载麦冬味甘或微苦，无毒。

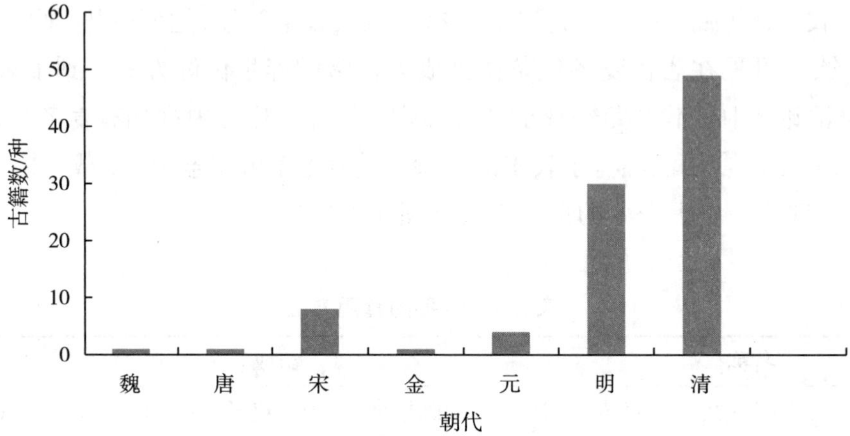

图 2-1　单列麦冬的本草类古籍情况

表 2-3　单列麦冬的本草类古籍

序号	书名	成书年	著者
1	神农本草经	约 200	神农
2	新修本草	659	〔唐〕苏敬等
3	开宝本草	973	〔宋〕马志等
4	嘉祐本草	1060	〔宋〕掌禹锡等
5	本草图经	1061	〔宋〕苏颂
6	本草衍义	1116	〔宋〕寇宗奭
7	履巉岩本草	1220	〔宋〕王介
8	洁古珍珠囊	1234	〔金〕张元素
9	证类本草	1108	〔宋〕唐慎微
10	重修政和经史证类备用本草	1249	〔宋〕唐慎微原撰，曹孝忠校，〔元〕张存惠校补
11	图经本草药性总论	1306	〔宋〕刘明之
12	汤液本草	1280	〔元〕王好古
13	日用本草	1329	〔元〕吴瑞
14	本草衍义补遗	1358	〔元〕朱震亨
15	本草发挥	1368	〔元〕徐彦纯
16	救荒本草	1406	〔明〕朱橚
17	本草集要	1492	〔明〕王纶
18	神农本经会通	1500	〔明〕滕弘
19	本草品汇精要	1505	〔明〕刘文泰

续表

序号	书名	成书年	著者
20	药性本草	1520	〔明〕薛己
21	药性要略大全	1545	〔明〕郑宁
22	本草约言	1556	题〔明〕薛己
23	本草蒙筌	1565	〔明〕陈嘉谟
24	本草纂要	1565	〔明〕方谷
25	太乙仙制本草药性大全	1573	〔明〕王文洁
26	本草发明	1578	〔明〕皇甫嵩
27	本草纲目	1578	〔明〕李时珍
28	本草便	1587	〔明〕张懋辰
29	医方药性	1590	〔明〕佚名氏
30	药性会元	1595	〔明〕梅得春
31	药鉴	1598	〔明〕杜文燮
32	本草原始	1612	〔明〕李中立
33	芷园臆草题药	1619	〔明〕卢复
34	野菜博录	1622	〔明〕鲍山
35	药性解	1622	〔明〕李中梓
36	炮炙大法	1622	〔明〕缪希雍
37	雷公炮制药性解	1622	〔明〕李中梓编，钱允治校订
38	珍珠囊指掌补遗药性赋	1622	原题〔金〕李杲
39	本草汇言	1624	〔明〕倪朱谟
40	本草经疏	1625	〔明〕缪希雍
41	分部本草妙用	1630	〔明〕顾逢伯
42	仁寿堂药镜	1638	〔明〕郑二阳
43	药镜	1640	〔明〕蒋仪
44	药品化义	1644	〔明〕贾所学
45	本草乘雅半偈	1647	〔明〕卢之颐
46	本草通玄	1655	〔明〕李中梓
47	本草汇笺	1660	〔清〕顾元交
48	本草洞诠	1661	〔清〕沈穆
49	本草崇原	1663	〔清〕张志聪、高世栻

续表

序号	书名	成书年	著者
50	本草述	1664	〔清〕刘云密
51	本草汇	1666	〔清〕郭章宜
52	本草择要纲目	1679	〔清〕蒋介繁
53	本草详节	1681	〔清〕闵钺
54	握灵本草	1682	〔清〕王翃
55	夕庵读本草快编	1684	〔清〕浦士贞　浦介公　浦夕庵汇
56	本草经	1687	〔清〕过孟起
57	本草新编	1691	〔清〕陈士铎
58	本草备要	1694	〔清〕汪昂
59	本经逢原	1695	〔清〕张璐
60	御制本草品汇精要	1700	〔明〕刘文泰等撰,〔清〕王道纯等续编
61	药性通考	1722	〔清〕太医院
62	本草经解要	1724	〔清〕姚球
63	得宜本草	1732	〔清〕王子接
64	神农本草经百种录	1736	〔清〕徐大椿
65	长沙药解	1753	〔清〕黄元御
66	本草从新	1757	〔清〕吴仪洛
67	得配本草	1761	〔清〕严洁等
68	药性切用	1764	〔清〕徐大椿
69	本草纲目拾遗	1765	〔清〕赵学敏
70	本草求真	1769	〔清〕黄宫绣
71	质问本草外篇	1786	〔清〕吴继志
72	神农本草经读	1803	〔清〕陈修园
73	药笼小品	1812	〔清〕黄凯钧
74	本草纂要稿	1815	〔清〕王龙
75	本草正义	1828	〔清〕张德裕
76	本草述钩元	1833	〔清〕杨时泰
77	本草分经	1840	〔清〕姚澜
78	本草再新	1841	〔清〕叶桂

续表

序号	书名	成书年	著者
79	植物名实图考	1846	〔清〕吴其濬
80	本草求原	1848	〔清〕赵其光
81	新编六书	1850	〔清〕文晟
82	神农本草经赞	1850	〔清〕叶志诜
83	本草明览十一卷	1854	〔清〕佚名
84	药性蒙求	1856	〔清〕张仁锡
85	本草害利	1862	〔清〕凌奂
86	本草汇纂	1863	〔清〕屠道和
87	本草问答	1884	〔清〕唐宗海
88	本草纲目易知录	1885	〔清〕戴葆元
89	本草衍句	1885	〔清〕黄光霁
90	本草撮要	1886	〔清〕陈其瑞
91	本草便读	1887	〔清〕张秉成
92	增订伪药条辨	1901	〔清〕郑奋扬著，曹炳章注
93	本草思辨录	1904	〔清〕周岩
94	要药分剂补正	1905	〔清〕沈金鳌原辑，刘鹗补正
95	药论	1911	〔清〕沈杏苑

（二）麦冬归经

关于麦冬归经的记载，在元代《汤液本草》中记载麦冬“入手太阴经”；明代的记载多为“入手太阴”和“入手太阴少阴经”，也出现“入足阳明，兼手太阴少阴经”的记载；清代记载最多是“入手太阴少阴经”，增加了“入手太阴肺、足阳明胃经”（表 2-4）。

表 2-4　本草类古籍中麦冬的归经及次数

归经	元	明	清
入手太阴经（肺）	1	8	2
入手太阴、少阴经（入肺、心）	—	8	11
入足阳明，兼手太阴、少阴经（入心、肺、胃）	—	1	2
入手太阴肺、足阳明胃经（入肺、胃）	—	—	2

（三）麦冬功能主治

关于麦冬的功能主治，各朝代代表性本草类书籍中的记载见表 2-5，如《神农本草经》记载为："主心腹结气，伤中伤饱，胃络脉绝，羸瘦短气。久服轻身，不老，不饥。"

表 2-5　代表性本草类书籍中记载的麦冬主治

朝代	本草类书名	主治
魏	《神农本草经》	主心腹结气，伤中伤饱，胃络脉绝，羸瘦短气。久服轻身，不老，不饥
唐	《新修本草》	主心腹结气，伤中伤饱，胃络脉绝，羸瘦短气。身重目黄，心下支满，虚劳客热，口干燥渴，止呕吐，愈痿蹶，强阴益精，消谷调中，保神，定肺气，安五脏，令人肥健，美颜色，有子。久服轻身、不老、不饥
宋	本草衍义	治心肺虚热，并虚劳客热
宋	证类本草	主心腹结气，伤中伤饱，胃络脉绝，羸瘦短气，身重目黄，心下支满，虚劳客热，口干燥渴，止呕吐，愈痿蹶，强阴益精，消谷调中，保神，定肺气，安五脏，令人肥健，美颜色，有子。久服轻身，不老不饥
元	本草衍义补遗	治肺中伏火，主肺保神，强阴益精。又补肺中元气不足及治血妄行
明	本草纲目	心腹结气，伤中伤饱，胃络脉绝，羸瘦短气。久服轻身，不老不饥（《本经》）。疗身重目黄，心下支满，虚劳客热，口干燥渴，止呕吐，愈痿蹶，强阴益精，消谷调中，保神，定肺气，安五脏，令人肥健，美颜色，有子（《别录》）。去心热，止烦热，寒热体劳，下痰饮（藏器）。治五劳七伤，安魂定魄，止嗽，治肺痿吐脓，时疾热狂头痛（大明）。治热毒大水，面目肢节浮肿，下水，主泄精（甄权）。治肺中伏火，补心气不足，主血妄行，及经水枯，乳汁不下（元素）。久服轻身明目。和车前、地黄丸服，去湿痹，变白，夜视有光（藏器）
清	本草备要	清心润肺，强阴益精，泻热除烦，消痰止嗽，行水生津。治呕吐，痿蹶
清	神农本草经读	主心腹结气，伤中伤饥，胃络脉绝，羸瘦短气。久服轻身，不老，不饥

二、方书类古籍中的麦冬

（一）方名含麦冬的古方

麦门冬在古代方书中的记载很多，以宋代太医院编的《圣济总录》为例，全书二百卷，分 66 门，每门又分若干病证，阐述病因病理，详述治法方药，是北宋时期搜方较多的医学全书。记载含有麦门冬的古方达 963 处，其中方名有麦门冬的有 113 处（表 2-6）。名为"麦门冬汤"的古方最多，但药味组成有差异，主治病症也很广泛。如《圣济总录》中组成简单的几首麦门冬汤方（表 2-7）。

表 2-6 《圣济总录》方名有麦门冬的古方

方名	频次
麦门冬汤	66
麦门冬丸	17
麦门冬饮	14
麦门冬散	4
麦门冬人参汤	2
麦门冬茯苓饮	2
补心麦门冬丸	2
五补麦门冬汤	1
生麦门冬汤	1
前胡麦门冬饮	1
麦门冬粥	1
麦门冬汁	1
麦门冬煎	1

表 2-7 几首组成简单的麦门冬汤方(《圣济总录》)

方名	主治	组成	制法服法
生麦门冬汤	治钟乳,发寒热,胸中壅塞,面肿,手足烦疼	生麦门冬(去心,焙,一两)、豉(微炒,一合)	右二味,粗捣筛,每服三钱匕,水一盏。葱白三茎拍碎,同煎至六分,去滓,空心温服
麦门冬饮	治一切药毒发,不问草石,始觉恶心	生麦门冬(去心,二两)、葱白(切,二两)、豉(二两半)	右三味,锉如麻豆大,以水七盏,煎取三盏半,去滓分三服,如食顷再服
麦门冬汤	治渴利	麦门冬(去心,焙,三两)、乌梅(去核,炒,半两)	右二味,粗捣筛,每服三钱匕,水一盏,煎至七分,去滓放温服
麦门冬汤	治痢兼渴	麦门冬(去心,一两半)、乌梅(碎,七枚)	右二味,用水二盏,煎取一盏,去滓分温二服。空心晚食前服
麦门冬汤	治心劳热不止,皮毛焦色无润泽,口舌干燥,心中烦闷	生麦门冬(去心,三两)、陈粟米(一合)、鸡子(一枚,取白)、淡竹叶(三两,切)	右四味,以水五盏,先煮米并竹叶,取三盏,去滓澄清,冷下鸡子白,再煎五七沸,即下麦门冬,煎至一盏半,去滓分温三服,空心日午夜卧服之
麦门冬汤	治产后烦闷,或血气不快	麦门冬(去心,焙,二两),甘草(炙锉)、白茯苓(去黑皮)、人参(各一两)	右四味,粗捣筛,每服三钱匕,水一盏,生姜三片,枣一枚,煎至七分,入竹沥半合,再煎数沸,去滓温服

单用“麦门冬”可治虚劳客热，《本草衍义》中载用：“麦门冬一觔，熬浓汁，时时饮。”

含“麦门冬”的古方中，生脉饮（参麦饮）是目前临床应用比较广泛的一首，又名生脉散、人参生脉散，由人参、麦冬、五味子三药组成，有益气养阴，敛汗生脉之功效，是治疗气阴两虚证的代表方剂。该方出自金代张元素的《医学启源》：“人参得升麻引用补上焦之元气，泻肺中之火……得麦冬则生脉……麦门冬，气寒，味微苦甘，治肺中伏火，脉气欲绝。加五味子、人参二味为生脉散，补肾中元气不足，须用之。”李东垣引用其师之言，在《内外伤辨》载：“圣人立法，夏月宜补者，补天真元气，非补热火也，夏食寒者是也。故以人参之甘补气，麦门冬苦寒，泻热补水之源，五味子之酸，清肃燥金，名曰生脉散。”在现代，生脉饮有中成药口服液制剂，治疗心律不齐、心动过速、神经衰弱及气阴两伤型支气管炎、肺结核体虚久咳等。对于急性心肌梗死、心源性休克、心律失常等危重症的救治，生脉饮有很好的疗效，能明显降低死亡率。其也用于治疗重型肺源性心脏病、慢型克山病、流行性出血热等。以生脉饮为基础方，加减其他中药可用于治疗心绞痛、小儿顽固自汗症、中毒性心肌炎、神经症、小儿夏季热等。

（二）含麦冬的经典名方

2018 年，由国家中医药管理局会同国家药品监督管理局制定并公布《古代经典名方目录（第一批）》，含麦冬药材的经典名方有 7 首（表 2-8），其中一方出自明代医籍，另外 6 方均出自清代医籍。

表 2-8　含麦冬的经典名方

名方	朝代	出处	作者	主治	组成
玉女煎	明	《景岳全书》	张景岳	治水亏火盛，六脉浮洪滑大，少阴不足，阳明有余，烦热干渴，头痛牙疼，失血等证……若大便溏泄者，乃非所宜	生石膏三五钱，熟地三五钱或一两，麦冬二钱，知母、牛膝各钱半
三甲复脉汤	清	《温病条辨》	吴瑭	①下焦温病，热深厥甚，脉细促，心中大动，甚则心中痛者，三甲复脉汤主之。②燥久伤及肝肾之阴，上盛下虚，昼凉夜热，或干咳，或不咳，甚则痉厥者，三甲复脉汤主之	炙甘草六钱，干地黄六钱，生白芍六钱，麦冬（不去心）五钱，阿胶三钱，麻仁三钱，生牡蛎五钱，生鳖甲八钱，生龟板一两
沙参麦冬汤	清	《温病条辨》	吴瑭	燥伤肺胃阴分，或热或咳者，沙参麦冬汤主之	沙参三钱，玉竹二钱，生甘草一钱，冬桑叶一钱五分，麦冬三钱，生扁豆一钱五分，花粉一钱五分

续表

名方	朝代	出处	作者	主治	组成
益胃汤	清	《温病条辨》	吴瑭	阳明温病,下后汗出,当复其阴,益胃汤主之	沙参三钱,麦冬五钱,冰糖一钱,细生地五钱,玉竹(炒香)一钱五分
二冬汤	清	《医学心悟》	程国彭	治上消者,宜润其肺,兼清其胃,二冬汤主之	天冬二钱(去心),麦冬三钱(去心),花粉一钱,黄芩一钱,知母一钱,甘草五分,人参五分,荷叶一钱
一贯煎	清	《医方挈度》	钱敏捷	一贯煎(柳州)主肝血衰少,脘痛,胁疼	北沙参、麦冬、当归各一钱五分,枸杞、生地各三钱,川楝子二钱
两地汤	清	《傅青主女科》	傅山	又有先期经来只一二点者,人以为血热之极也,谁知肾中火旺而阴水亏乎……治之法不必泄火,只专补水,水既足而火自消矣,亦既济之道也。方用两地汤	大生地一两(酒炒),元参一两,白芍药五钱(酒炒),麦冬肉五钱,地骨皮三钱,阿胶三钱

从表2-8可以看出,除了一贯煎治疗血虚胃痛胁痛,其他6个方均有滋阴之功效,主治的共同点是因阴虚或燥热伤阴后导致的病症。其中,经典名方沙参麦冬汤是在仲景麦门冬汤和叶氏《临证指南医案·燥案》方基础上衍化而来,吴氏稍作改动,冠以方名。沙参麦冬汤源流至少可追溯到汉代张仲景《金匮要略》中的麦门冬汤,主治肺胃阴虚,气火上逆之虚热肺痿,病虽在肺,其源在胃。清代叶天士的《临证指南医案·燥案》方:“下,夏热秋燥致伤,都因阴分不足。肺胃津液虚焦。冬桑叶、玉竹、生甘草、白沙参、生扁豆、地骨皮、麦冬、花粉。”该方变通仲景麦门冬汤之法,经化裁后的组方更突出“甘寒生津”的配伍特点。叶氏在沙参麦冬汤“甘寒生津”治则的基础上,根据五行生克的理论对本方进行了灵活的辨证加减。吴瑭《温病条辨》在叶氏组方的基础上,给每味药标注了剂量,详细地描述了煎服法。

(三)方书中含麦门冬食疗举例

麦门冬饮(唐代《备急千金要方》):主治水气肿鼓胀,小便不利。麦门冬(二十五枚),米(二十五粒)。上二味以水一升,和煮米熟,去滓,下前丸药,逐日作服用之。

猪肾方(唐代《备急千金要方》):若曾伤九月胎者当预服此方。猪肾(一具),茯苓、桑寄生、干姜、干地黄、川芎(各三两),白术(四两),麦门冬(一升),附子(中者一枚),大豆(三合)。上十味吹咀,以水一斗,煮肾令熟,去肾内诸药,煎取三升半,分四服,日三夜一，凡十日更一剂。

麦门冬粥方（宋代《圣济总录》）：治妊娠胃反呕逆不下食。麦门冬粥方，生麦门冬（去心净洗、切碎研烂，绞取汁一合），白粳米（净淘二合），薏苡仁（拣净去土一合），生地黄（肥者四两净洗切碎、研烂绞汁三合），生姜汁（一合）。上五味，以水三盏，先煮煎粳米、薏苡仁二味令百沸，次下地黄、麦门冬、生姜三汁相和，煎成稀粥，空心温服，如呕逆未定，晚后更煮食之。

麦门冬粥（清代《调疾饮食辨》）：麦门冬杵烂，先煮浓汁去渣，入米煮。主热病后气虚，呼吸微弱（热则伤气），及津液不回，咽干口渴，心烦不寐。又主肺热久嗽、虚喘、虚汗。

参考文献

[1] 任澳雨，姚婷，李逢源，等．清宫麦冬产区溯源：基于文献史料及清宫药材文物的性状鉴定[J]．中国中药杂志，2025，50(11)：2931-2937.

[2] 赵佳琛，王艺涵，翁倩倩，等．经典名方中麦冬的本草考证[J]．中国现代中药，2020，22(8)：1381-1392.

[3] 石开玉．麦冬文献考证[J]．辽宁中医药大学学报，2017，19(10)：77-80.

[4] 秦空．基于现代医案分析的经方中麦冬应用及其量效关系研究[D]．北京：北京中医药大学，2020.

[5] 苏敬．新修本草[M]．合肥：安徽科学技术出版社，2005.

[6] 唐慎微．证类本草[M]．北京：中国医药科技出版社，2011.

[7] 朱橚．救荒本草校注[M]．北京：中国农业出版社，2008.

[8] 汪昂．本草备要[M]．太原：山西科学技术出版社，2015.

[9] 张璐．本经逢原[M]．太原：山西科学技术出版社，2015.

[10] 李时珍．本草纲目[M]．太原：山西科学技术出版社，2014.

[11] 李浩，梁琳，李晓．白话中医四部经典：伤寒杂病论[M]．北京：北京科学技术出版社，2014.

[12] 陶弘景．名医别录[M]．北京：中国中医药出版社，2003.

[13] 孙思邈．备急千金要方[M]．北京：中国医药科技出版社，2013.

[14] 甄权．古今录验方[M]．北京：中国医药科技出版社，1996.

[15] 太平惠民和剂局．太平惠民和剂局方[M]．北京：人民卫生出版社，2012.

[16] 钱乙．小儿药证直诀[M]．北京：人民卫生出版社，2006.

[17] 郑金生，汪惟刚，犬卷太一．圣济总录（校点本）[M]．北京：人民卫生出版社，2013.

[18] 李仲南．永类钤方[M]．北京：中国医药科技出版社，2014.

[19] 龚婕宁，杨进，郭海．温病条辨白话解读[M]．长沙：湖南科学技术出版社，2010.

[20] 谢鸣.方剂学[M].北京:人民卫生出版社,2002.
[21] 李仁述.生脉饮出处小考[J].成都中医学院学报,1988(3):45-46.
[22] 李玉丽,易腾达,廖小年,等.经典名方沙参麦冬汤的源流及应用探究[J].中医药学报,2021,49(11):51-57.
[23] 薛亚,朱海青,张立超,等.麦冬与山麦冬的本草考证[J].上海中医药大学学报,2022,36(03):89-93.DOI:10.16306/j.1008-861x.2022.03.015.

第三章　麦冬资源概述

麦冬生态适应性强，野生麦冬分布较广，入药使用的麦冬几乎全部是栽培品种。麦冬在我国不少地区有栽培，也是常见的园林绿化用植物。麦冬主要的产区有四川产区、湖北产区、山东产区、浙江产区和福建产区，其中四川省三台县麦冬产量最大，种植历史最为悠久，种植规范化程度较高，产业链相对较完整。

第一节　全国麦冬资源概述

麦冬 *Ophiopogon japonicus*（L.f.）Ker-Gawl. 适应性强，在我国大部分地区均有栽培，但主要作为绿化植物使用。目前药用麦冬产区集中在四川省绵阳市三台县，该县形成了集麦冬种植、加工、销售、仓储为一体的全产业链。三台县麦冬种植历史悠久，是我国川麦冬的道地产区，近年来年产麦冬 10 000 吨左右，产量占全国用量的 90% 左右。三台麦冬除满足国内需求外，还大量出口至日本和东南亚国家。除三台县外四川其他地区也有少量种植，但种植规模较小。浙江慈溪、余姚为我国浙麦冬道地产区，近年来浙麦冬商品生产萎缩严重，道地药材商品生产处于十分危急的状态，仅有少量种植及部分野生，年产量仅 40 吨左右，且主要在浙江省内进行销售。此外，湖南龙山、湖北恩施有部分野生麦冬出产，但均不成规模。

一、四川产区大体情况概述

四川麦冬自清朝开始种植并迅速壮大，四川省是目前我国最大的麦冬产区。药用麦冬产区集中在四川省绵阳市三台县，该县形成了集麦冬种植、加工、销售、仓储为一体的全产业链。

（一）地理范围、自然条件和产区历史

《四川省医药卫生志》记载，在明弘治年间已有麦冬栽培记载，距今已有 500 多年的历史。麦冬栽培始于元末明初，有记载的人工种植历史超过 600 年，栽培技术成熟。1998 年开始进行麦冬规范化、标准化技术的研究及推广应用，一是产量稳步提高，资源的储备量逐年加大；二是质量得到保障；三是对长江中上游地区的环境保护有重要意

义。四川绵阳地区麦冬至少有200年的栽培历史，最初清乾隆年间绵阳人王敬猷在杭州做官离任时，用花盘带麦冬苗回塘汛乡王家桥老家作为观赏。此后就有农户在自己家土地上开始栽种麦冬，至乾隆二十二年涪江两岸已广泛种植麦冬，嘉庆初年麦冬成为绵阳县的支柱产业。清代《植物名实图考》记载“麦门冬，本经上品，处处有之，蜀中种以为业”。麦冬种植业在社会变革中不断发展，至20世纪80年代，麦冬主产区由绵阳县转移至现今的三台县地区，形成了目前的麦冬主产区。麦冬苗缺乏的时候人们也会在附近山上移栽麦冬苗，可见当地麦冬种苗来源并不单一。绵阳年产麦冬10 000吨左右，具体产量随市场价格波动及当地当年气候而变化。三台麦冬除满足国内需求外，还大量出口至日本和东南亚国家。

三台县位于四川盆地中部偏北，横跨涪江两岸。境域南北长81.1km，东西宽56.2km，状若艾叶，总面积2 660.58km^2。境内地势北高南低，丘陵面积占94.3%。川麦冬主产区属于四川盆地中亚热带湿润季风气候区。气候温和，降雨充沛，四季分明，大陆性季风气候特点显著。年均气温16.7℃，最热月为7月，平均气温26.7℃，最冷月为1月，平均气温5.6℃，积温5 000℃，无霜期283天。地表温度年均18.6℃，最高为7月，平均29.3℃。年均降雨量为882.2mm，降雨主要集中在5—10月，达770.3mm，占全年降雨量的87.30%。涪城麦冬（四川省三台县特产）已于2006年成功申请为国家的地理标志产品。其栽培面积近年来稳定在4万亩（1亩=667m^2，下同）左右，据统计2008—2016年分别为26 088亩、26 088亩、29 600亩、35 000亩、41 400亩、41 000亩、42 000亩、42 700亩、43 000亩，产量分别是8 445吨、7 586吨、7 550吨、8 050吨、9 252吨、9 250吨、10 250吨、10 995吨、10 870吨。三台县麦冬产量占全国的90%，出口量的80%。

（二）种植情况

四川省是目前我国麦冬最大的产区，当地分布沿阶草属植物15种，山麦冬属植物5种，其中沿阶草属麦冬 *Ophiopogon japonicus*、沿阶草 *Ophiopogon bodinieri*、连药沿阶草 *Ophiopogon bockianus*，山麦冬属禾叶山麦冬 *Liriope graminifolia*、长梗山麦冬 *Liriope longipedicellata*、阔叶山麦冬 *Liriope platyphylla* 都曾作麦冬使用。四川省麦冬以种植为主，野生资源蕴藏量小，对四川省麦冬整体产量造成影响，种植麦冬品种均为麦冬 *Ophiopogon japonicus*。

目前药用麦冬在四川省绵阳市三台县种植区域集中在花园镇、永明镇、芦溪镇、老马乡等地，种植区域在涪江两岸并沿涪江延伸。栽种川麦冬的土壤是由全新统灰棕色冲积物发育而成。适宜麦冬生长发育的土壤有分潮沙土、潮沙泥土、潮泥土三个土种，其中潮沙泥土颗粒组成适中，是种植川麦冬的最好土壤。潮沙土和潮泥土中栽种的麦冬产量不高。涪江两岸川麦冬种植面积达3万亩左右，种植面积随麦冬行情上下波动。

二、湖北产区大体情况概述

20 世纪 60 年代，湖北省发展为麦冬重要产区之一，种植区域集中于汉水中下游冲积平原，湖北钟祥市等地也有少量野生麦冬，湖北襄阳产的习称襄麦冬。湖北麦冬市场占比曾一度超过 30%，在国内麦冬市场占有重要地位。

（一）地理范围、自然条件和产区历史

湖北麦冬分布在汉水中游的冲积平原一带，主要栽培于襄阳市所辖的襄阳、谷城、老河口等地，钟祥、枣阳、保康等县市也有栽培。主产地为湖北襄阳市，襄阳市襄城区欧庙镇是全国闻名的“麦冬之乡”，位于襄阳市南郊，全镇耕地面积 12.6 万亩，境内资源丰富，交通发达，东部为汉水冲积平原，油沙地，适宜中药材的种植。

湖北襄阳属北亚热带季风气候：气候温和、四季分明、光能充足、热量丰富，无霜期长、降水充沛，雨热同季。年平均日照时数 1 800~2 100 小时，日照百分率为 41%~48%。年平均气温 15~16℃，年极端最高气温 42.5℃，年极端最低气温 –21℃。年均降水量 800~1 000mm，降水分配不均，一般夏季多，冬季少。无霜期在 229~248 天，初霜日一般出现在 11 月中旬，终霜日一般在 3 月中下旬。

湖北地区出产麦冬历史悠久，宋代《证类本草》中就出现了“随州麦门冬”附图。20 世纪 50 年代，冷集镇汉江河边有人从四川引进麦冬秧苗栽种，收获后先是运到四川销售，后在附近光华（现老河口市）、邓县（现邓州市）等地进行售卖。据 1986 年襄阳中药资源普查工作报告，1960 年襄阳涂忠厚到四川绵阳采购麦冬苗引种到欧庙镇，同年秋，欧庙镇发现野生湖北麦冬，带回栽种获得较好的经济效益。

20 世纪 70 年代初，湖北省麦冬种植面积已达 2 000~3 000 亩。由于良好的经济效益和社会效益，20 世纪 70 年代末实行家庭联产承包责任制后，欧庙镇地方政府大力倡导种植湖北麦冬，湖北麦冬种植再度兴起，种植面积再度扩大，1985 年种植面积已达 8 708 亩，产量达 2 154 吨，湖北麦冬种植以襄樊市（现襄阳市）欧庙镇为中心，迅速向东津镇、宜城市、老河口市、钟祥市、随州及河南邓州市等周边地区辐射扩展，至 20 世纪 80 年代末湖北麦冬种植面积已近 2 万亩。

（二）种植情况

湖北地区有山麦冬属植物 4 种，包括禾叶山麦冬 *Liriope graminifolia*、阔叶山麦冬 *Liriope platyphylla*、山麦冬 *Liriope spicata*（Thunb.）Lour. 等，沿阶草属植物 6 种，都曾作麦冬使用。1985 年，陈心启和马元俊首次将湖北麦冬 *Liriope spicata*（Thunb.）Lour. var. *prolifera* Y.T.Ma 定义为山麦冬的变种之一，与原变种区别在于：总状花序在花后长出叶簇或小苗。

湖北麦冬 *Liriope spicata*（Thunb.）Lour. var. *prolifera* Y.T.Ma 自《中国药典》1995 年版收载在“山麦冬”项下，分布在汉水中游的冲积平原一带，集中于欧庙镇、郑集镇及周边

区域。2017 年,其产量曾达到 4 000 吨,市场占比近 30%,价格进入历史低谷。自此产量不断减少,2020 年产量 1 000 吨,2021 年不足 1 000 吨,2022 年不足 700 吨,2023 年与 2024 年湖北麦冬产量维持在 1 000 吨左右。

湖北地区每年正月中下旬开始采挖麦冬,至农历三月结束,由于产量较四川小,产新结束较四川地区稍早一些。湖北前期折干率较低,早期折干率在 4.5∶1,随着采挖进行折干率逐渐升高到 3.3∶1 左右。湖北麦冬产量较川麦冬产量高,亩产鲜货 1 000~1 500kg。湖北麦冬整体加工过程基本与四川一致,但产量相对较小,配套相对落后,未形成完善的交易市场,相关仓储配套也未得到充分发展。

三、山东产区大体情况概述

山东省种植麦冬历史较短,但发展较快,20 世纪 90 年代开始有零星种植,最高产量曾一度达到 5 000 吨。

(一)地理范围、自然条件和产区历史(参考《曹县志》)

山东省麦冬产于曹县各乡镇,集中在安蔡楼镇。曹县位于山东省西南部,东南、西北最大横距 68.8km,南北最大纵距 55.6km,总面积 1 974.1km^2。南与河南省商丘、民权、兰考接壤,西北、北与东明、菏泽、定陶相连,东北、东与成武、单县毗邻,东南与河南省城相望。土壤分布为西北砂,中、东壤,南黏。气候属季风型大陆性气候,四季分明,年平均日照 2 637.5 小时,年均降水量 707.9mm,年平均气温 13.8℃。

山东曹县麦冬由湖北引种而来,20 世纪 90 年代在大集镇引种成功,2021 年山东曹县麦冬产量最大达到 5 000 吨,2022 年由于水灾影响,产量锐减至不足 1 000 吨,2023 年产量有所增长,为 1 500 吨左右,2024 年 700 吨左右。

(二)种植情况

山东地区有山麦冬属植物 3 种,为禾叶山麦冬 *Liriope graminifolia*、阔叶山麦冬 *Liriope platyphylla*、山麦冬 *Liriope spicata*(Thunb.)Lour.,沿阶草属植物麦冬 *Ophiopogon japonicus* 都曾作麦冬使用。山东地区栽培麦冬引种自湖北省,基源为湖北麦冬 *Liriope spicata*(Thunb.)Lour. var. *prolifera* Y.T.Ma。2024 年山东地区麦冬产量 700 吨左右,亩产 400~500kg,种植面积 1 500 亩左右。

四、浙江产区大体情况概述

浙江省是我国最早有种植麦冬记载的地区。明成化时(约公元 1471 年)已有种植,至今有五百多年的栽培历史。浙江慈溪、余姚为我国浙麦冬道地产区,由于经济因素,浙麦冬商品生产萎缩,处于十分危急的状态。

(一)地理范围、自然条件和产区历史

麦冬过去以产于浙江杭州笕桥一带者品质最优,称杭麦冬、笕麦冬,为麦冬道地药

材，亦为浙江道地药材“浙八味”之一。后来浙江出产的麦冬道地药材泛指主产于浙江余姚、杭州、慈溪、萧山等地者，统称“浙麦冬”。“浙麦冬”喜湿润而较耐干旱，喜冬暖夏凉而有较强耐寒力；土壤由浅海沉积物发育而成，为淡涂泥土属夜阴地或半夜阴地。质地为沙质壤土，通气性好，水、肥、气协调，保水保肥力强，是浙麦冬最佳适生环境。浙麦冬均生长在围垦海涂改良成熟的、排水良好的疏松微碱性土壤上，俗称“夜潮土”。浙麦冬药材多在种植后第 3 年的农历三四月份进行采收，挖出块根，采用润法软化，轧扁或切小段再进行干燥。

慈溪市地处东海之滨、杭州湾南岸，东、东南接宁波市镇海区、江北区，西、西南连余姚市，东离宁波市区 60km，北距上海市 148km，西至杭州市 138km。慈溪市处北亚热带南缘，属季风气候；平均年日照时数 2 038 小时，年日照百分率 47%；全年平均气温 18.1℃，总降水量 1 643.1mm。全年降水总天数 135 天；日最大降雨量 144.2mm。地势南高北低，呈丘陵、平原、滩涂三级台阶状朝杭州湾展开；海涂资源丰富，有“唐涂宋地”之称。

余姚市位于浙江省东部、杭州湾南岸，东与江北区、海曙区相邻，南枕四明山，与奉化区、嵊州市接壤，西连绍兴上虞区，北毗慈溪市，西北于钱塘江杭州湾中心线与海盐县交界，属北亚热带季风气候。地势南高北低，呈丘陵、平原、滩涂三级朝杭州湾展开，山地丘陵、平原（含海涂）、水城（含海域）面积比为 53∶29∶18，有“五山二水三分田”之称。市境南部为中低山丘陵区，区域内四明山脉自西南向东北方向延伸，低山丘陵起伏，地势由南向北逐步倾斜；中部为姚江平原区；北部为冲海积平原区，位于钱塘江、杭州湾以南，大沽塘前后，50% 的土地由海涂围垦而成，占陆地面积的 18.8%。

三门县位于浙江省东南部，地形为低山丘陵，地势西北高、东南低，由西北向东南倾斜，湫水山在中部蟠结耸峙；海岸线曲折，岛屿众多，港湾深嵌内陆。中、西部为低山丘陵地区，间有小块河谷平地，东部为滨海平原。三门县具有明显的亚热带季风气候特征，受海洋性季风影响，降水充沛，年均降水量为 1 645.3mm，年平均日照为 1 863.7 小时。

（二）种植情况

1. 浙麦冬种植历史　唐代《本草拾遗》记载：出江宁（今江苏南京）小润，出新安（今浙江淳安）大白。即当时苏南、浙西、皖南产麦冬。宋代《本草图经》云：“生函谷川谷及堤坂肥土石间久废处，今所在有之。”表明唐宋时期的麦冬产区主要为江浙一带。明代李时珍推崇浙江所产的麦冬，曰：“浙中来者甚良，其叶似韭多纵纹且坚韧为异。”此即现今所述的浙麦冬。明清以来，四川、云南、贵州等地的麦冬产量较大，这些地区渐渐成为麦冬的另一主产区，明代《本草乘雅半偈》云：“出函谷川谷，及坡肥土石间者，多野生。出江宁、新安及仁和笕桥者多种莳。古人唯用野生者。”清代《植物名实图考》记载：“处处有之，蜀中种以为业……滇有小园，护阶除者皆麦门冬也。”民国时期，出产于杭州笕桥的麦冬是最好的，《增订伪药条辨》记载：“麦门冬，出杭州笕桥者，色白有神，体软性，细长，皮光洁，心细味甜，为最佳。安徽宁国、七宝，浙江余姚出者，名花园子，肥短体重，心粗，色白带黄，略次。”《药物出产辨》记载：“产浙江杭州者名苏东。”《中药材手册》记载：“浙江产者习惯上称杭麦冬，质佳。”《中华本草》记载：“分布于华东、中南及河北、陕西、四川、贵州、云南等地。浙江、四川、广西有大量栽培。”

综上，在唐宋时期，江浙一带是麦冬的主要产区，自明代起，麦冬的主产区逐渐扩散至四川、云贵等地。医家历来推崇浙江所产的麦冬，以浙江杭州笕桥产的笕麦冬为最佳产品，认为其品质上乘。

2. 浙麦冬现今种植概况　浙江地区有山麦冬属植物 5 种，沿阶草属植物 2 种（《浙江植物志》）。仅有麦冬 *Ophiopogon japonicus*（L.f.）Ker-Gawl. 在浙江地区曾大量种植作为麦冬进行药用。

近年来，因栽培措施不完善、投入劳动力大、种质资源匮乏、生长周期长等，浙麦冬的种植面积逐年减小，大多数药农已经不再种植麦冬，产量锐减甚至近乎消失。浙麦冬主产区宁波慈溪的种质资源、遗传背景比较单一，给浙麦冬生产也带来了潜在风险，麦冬产业升级也产生了瓶颈。现今浙麦冬的种植较为零散，为了保证原材料的供应，浙江康恩贝制药股份有限公司、胡庆余堂、正大青春宝药业有限公司等少数企业建立了种植基地。

目前全省麦冬种植面积约 0.6 万亩，每亩单产 120kg 左右，总产量 240 吨左右。慈溪市崇寿镇麦冬种植面积 1 200 余亩（三年采收），年产麦冬 50 吨，产值超过 600 万元，位居前列。2019 年 6 月，“慈溪麦冬”获国家农产品地理标志登记产品。浙麦冬特色产业园建设被慈溪列入市农业重点扶持项目并进行资金扶助，崇寿镇也配套制定相关实施意见，在园区基建、成片种植、品牌建设等方面开展政策扶持。

五、福建产区大体情况概述

福建省是 20 世纪 60 年代发展起来的麦冬产区，主要分布在泉州市及莆田市，现两地种植量急剧下降。主产福建泉州和莆田仙游的短葶山麦冬习称“福建麦冬”，为福建的道地药材之一。

（一）地理范围、自然条件和产区历史

福建麦冬主要分布于福建泉州市洛江区及莆田市仙游县等地。在仙游种植的主产地：一是榜头镇上昆村、下昆村、新郑村，园庄镇岭北村、六户村，该地属南亚热带气候。二是钟山镇，属中亚热带气候，地处山区，夏季最高气温在 35℃，冬季霜期较长，为 50~80 天。泉州市洛江区属亚热带海洋性季风气候，年平均气温 18~20℃，无霜期 310 天以上，年降水量 1 000~1 800mm，年平均日照达 1 900~2 000 小时。福建短葶山麦冬主产地莆田市仙游县，地处福建东部沿海，木兰溪中、上游，南部丘陵平原属南亚热带气候，中北部山区属中亚热带气候。

1958 年，福建省开始进行麦冬试种，1972 年已取得成功，种植地区有现泉州市惠安

和洛江、厦门市同安。1998—2008 年,福建省麦冬种植面积随市场价格波动而发生变化,全省种植面积 1 500~2 000 亩,年产山麦冬 500~800 吨。2006 年福建麦冬总种植面积超过 2 500 亩,产量将近 900 吨。

(二) 种植情况

福建地区有山麦冬属植物 3 种,包括禾叶山麦冬 *Liriope graminifolia*、山麦冬 *Liriope spicata*(Thunb.)Lour.,沿阶草 *Ophiopogon bodinieri*、麦冬 *Ophiopogon japonicus* 都作麦冬使用。福建地区栽培麦冬基源为短葶山麦冬 *Liriope muscari*(Decne.)Baily,自《中国药典》1995 年版收载在"山麦冬"项下。2006 年,福建麦冬产量达到近 900 吨,此后产量开始不断下降,目前福建麦冬总产量仅在 100 吨左右。

第二节 麦冬栽培品种

麦冬栽培使用历史悠久,四川、浙江是麦冬的主产地。据统计,麦冬目前育成新品种 4 个,选育方法以系统选育为主。为了提升麦冬栽培技术水平,近年来研制发布了一批麦冬种苗质量标准和生产技术规程。

一、麦冬品种选育情况

麦冬目前育成新品种 4 个,选育方法以系统选育为主(表 3-1)。川麦冬 1 号、川麦冬 2 号和涪麦 1 号源于直立型和匍匐型材料的系统选育,浙麦冬 1 号选自分蘖能力强、丛大、高产的麦冬群体。

(一) 川麦冬 1 号

川麦冬 1 号(CM-1)是西南交通大学承担的四川省"十一五"中药材育种攻关重大专项成果,于 2010 年通过四川省农作物品种审定委员会药用植物创新品种审定,证书号为川药审 2010003。川麦冬 1 号是由百合科沿阶草属植物麦冬 *Ophiopogon japonicus* (L.f.) Ker-Gawl. 的自然变异株经过系统选育而成。其全生育期约为 305 天,植株呈深绿色,花茎较短,紫色中夹杂着绿色,花朵呈紫白色。株型直立且紧凑,平均株高为 22cm,分蘖数约为 5 个。叶片细长,每株约有 63 片叶,叶片长度约 24cm,宽度约 3cm。川麦冬 1 号通过分蘖繁殖,具有发根早、返青快的特点。其须根粗壮,块根总数约为 38 个,商品块根体型较大,单株平均鲜重为 12.8g,寸冬(优质麦冬)的平均重量约为 3.9g,寸冬率达到 30.47%。川麦冬 1 号新品种块根水浸出物及总黄酮含量高于传统麦冬。经过四川省药品检验所的检测,川麦冬 1 号的药材符合《中国药典》(2005 年版一部)中麦冬的各项质量标准规定。在 2007 年和 2008 年的多点试验中,川麦冬 1 号的块根鲜品和干品平均亩产分别为 1 010.3kg 和 311.5kg,比对照品平均增产了 17.5% 和 17.6%。寸冬鲜品和干品平均亩产分别为 320.5kg 和 98.2kg,比对照平均增产了 24.0% 和 25.1%,差异

表 3-1　麦冬品种选育情况

药材名	基源	品种名称	品种编号	选育方法	选育单位	年份	省份
麦冬	百合科植物麦冬 *Ophiopogon japonicus* (L.f.) Ker-Gawl.	川麦冬 1 号	川审药 2010003	系统选育	西南交通大学	2010	四川
		川麦冬 2 号	川审药 2013002	系统选育	西南交通大学、四川代代为本农业科技有限公司、四川千方中药股份有限公司	2013	四川
		涪麦 1 号	川认药 2023006	系统选育	绵阳市农业科学研究院	2023	四川
		浙麦冬 1 号	浙认药 2018001	系统选育	浙江省中药研究所有限公司、正大青春宝药业有限公司、三门鸿术瑞堂中药材专业合作社、慈溪市兴兴麦冬种植场、慈溪鉴瑞药材专业合作社	2018	浙江

非常显著，增产率达到 100%。在 2008 年度的三台县生产试验中，川麦冬 1 号的块根和寸冬分别比对照增产了 17.5% 和 23.9%，2010 年通过药用植物创新品种审定。川麦冬 1 号在“十二五”期间累计推广应用 16 133.3 公顷。

（二）川麦冬 2 号

川麦冬 2 号是由西南交通大学牵头，联合四川代代为本农业科技有限公司、四川千方中药股份有限公司等单位选育而成。该品种源于四川三台县收集的栽培川麦冬匍匐型材料，经系统选育获得。基源为百合科沿阶草属植物麦冬 *Ophiopogon japonicus*（L.f.）Ker-Gawl.。生育期平均 315 天，株型匍匐松散，株高约 14cm，冠幅约 29cm，分蘖数约 4 个；叶丛生，宽线形，绿色，叶片数约 53 片，叶宽 4mm；花茎较短，紫色间有绿色，小花紫白色；浆果类球状，黑蓝色。根系发达，辐射状，不定根粗壮，根深约 16cm，根幅约 9cm；块根长纺锤形，外表淡黄色，断面黄白色，优级品寸冬率 35.46%。经检测，块根水浸出物 85.78%，总皂苷 0.350%，比对照高 2.70% 和 29.35%，各项指标均符合《中国药典》（2010 年版一部）的规定。2009 年度、2010 年度两年多点试验：块根干品平均亩产 345.8kg，优级品寸冬 122.6kg，分别比对照品种川麦冬 1 号增产 12.4% 和 25.0%；2011 年度生产试验：块根干品平均亩产 347.2kg，优级品寸冬 123.1kg，分别比对照品种川麦冬 1 号增产 12.3% 和 24.8%。2012 年 11 月 21 日，四川省农作物品种审定委员会组织有关专家，在三台县川麦冬主产区顺利通过了“川麦冬 2 号（CMKY-2）”新品系的省级专家田间技术鉴定。川麦冬 2 号在“十二五”期间累计推广应用 200.00 公顷。

（三）浙麦冬 1 号

浙麦冬 1 号是浙江省中药研究所有限公司王志安研究员团队采用系统选育而成。该品种首先广泛收集麦冬资源，并在淳安枫树岭建立了资源圃，进行资源评价和筛选。然后对各麦冬种质资源通过观察叶片、茎、根和块根等主要器官的生长发育情况，并比较各指标，评价各种质对当地生态环境的适应性，从中筛选出分蘖能力强、丛大、高产的麦冬优良品系 1 个。在慈溪市新浦镇七塘、慈溪市西山农垦场和三门县横渡镇白溪村连续开展两轮品种（区域）试验并进行示范推广。2012—2016 年，两轮三地区域试验汇总结果表明浙麦冬 1 号根状茎粗短，木质，具细长的地下走茎；根较粗壮，中部或近末端常膨大呈椭圆形或纺锤形的小块根。茎不明显。叶基生，无柄；叶片线形，长 20~50cm，宽 2~4mm，叶鞘膜质，白色至褐色。花葶叶丛中抽出，远短于叶簇，总状花序 2~7cm，花紫色或淡紫色。种子圆球形，小核果状，直径 7~8mm，成熟时暗蓝色。花期 6 月中旬，果期 7—8 月。浙麦冬 1 号叶片平均长度和宽度和对照有明显差异，分别比对照增加 9.0% 和 18.0%。浙麦冬 1 号是新选育的浙麦冬新品种，适合于浙江省麦冬产区种植，生育期 3 年，植株丛生、叶色深绿、分蘖能力强，具有加工商品率高、抗性好、亩产量高等优点。三地两轮区域试验表明，浙麦冬 1 号平均亩产 166.7~167.8kg，比对照慈溪农家种增产 15.4%；比原始混合群增产 12.0%。总皂苷含量 0.82%，远高于 2025 年版《中国药典》不少于 0.12% 的标准。2017 年 5 月 17 日，浙麦冬 1 号通过了由浙江省农作物品种认定委员会办公室组织的专家现场考评；2018 年 3 月 8 日，在浙江省农作物品种认定委员会第 13 次会议通过审议。浙麦冬 1 号推广面积已超过 990 000m^2。

（四）涪麦 1 号

涪麦 1 号是从四川省绵阳市三台县永明镇麦冬栽培群体中经系统选育而成的一个品系，基源为百合科植物沿阶草属麦冬 *Ophiopogon japonicus*（L.f.）Ker-Gawl.。源于四川省绵阳市三台县麦冬混杂群体筛选、驯化、分离、纯化，系统选育出。涪麦 1 号植株半匍匐型，茎短，叶基生成丛，禾叶状，长 16~28cm，宽 1.71~3.14mm。花葶长 6~15cm，比叶短。花被片披针形，长约 5mm，淡紫色。花药三角状披针形，长 2.5~3mm。花柱长约 4mm，较粗，宽约 1mm，基部宽阔，向上渐狭。种子球形，直径 7~8mm。花期 5—8 月，果期 8—9 月。涪麦 1 号返青快，长势壮，整齐度高。分蘖数 4~13 个，须根数 6~22，根长 14.8~23.5cm，块根数 8~31 个。分蘖数、须根数、块根数均比对照（川麦冬 1 号）高 30% 以上。鲜果产量平均 1 167.4kg/ 亩，比对照（川麦冬 1 号）增产 12.89%。涪麦 1 号对根腐病有良好抗性，品质优良。总皂苷含量为 0.29%，水溶性浸出物为 80.70%，灰分为 3.21%，水分含量为 8.81%，均符合《中国药典》（2025 年版一部）规定，其中总皂苷含量远高于《中国药典》0.12% 的标准。2022 年 3 月 17 日，四川省农业农村厅种子管理站组织成都中医药大学、西南民族大学、四川省农业科学院、西南科技大学等单位专家，在四川省绵阳市三台县芦溪镇、游仙区松垭镇试验基地，对选育的涪麦1号麦冬新品系进行了田间技术鉴定工作，认为涪麦1号生物学性状稳定，田间表现一致，产量表现突出，品质符合现行版《中国药典》各项规定，是一个麦冬新品系，可在川麦冬产区大面积推广。

（五）其他麦冬育种情况

为克服浙麦冬品种老化、产量低、生长周期长等问题，2023年，慈溪市崇寿镇与宁波大学合作开展浙麦冬航天育种项目。该项目由宁波大学新药技术研究院刘新民教授支持、宁波大学海洋学院倪穗教授指导。1 000多颗高品质浙麦冬种子搭载神舟十六号飞船，在太空中经历约半年的微重力、高真空等特殊环境，诱导种子发生遗传变异；2024年2月在崇寿镇浙麦冬特色产业园和宁波大学进行露地种植及实验室研究。在经过观察、实验、筛选后，其中的600余颗浙麦冬种子正式“落地生根”，进入育种新阶段。

二、麦冬标准规程

麦冬以种苗繁殖为主，生产上主要采用采收后的植株作为种苗。为规范川麦冬生产，制定颁布了地方标准《川产道地药材生产技术规范　麦冬》（DB51/T 3085—2023）和《川产道地药材种苗分级　麦冬》（DB51/T 2557—2018），以及中华中医药学会团体标准《中药材种子种苗　川麦冬种苗》，以规范川麦冬用种和生产。川麦冬的种苗繁育无需特殊操作，只需在商品麦冬田采挖后，对已切除块根的植株进行处理即可。川麦冬种苗应满足以下质量要求：叶色深绿，生长健壮，无病虫害，具体分级标准见表3-2。

表3-2　川麦冬种苗分级

种苗等级	叶片数/片	株高/mm
一级	叶片数≥20	株高≥120
二级	20>叶片数≥15	株高≥120
三级	15>叶片数≥10	120>株高>80

关于浙麦冬，制定颁布了《中药材种子种苗　浙麦冬种苗》（T/CACM1056.118—2019）和《麦冬（浙麦冬）规范化生产技术规程》（T/CACM1374.165—2021）2个中华中医药学会团体标准，规范了浙麦冬种苗的质量要求和生产技术要求。浙麦冬种苗宜从生长2~3年、植株健壮、株矮、叶色深绿、无病虫害的田块中选择。将选好的留种苗从基部剪下老根茎基，留下长2~3cm的茎基，以根茎断面出现白色放射菊花心，叶片不散开为度；同时将叶片长度剪至15~20cm，再“十”字或“米”字形切开分成4~6种植小丛，每小丛留苗5~10单株。浙麦冬种苗质量等级见表3-3。

表 3-3　浙麦冬种苗质量等级标准

级别	单株绿叶数 / 片	叶宽 /cm	茎粗 /cm	苗高 /cm
一级	≥20	≥0.28	≥0.70	≤18
二级	16~19	0.23~0.27	0.61~0.69	19~25

第三节　三台县麦冬产区介绍

一、三台县自然条件

三台县位于四川盆地中部偏北，横跨涪江两岸。境内地势北高南低，丘陵面积占面积的 94.3%（《三台县志》）。川麦冬主产区属于四川盆地中亚热带湿润季风气候区，气候温和，降雨充沛，四季分明，大陆性季风气候特点显著。

二、三台县麦冬分布状况

三台县麦冬种植区域集中在花园镇、永明镇、芦溪镇、老马乡等地，种植区域在涪江两岸。涪江两岸川麦冬种植面积达 3 万亩，种植面积随麦冬行情上下波动，具体见表 3-4。

表 3-4　涪江两岸川麦冬种植面积分布

主产区乡镇名称	麦冬种植面积 / 亩
花园镇	12 000
永明镇	2 500
芦溪镇	2 000
老马乡	3 500
刘营镇	2 000
里程乡	3 000
争胜乡	2 000
灵兴镇	3 000
新德镇	3 000
光明镇	2 000
其他乡镇	2 000
全县合计	37 000

三、麦冬种植现状

三台麦冬生长周期为1年，每年农历正月下旬至三月中下旬为川麦冬的采收期。采收块根后的麦冬苗经人工修整须根（图3-1）、剪去部分地上叶、将单株拆分等加工后作为种苗进行移栽，但该种植方法缺少统一的质量标准。陶玲、李红彦等对麦冬种苗进行了质量分级标准研究，根据种苗株高、叶片数、单株重等作为分级指标，并通过具体种植实验证明该种植环节对麦冬质量及产量存在影响。

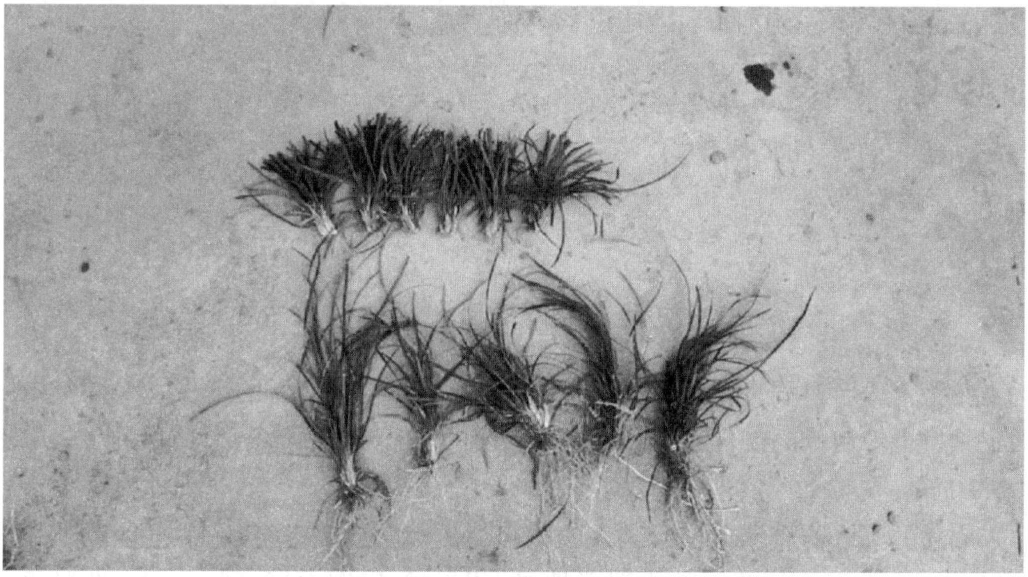

图3-1　麦冬修剪前后对比图

麦冬通过种苗进行无性繁殖，面临着种质退化、抗病性衰退、块根品质严重下降等问题。2006年，有研究称川麦冬分直立型和匍匐型，匍匐型川麦冬又可以细分为宽叶匍匐型和细叶匍匐型两种栽培品系。直立型麦冬因便于栽种和采收，更受种植户欢迎；匍匐型麦冬叶片卷曲，栽种和采收均不方便，栽种面积很小。目前，三台县从直立型和匍匐型材料中经过系统选育，已育成川麦冬1号和川麦冬2号两个川麦冬品种，两者水溶性浸出物和总皂苷含量均高于传统川麦冬品种。由于当地农民栽种自留种的习惯，加之购买种苗会大大增加种植成本，当地农民没有改良品种的意愿和动力，川麦冬1号和川麦冬2号虽然抗病性与品质等各方面均优于传统品种。四川农业大学高娟对四川野生麦冬居群进行了形态学比较、染色体核型分析、简单重复序列间标记（ISSR）遗传多样性等基础研究，发现四川地区野生居群表现出良好的分蘖能力，部分野生品种单株块根重大于目前栽培品，为新品种选育提供了丰富的生物学资料，但无序的采挖造成了野生麦冬资源锐减。

麦冬鲜块根俗称“水果子”，平均每亩产量 1 300kg，“水果子”亩产量直接反映了麦冬的亩产量，但因种植土壤、种植品种不同，整体产量存在很大差异。麦冬鲜果折干率早、中、晚期各有不同，其中早期折干率为 3.6∶1；中期折干率最高，为 3.3∶1；晚期折干率最差，为 4∶1，平均折干率 3.5∶1。麦冬折干率直接影响麦冬干品的产量，也决定其采收期集中在整个产新的前、中期。

四、麦冬的采收加工

麦冬从采挖到销售主要经过采挖、采摘、清洗、烘干、晒干（在干燥过程中要经过 4 次左右打须）等一系列加工后才能进行销售，见图 3-2。

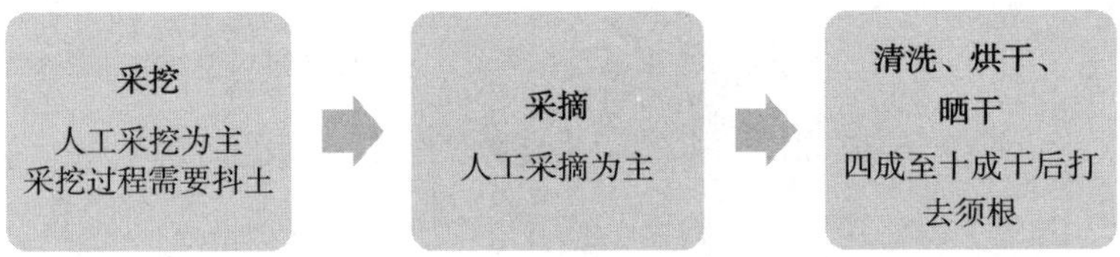

图 3-2　麦冬生产过程

麦冬整个生产过程自动化程度很低，是一项极为费时费力的工作。采挖首先用专门的工具将土松动（图 3-3），随后人工抖落上面的泥土（图 3-4），通过简单的工具采摘鲜果（图 3-5）。

采摘完的鲜果需直接出售给当地收购药材的商贩或运送至加工厂进行加工，进入淘洗环节。淘洗工具为改装的水泥搅拌机（图 3-6），每淘洗桶可装 300kg 带泥的麦冬鲜货。

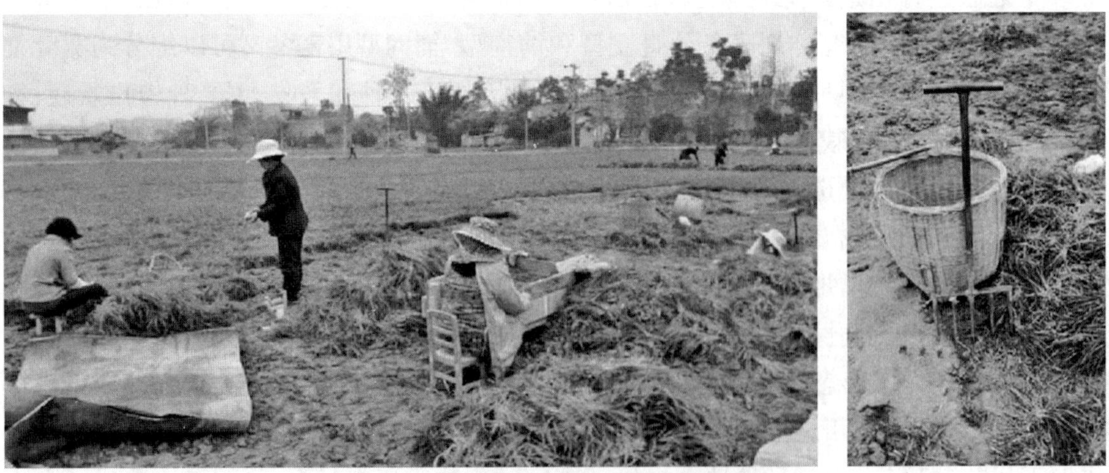

图 3-3　麦冬采收现场（左图）和松土工具（右图）

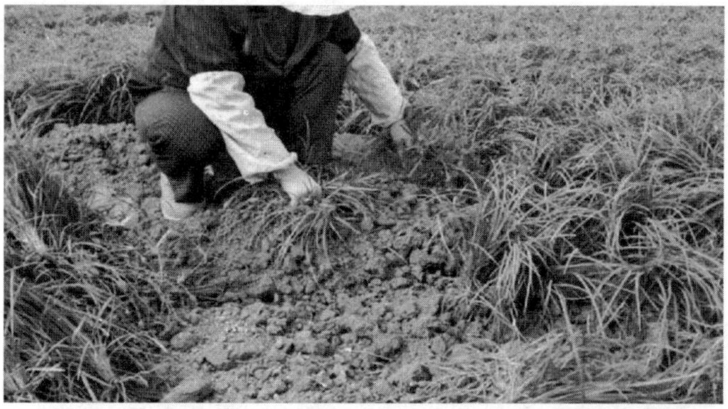

图 3-4　抖落麦冬上的泥土

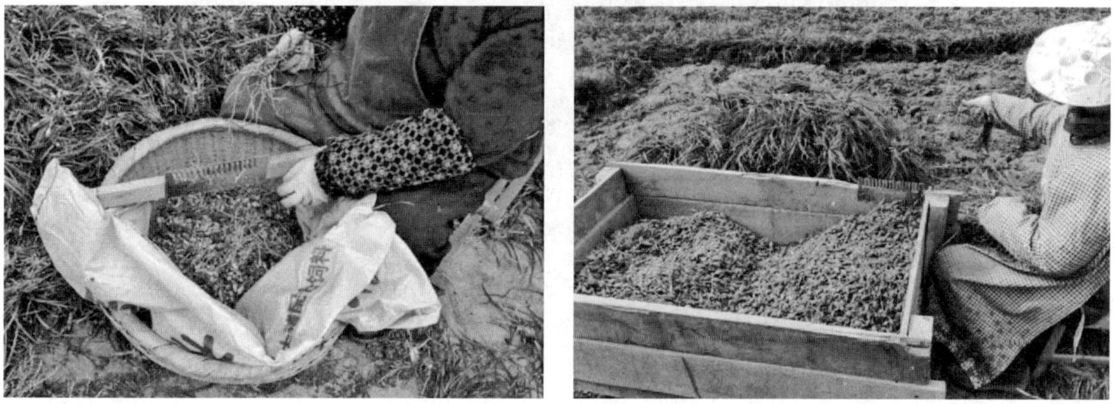

图 3-5　采收麦冬块根

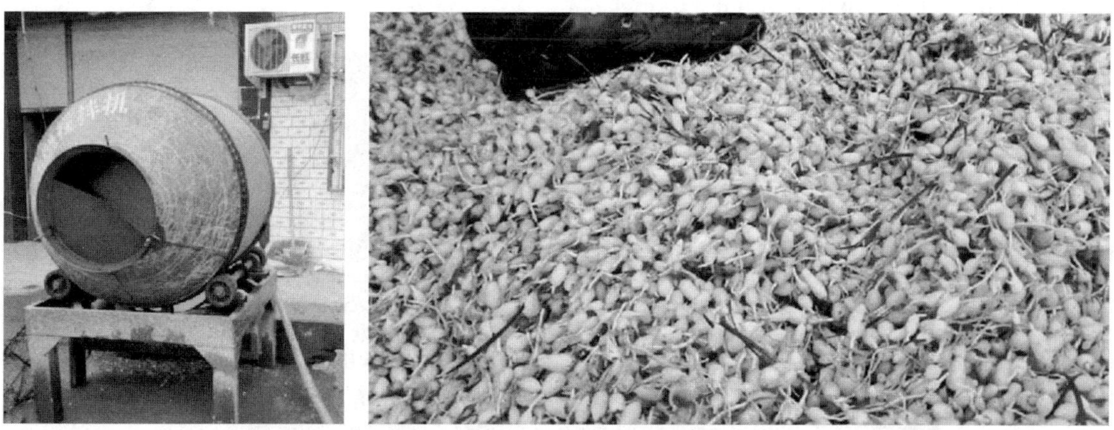

图 3-6　改装的水泥搅拌机（左图）和清洗后的鲜果（右图）

淘洗完的麦冬极易变质，需立刻干燥。麦冬干燥分烘干和晒干。

麦冬烘干又可分为低硫烘干和无硫烘干。低硫烘干在药农自制土炕上进行（图 3-7）。土炕用砖石垫起，上面铺带孔筛网，网下空间腾起，土炕三面封闭，仅留一侧开口。烘干时在土炕开口处点燃煤炭，通过风机鼓动加热的空气土炕，达到烘干的目的。因煤炭不同程度含有硫，燃烧后产生二氧化硫，烘干出的麦冬也不同程度地含有二氧化硫，因此称为低硫货。煤炭烘干一般要经过 24 小时，其间同样要进行去须根的操作，环境污染严重，药材质量也不稳定，三台县地方政府曾于 2012 年前后大量整治拆除土炕，目前此种烘干加工方式已逐渐被无硫烘干取代。

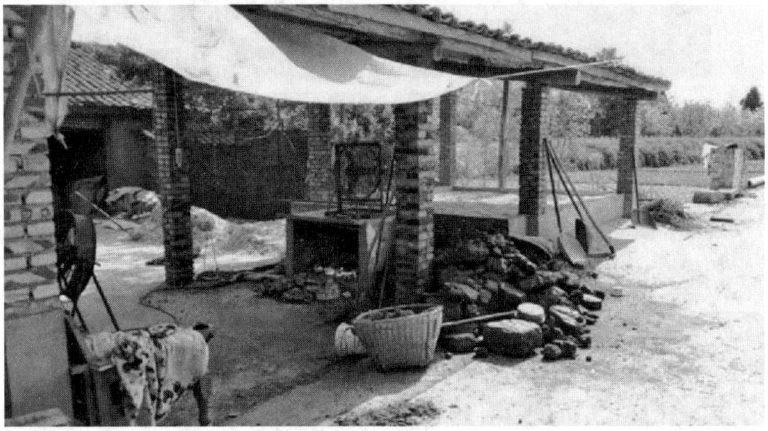

图 3-7　传统土炕

无硫烘干又可分为炕干和滚筒式烘干。炕干（图 3-8）通过锅炉加热空气，再由风机将加热的空气抽至类似于土炕的炕床内进行烘干，烘干温度为 80~90℃，时长 27 小时，其间同样要经过数次“打须”。

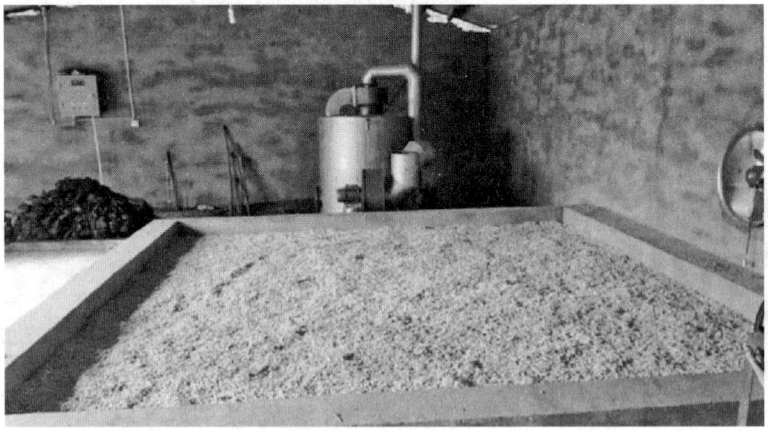

图 3-8　无硫炕干

滚筒式烘干机（图 3-9）基本原理与无硫烘干类似，但在烘干过程中滚筒不断滚动，从而减少了“打须”环节。烘干温度为 75~85℃，时长 27 小时。

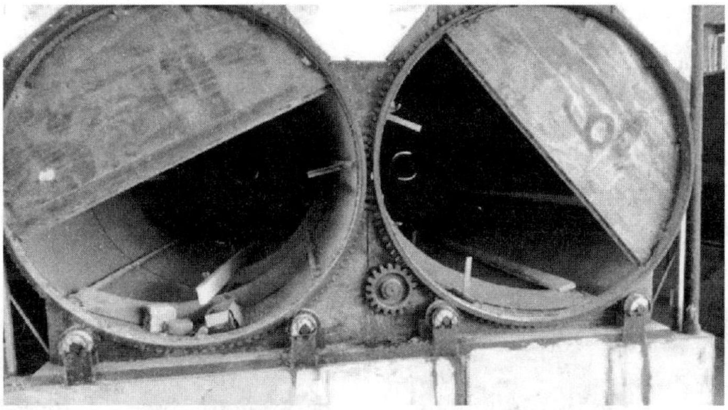

图 3-9　滚筒干燥设备

晒干的干燥速度由天气决定，晾晒时将麦冬鲜果直接放置在干净的竹席或水泥地面上（图 3-10），干燥到一定程度后采用机器除去须根（图 3-11），这个过程随麦冬干燥进行 4 次，从晾晒到成品至少需 7 天。

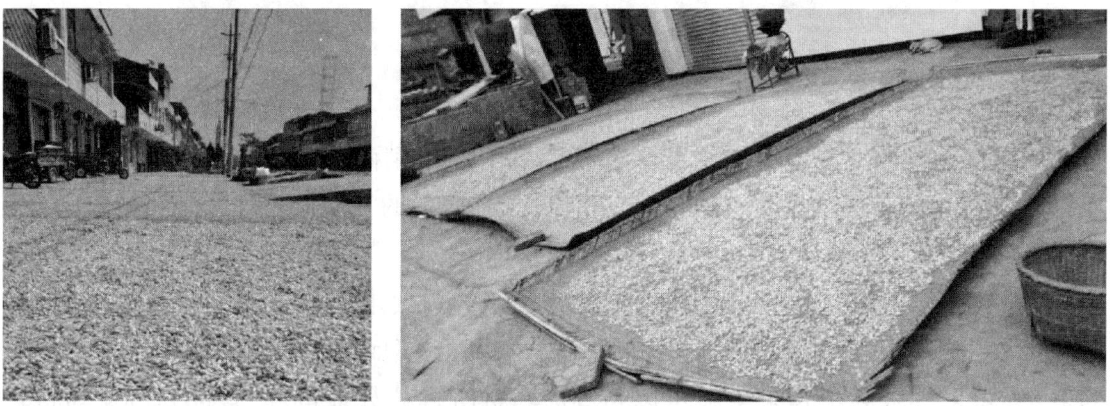

图 3-10　麦冬晾晒

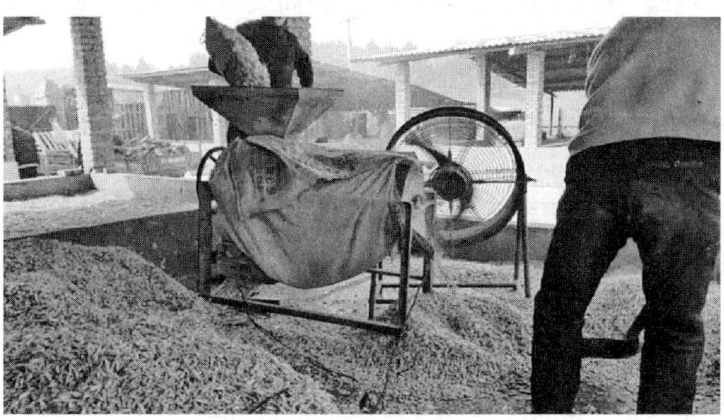

图 3-11　麦冬去须根过程

五、麦冬的流通

干燥加工好的麦冬一般不进行分级，直接在由地方政府成立的涪城麦冬花园专业市场（图 3-12）进行交易。每年产新上午进行交易，上半市（6:30-9:00）交易的麦冬品质较好，交易价格也高。下半市（9:00-11:00）交易的麦冬稍差，交易价格略低。

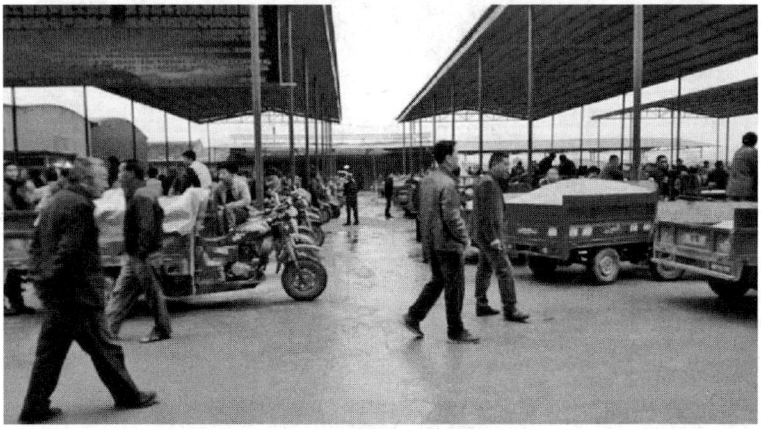

图 3-12 麦冬交易市场

涪城麦冬花园专业市场主要进行农户 - 经销商、经销商 - 经销商及经销商 - 部分药厂交易。每年该市场交易量 3 400~4 200 吨，占总产量的 40%~50%。交易价格平均为 120 元 /kg，总交易额为 4.08 亿 ~5.04 亿元。

麦冬在药商采购后部分直接销售，部分根据客户要求用机器进行果粒大小分级。若有进一步的等级要求，则还会进行人工分级，根据果型划分为长果和短果，同样粒重的麦冬，短果等级高于长果。粒重以每 50g 药材所含粒数计量，一等品每 50g 药材含 80~120 粒，二等品每 50g 药材含 120~160 粒，三等品每 50g 药材含 160~300 粒，统货每 50g 药材含 80~300 粒。另外药商还会根据采购商要求进一步分级，或根据客户要求进行轧扁和去心处理。

六、麦冬仓储配套

四川三台县冷库能够存储麦冬 13 000 吨以上，包含市场经销商自建冷库，自建冷库储存量从几十吨到几百吨不等。如位于四川省绵阳市三台县芦溪镇工业集中区代代为本农业科技有限公司主要从事农业技术开发、仓储、销售、生态农业、观光旅游及中药材种植、初加工等，目前拥有冷库仓储能力 10 000 吨。当地经销商的经营模式基本为快进快销，极少囤积麦冬，因此对于仓储需求较小，当地仓储能力远远高于麦冬产量仓储需求。

参考文献

[1] 中国人民政治协商会议四川省绵阳市涪城区委员会学习和文史委员会 . 涪城文史资料　第 17 辑[J]. 绵阳:中国人民政治协商会议四川省绵阳市涪城区委员会学习和文史委员会,2016.

[2] 吴其濬 . 植物名实图考[M]. 北京:中华书局,1963.

[3] 中国人民政治协商会议四川省绵阳市涪城区委员会学习和文史委员会 . 涪城文史资料　第 9 辑[J]. 绵阳:中国人民政治协商会议四川省绵阳市涪城区委员会学习和文史委员会,2001.

[4] 四川省三台县志编纂委员会 . 三台县志[M]. 成都:四川人民出版社,1992.

[5] 陈兴福,丁德蓉,刘岁荣,等 . 川麦冬土壤的成土因素与理化特性研究[J]. 土壤通报,1999,30(2):91-92.

[6]《四川植物志》编辑委员会 . 四川植物志 . 第七卷[M]. 成都:四川民族出版社,1991.

[7] 周群 . 湖北麦冬资源品质与不育机理研究[D]. 湖北:华中科技大学,2009.

[8] 王晓华 . 湖北麦冬的品质研究[D]. 湖北:湖北中医学院,2005.

[9] 吴少祯 . 证类本草[M]. 北京:中国医药科技出版社,2011.

[10] 杨红兵,王众宽,黄必胜,等 . 湖北麦冬种植历史初考[J]. 中国现代中药,2017,19(12):1771-1775.DOI:10.13313/j.issn.1673-4890.2017.12.024.

[11] 陈心启,马元俊 . 百合科药用新植物[J]. 武汉植物学研究,1985,(01):25-27.

[12] 国家药典委员会 . 中华人民共和国药典:一部 .1995 年版[M]. 北京:化学工业出版社,1996.02.

[13] 山东省曹县地方志编纂委员会 . 曹县志[M]. 北京:中华书局,2000.

[14] 陈汉斌 . 山东植物志[M]. 青岛:青岛出版社,1990.

[15] 赵训传,许文东,陈建钢 . 麦冬栽培技术[M]. 北京:中国农业科学技术出版社,2002.

[16] 浙江省食品药品监督管理局 . 浙江省中药炮制规范(2015 年版)[M]. 北京:中国医药科技出版社,2016.

[17] 吕悦,杜伟锋,吴杭莎,等 . 浙麦冬与川麦冬的比较研究进展[J]. 中华中医药杂志,2023,38(1):289-294.

[18] 王欢,李振丰,陈君,等 . 浙麦冬传统产地生态特征及适宜性分析[J]. 河南农业科学,2016,45(6):89-95.

[19] 刘玉洋,卢江杰,王慧中,等 . 浙麦冬主产区种质资源遗传多样性评价[J]. 浙江农业科学,2017,58(12):2146-2149.

[20] 肖旭坤,阮洪生 . 浙麦冬与川麦冬差异性研究进展[J]. 中国野生植物资源,2019,38(6):57-61.

[21] 何伯伟,姜娟萍,徐丹彬 . 道地药材浙麦冬和灵芝生产技术[J]. 新农村,2020(5):25-26.

[22] 傅立雯 . 福建短葶山麦冬质量标准及其提取工艺研究[D]. 福州:福建农林大学,2008.

[23] 福建省科学技术委员会 . 福建植物志[M]. 福州:福建科学技术出版社,1993.

[24] 种业商务网 . 川麦冬 1 号[EB/OL].(2013-07-26)[2024-05-01].https://www.chinaseed114.com/seed/7/seed_32256.html.

[25] 李铜,张兴国,李德柱,等 . 川麦冬 1 号植株同源异位水浸出物及总黄酮含量的实验研究[J]. 现代中药研究与实践,2018,32(4):8-11.

[26] 曹原湘 . 川麦冬良种特性及质量标准的初步研究[D]. 成都:西南交通大学,2010.

[27] 李敏,赵文吉,敬勇,等 ."十二五"川产道地药材种质资源和优良品种选育研究[J]. 中国现代中药,2017,19(6):804-808,827.

[28] 种业商务网 . 川麦冬 2 号[EB/OL].(2013-07-26)[2024-05-01].https://www.chinaseed114.com/seed/10/seed_49476.html.

[29] 帕坦姆汗·阿布杜合力克 . 川麦冬种植效益及影响因素研究[D]. 绵阳:西南科技大学,2021.

[30] 黄璐琦,赵润怀,缪剑华,等 . 中国中药材种业发展报告(2022)[M]. 北京:中国医药科技出版社,2023.

[31] 王继永,郑司浩,曾燕,等 . 中药材种质资源收集保存与评价利用现状[J]. 中国现代中药,2020,22(3):311-321.

[32] 绵阳市农业科学研究院 . 涪麦 1 号[EB/OL].(2022-12-06)[2024-05-01].http://www.mynky.cn/Html/KeYanChengGuo/JingJiZuoWuYanJiu/ShenDingPinZhong/202212/6Dr3Wj1Tr5Oh4122539.html.

[33] 绵阳市农业科学研究院 . 我院"涪麦 1 号"麦冬新品系通过田间技术鉴定[EB/OL].(2022-03-18)[2024-05-01].http://www.mynky.cn/Html/XinWenDongTai/YuanNeiXinWen/202203/2Qr9Nj3Lt8Lq9392247.html.

[34] 高博文,郭雀屏 . 太空遨游近半年 上过"天宫"的种子正式播种[N]. 杭州日报,2024-02-01.

[35] 宁波前湾新区管理委员会 . 浙麦冬返航开启前湾航天育种新阶段[EB/OL].(2023-11-27)[2024-05-01].http://www.qianwan.gov.cn/art/2023/11/27/art_1229616134_59018008.html.

[36] 陶玲,李红彦,陈华林,等 . 麦冬种苗质量分级标准研究[J]. 中药材 2019,42(11):2497-2502.

[37] 罗守萍,陈媛媛,张超,等 . 川麦冬栽培关键技术探讨[J]. 中国现代中药,2021,23(9):1649-1654.

[38] 高娟 . 四川野生麦冬居群遗传多样性研究[D]. 雅安:四川农业大学,2009.

第四章　麦冬块根的营养及功效成分

麦冬于2002年被卫生部列入《可用于保健食品的物品名单》，其丰富的营养级功效成分为保健功效提供了物质基础。麦冬保健功效离不开化学成分的作用，据文献调研，麦冬一般含有蛋白质类（23.05%）、脂类（0.2%）、碳水化合物类（62.25%~81.01%）、矿物质类（552.95mg/100g）、维生素类（6.093mg/100g），以及皂苷、黄酮、多糖类、挥发油和其他成分。

第一节　麦冬化学成分现代研究

一、蛋白质类

蛋白质是组成人体一切细胞、组织及器官的重要成分，是与生命及其各种形式的生命活动紧密联系在一起的物质。机体中的每一个细胞和所有重要组成部分都需要有蛋白质的参与。蛋白质是生命的物质基础，是生命活动的主要承担者。通过梳理现代学者对麦冬蛋白质类成分的研究，主要集中在以下两方面。

（一）粗蛋白

粗蛋白是麦冬常规营养成分之一，采用微量凯氏定氮法进行研究，发现麦冬粗蛋白的含量为23.05% ± 0.33%，其含量与花生（22.82%）和甘蓝（10.32%~30.65%）接近，高于玉米（6.52%~18.56%）、海芋块根（3.03%）和红薯（1.23%），表明麦冬块根具有一定的蛋白营养价值。

（二）氨基酸

氨基酸是蛋白质的组成物质，有学者对四川省三台麦冬的氨基酸含量进行了测定，结果发现：三台麦冬总氨基酸的平均含量为15.87mg/g，其中必需氨基酸的平均含量为3.73mg/g，占总氨基酸含量的23.5%。三台麦冬的游离氨基酸总量平均为9.15mg/g，其中必需氨基酸平均含量2.8mg/g，占游离氨基酸总量的30.6%。在测得的17种总氨基酸中，谷氨酸的含量最高（3.69mg/g），其次是精氨酸（2.42mg/g）。在测得的17种游离氨基酸中，精氨酸的含量最高（2.68mg/g），其次是苏氨酸（2.06mg/g）。另据文献报道，地黄块根的游离氨基酸平均含量为3.17mg/g，杜鹃花根的氨基酸含量为12.74mg/g，人参根的游离氨基酸平均含量为0.5%，丽江玛咖块根总氨基酸含量为5.3mg/g，芫根的总氨基酸含量为64mg/g。由此可见，麦冬的含量高于大部分根类品种，可作为摄入氨基酸的潜在来源。

二、脂类

脂肪是细胞内良好的储能物质，主要提供热能；保护内脏，维持体温；协助脂溶性维生素的吸收；参与机体各方面的代谢活动等。有学者采用AOAC 920.39C—2010和国家标准《食品安全国家标准 食品中脂肪的测定》(GB 5009.6—2016)第二法的脂肪测定标准测定，结果显示麦冬的粗脂肪含量0.1%~0.3%，平均脂肪含量为0.2%，与姜(干)5.7%、胡萝卜(干)1.9%、马铃薯(脱水)0.5%等相比，麦冬块根的脂肪含量低于一般根茎，是减脂产品开发的潜在选择。

三、碳水化合物类

碳水化合物是生命细胞结构的主要成分及主要供能物质，并且有调节细胞活动的重要功能。机体中碳水化合物的存在形式主要有3种：葡萄糖、糖原和含糖的复合物。碳水化合物的生理功能与其摄入食物的碳水化合物种类和在机体内存在的形式有关。碳水化合物是构成机体组织的重要物质，维持大脑功能必需的能源并参与细胞的组成和多种活动；此外还有调节脂肪代谢、提供膳食纤维、节约蛋白质、抗生酮、解毒和增强肠道功能的作用。根据食物通用的碳水化合物计算公式：碳水化合物=100-(水分+蛋白质+脂肪+灰分)计算分析，麦冬块根的碳水化合物含量为62.25%~81.01%。通过对比发现，麦冬块根的碳水化合物含量高于其他一些植物的根茎，如海芋块根(45.58%)、红薯(14.90%)和马铃薯(19.23%)。从碳水化合物的含量上来看，麦冬块根具有较高的碳水值，但从其现代药理研究来看，麦冬块根中的麦冬多糖具有降血糖作用，由此可以推测麦冬块根是一种低血糖指数(GI)的食物来源之一。

四、矿物质类

分别对麦冬块根的铜、锌、铁、锰、钾、钙、镁、钠共8种矿物质元素进行不同方法的测定，结果如下。

(一) AOAC 1995方法测定

将麦冬样品进行处理后，用火焰石墨炉原子吸收光谱仪进行测定。结果显示：在8种矿物质元素中，麦冬块根中含量最高的矿物质元素是钾(251.50mg/100g)，其次为钙(241.58mg/100g)、镁(36.85mg/100g)、钠(11.66mg/100g)和铁(10.26mg/100g)。与此同时，锌、锰和铜的含量较低，分别为0.42mg/100g、0.36mg/100g和0.32mg/100g。

（二）国家标准 GB 5009.268—2016 第二法测定

对三台县 10 个不同地区的麦冬块根样品进行测定，结果显示：麦冬块根含量最高的元素分别为钾、钙、镁和钠。钾含量在 386~702mg/100g，平均为 542mg/100g；钙含量在 161~281mg/100g，平均为 214.8mg/100g；镁含量在 19.1~35.3mg/100g，平均为 27.3mg/100g；钠含量在 6.98~19.9mg/100g，平均为 12.14mg/100g。

上述两种方法均得出了相同的结论，即麦冬块根中含有较为丰富的钾、钙和镁。其中麦冬的钙元素含量（214.8mg/100g）较常见根茎类的含量高。据文献报道，山药中钙元素含量为 22.71mg/100g，马铃薯中钙元素含量为 73.931mg/100g，甘薯的钙元素含量为 56.396mg/100g。温郁金中钙元素的平均含量为 44.791mg/100g，刺五加根部的钙元素平均含量为 169.133mg/100g。钙是人体骨骼和牙齿的主要成分，钾摄入不足会引起低钾血症，严重者可能会导致心律失常和急性呼吸衰竭，镁是核酸合成所必需的元素之一，镁含量低下容易引发多种疾病。因此，麦冬块根可作为摄入钾、钙、镁的潜在来源。

五、维生素类

维生素是维持身体健康所必需的一类有机化合物。这类物质在体内既不是构成身体组织的原料，也不是能量的来源，而是一类调节物质，在物质代谢中起重要作用。通过高效液相串联质谱法和高效液相色谱法对麦冬块根进行测定，发现其 β- 胡萝卜素和维生素 K_1 均低于检测限，未检出；维生素 B_2 含量 13.499~34.375μg/g，平均含量为 25.431μg/g；烟酸含量 0.859~1.519μg/g，平均含量为 1.193μg/g；叶酸含量 0.092~1.285μg/g，平均含量为 0.617μg/g；维生素 C 含量 2.651~4.052μg/g，平均含量为 3.403μg/g；维生素 E 含量 0.230~1.548μg/g，平均含量为 0.682μg/g。其中，麦冬块根维生素 B_2 平均含量为 2.543mg/100g，B_4 和 B_5 分别为 2.705mg/100g 和 0.814mg/100g。与其他根茎类物质相比，广西著名壮药牛大力中维生素 B_2 的平均含量为 1.61mg/100g，国内外对甘薯块根（鲜基）的维生素 B_2 含量测定的平均值为 0.174mg/100g，马铃薯的维生素 B_2 含量为 0.04mg/100g。由此可见，麦冬块根的维生素 B_2 高于其他根茎类的含量。

六、皂苷类

皂苷（saponin）是苷元为三萜或螺旋甾烷类化合物的一类糖苷，是许多中草药中具有抗菌、解热、镇静等的有效成分。甾体皂苷是麦冬中一类重要的活性成分。迄今为止，研究人员从麦冬中分离鉴定了 72 种甾体皂苷，苷元共有 25 种类型，含量较大的有麦冬皂苷 B、麦冬皂苷 D 和 D′。麦冬所含的皂苷根据其基本化学结构可分为螺甾烷醇型和呋甾烷醇型，少数为呋甾烷醇型甾体皂苷。螺甾烷醇型化合物中鲁斯可皂苷元和薯蓣皂苷元占绝大部分，还包括雅莫皂苷元和偏诺皂苷元等。在结合的糖基方面，可分为三糖苷和二糖苷，四糖苷和单糖苷的比例较少，且糖的连接方式以单糖链为主，双糖链较少。比较常见的甾体皂苷类化合物有麦冬皂苷 A、麦冬皂苷 B、麦冬皂苷 C 和麦冬皂苷 D 等。

七、黄酮类

麦冬中的黄酮类成分主要为高异黄酮类化合物。它是一类特殊的黄酮类化合物，其母体结构比异黄酮多了 1 个碳原子。从目前的研究来看，学者已从麦冬中分离出 36 种高异黄酮类化合物。高异黄酮类化合物主要分为Ⅰ型（如麦冬高异黄酮 A、B、C），Ⅱ型（如麦冬甲基黄烷酮 A、B）和Ⅲ型（如 2- 羟基二氢高异黄酮）3 种类型。

八、多糖类

多糖也是麦冬的主要活性成分之一，其主要分布在块根，据研究表明，麦冬块根的多糖含量高达 15% 以上。麦冬多糖主要由单糖和低聚糖类物质组成，文献报道主要有果糖和葡萄糖。但因果糖属于酮糖，其化学性质不如醛糖活泼且难以通过衍生化测定，因此成为分析的难点之一。现代学者已从麦冬的有效部位中提取分离出 12 种多糖，包括麦冬多糖 MDG-1、QJP-1、POJ-1、Md-1、Md-2 等。

九、挥发油类

麦冬中存在着少量挥发油，其分子质量很小，脂溶性强，易穿透生物膜，有着较高的生物利用度。有学者采用水蒸气蒸馏法提取出麦冬的挥发油，并采用气相色谱 - 质谱联用的方法定性定量分析了麦冬挥发油的情况：从中发现了 37 种主要的组分，这些组分占挥发油总含量的 93.65%。另有学者采用超临界 CO_2 萃取法提取了麦冬的挥发油，通过质谱库检索鉴定出了 69 种化合物，占挥发油总含量的 97.12%，主要包括龙蒿脑、*L*-芳樟醇、亚麻酸甲酯、棕榈酸、T- 荜澄茄醇等，其中含量相对最高的是龙蒿脑，约占总含量的 12.57%。

十、其他成分

除上述主要活性成分，麦冬还有许多其他有效成分，如酚类、有机酸、糖苷等。有学者采用体积分数 70% 的乙醇回流提取麦冬中的化学成分，经分离得到了 5 种化合物，包括 1，4- 二甲氧基苯和苔黑酚 -*O*-β-*D*- 吡喃葡萄糖苷、脱氧胸腺嘧啶核苷等。通过总结，麦冬中还含有机酸、糖苷、环二肽等成分。目前已从麦冬中提取出 13 种有机酸，包括水杨酸、对羟基苯甲酸、香草酸、对羟基苯甲醛、对香豆酸、齐墩果酸、壬二酸、二十三烷酸、L- 焦谷氨酸、9，12- 十八碳二烯酸、棕榈酸、十八碳 -6- 烯酸；4 种糖苷，包括麦冬倍半萜苷 A、龙脑葡萄糖苷、3，4-dihydroxyallylbenzene-4-*O*-α-*L*-rhamnopyranosyl（1→6）-β-*D*-glucopyranoside 和 ophiopojaponin D。

综上，麦冬富含蛋白质、矿物质元素、维生素，有 B 族维生素含量高的营养特点。

第二节　麦冬与其他根类中药的成分对比

选取常见根类中药的营养成分含量进行对比分析，以评价麦冬在中药根类品种的营养价值情况。有关中药的营养成分的定量研究并未形成系统性结论（如太子参只有定性的结论分析），故在已有资料的基础上选取相关营养指标进行对比分析（表 4-1）。其中，选取数据值相对完整的白芷、丽江玛咖和海南牛大力这三种药食同源品种进行雷达图直观表达比较（图 1-2），其中对矿质元素进行缩小到原来的 1/10 处理。

表 4-1　麦冬与其他常见根类中药的营养情况对比分析

麦冬	各成分含量							
	水分 /%	蛋白质 /%	碳水化合物 /%	脂肪 /%	多糖 /%	钾 $/\times10^{-5}g$	钙 $/\times10^{-5}g$	镁 $/\times10^{-5}g$
三台麦冬块根	13.7	3.68	80.2	0.2	51.59	542.0	214.8	27.3
白芷	11.9	8.9	68.8	1.5	–	100.0	3.0	19.0
丽江玛咖	13.55	17.78	46.70	0.3	2.55	903.65	974.63	346.29
海南牛大力	9.0	5.0	81.0	1.0	25	–	287.82	220.64
温郁金	–	–	–	–	2.7~25.8	–	44.791	–
刺五加根部	–	–	–	–	–	–	145.11	–
天冬	–	–	–	–	11.13	–	–	–
太子参	–	–	–	–	16.68	–	–	–
地黄	–	–	–	–	1.5~4.5	–	–	–

从图 1-2 可以看出，在现有的常见中药营养成分含量的对比情况下，麦冬的钾元素和钙元素含量以及碳水化合物较为丰富。

人参为五加科植物人参 *Panax ginseng* C. A. Mey. 的干燥根和根茎，多于秋季采挖，洗净经晒干或烘干。2012 年卫生部发布《关于批准人参（人工种植）为新资源食品的公告》（卫生部公告 2012 年第 17 号），将人参作为新食品。因此，可以将人参作为参照物对比麦冬的营养和安全性。其中 4 年生人参、5 年生人参、6 年生人参的人参蛋白含量均值分别为 1.03% ± 0.25%，1.08% ± 0.33% 及 1.13% ± 0.38%。10 批麦冬的蛋白质平均含量为 3.68% ± 1.05%，显著高于人参含量。从蛋白质的角度，麦冬营养价值高于人参。10 批麦冬的总氨基酸平均含量为 15.87% ± 4.77%，与 4 年生人参总氨基酸含量

(16.55%±5.77%)相比,基本持平。

据文献报道,人参总皂苷的含量>3%,而10批麦冬总皂苷的测定平均结果为0.257%。皂苷通常认为是中药的活性成分之一,而麦冬的总皂苷含量低于人参,这从侧面说明麦冬药性较人参平和。据文献报道,人参总多糖的含量在49%~70%,平均含量为57.32%;10批麦冬总多糖的平均含量为51.59%,略低于人参含量。

第三节　麦冬与其他根及根茎类食品的成分对比

参照《中国食物成分表》(第2版)和《食物成分表(全国代表值)》以及相关文献报道,选取部分常见代表性的根及根茎类食品的营养成分含量信息,与三台麦冬块根的测量结果进行对比。选取马铃薯丁(脱水)、甘薯片(白薯干)、胡萝卜(脱水)、百合(干)、山药(干)、姜(干)作为参照对象,其部分营养成分情况见表4-2。为了方便进行直观比较,将碳水化合物数值和镁元素含量缩小到原来的1/10,将钠元素和钾元素缩小到原来的1/100,将钙元素进行归一化法处理后得雷达图(图1-1)。

表4-2　常见根及根茎类食品部分常规营养成分对比

食品	水分/%	蛋白质/%	碳水化合物/%	脂肪/%	灰分/%	钠/$\times10^{-5}$g	钾/$\times10^{-5}$g	钙/$\times10^{-5}$g	镁/$\times10^{-5}$g
三台麦冬块根	13.7	3.68	80.2	0.2	2.2	12.14	542.0	214.8	27.3
马铃薯丁(脱水)	11.4	5.7	80.7	0.5	1.7	22.6	267.0	39.0	51.0
甘薯片(白薯干)	12.1	4.7	80.5	0.8	1.9	26.5	353.0	112.0	102.0
胡萝卜(脱水)	10.9	4.2	77.9	1.9	5.1	307.0	1 117.0	458.0	82.0
百合(干)	10.3	6.7	79.5	0.5	3.0	37.3	344.0	32.0	42.0
山药(干)	15.0	9.4	70.8	1.0	3.8	104.02	269.0	62.0	17.0
姜(干)	14.9	9.1	64.0	5.7	6.3	9.9	41.0	62.0	未测定

选取同为根茎类的胡萝卜(脱水)、百合(干)、山药(干)、马铃薯(脱水)、姜(干)等五类食物,选择非一般营养元素进行比较(表4-3)。

三台麦冬块根的水分含量均值为13.7%,与同为根茎类食品相比,含水量偏高,但是比姜(干)和山药(干)含水量略低。10个不同地区三台麦冬块根的碳水化合物含量均值为80.2%,与马铃薯(脱水)含量相近,相对于姜(干)、山药(干)含量偏高。

表 4-3　五类食物营养成分表（以每 100g 可食部计）

	谷氨酸 /mg	脂肪 /g	β- 胡萝卜素 /μg
三台麦冬块根	3.69	0.2	–
胡萝卜（脱水）	4.78	1.9	17 250
百合（干）	6.96	0.5	–
山药（干）	2.92	1.0	–
马铃薯（脱水）	2.70	0.5	–
姜（干）	2.12	5.7	–

三台麦冬块根的蛋白质含量均值为 3.68%，相对于根茎类食品的蛋白质含量偏低，并且仅有山药（干）、百合（干）蛋白质含量的一半。10 个不同地区三台麦冬块根的谷氨酸含量均值为 3.69%，其含量相对偏高，高于山药（干）和姜（干），但比百合（干）低。

三台麦冬块根的脂肪含量均值为 0.2%，与胡萝卜（干）、百合（干）、姜（干）、马铃薯（脱水）等相比，麦冬块根的脂肪含量偏低，且 10 批样品中含量最高的为 0.3%，也低于一般块根。

总体来看，三台麦冬块根在水分、蛋白质和碳水化合物三项中与一般块根类及根茎类食品相比含量相近，其中，在钾元素和钙元素两项中的含量具有一定优势，多糖及碳水化合物含量较高，且脂肪含量远低于姜和胡萝卜，可作为低脂型产品开发。

从已有文献的研究结果发现，三台麦冬营养成分的含量呈现出低脂肪、高多糖、高钙、高维生素 B_2 等特点，这为麦冬进入食品领域提供了理论基础。麦冬具有养阴生津、润肺清心之功效，尤其适合老年人养生服用。

以上总结了现代学者对于麦冬块根的营养价值和功效的研究进展，虽已获得较为丰富的成果，但仍有许多关键难点需要突破。值得肯定的是，麦冬块根的保健价值已逐步被人们发现并认识，这为后续的资源利用和产品研发打下坚实的基础。

参考文献

[1] 王艳翠 . 麦冬化学和营养成分及其体外活性的研究[D]. 咸阳：西北农林科技大学，2016.

[2] 金安琪，杨光，陈敏，等 . 三台麦冬块根营养成分分析与评价[J]. 中国中药杂志，2019，44(15)：3226-3232.

[3] 陈燕，姜迪，张飞，等 . 温 9302 地黄块根中化学成分动态积累规律研究[J]. 中国现代中药，2014，16(5)：395-398.

[4] 王辉宪，彭晓春，刘文苹，等 . 湘西杜鹃花根和茎中氨基酸含量测定[J]. 吉首大学学报(自然科

学版),2000,21(4):1-2.

[5] 张今,赵宗健.人参中氨基酸及多肽的研究[J].高等学校化学学报,1985(4):95-96.

[6] 蒋寒林.外来物种玛咖主要化学成分研究[D].广州:华南理工大学,2014.

[7] 刘晔峰.以西藏芜根为主成分的抗缺氧功能食品研究[D].杭州:浙江大学,2012.

[8] 杨月欣,王光亚,潘兴昌.中国食物成分表(第1册)[M].2版.北京:北京大学医学出版社,2009.

[9] 郭俊生.现代营养与食品安全学[M].上海:第二军医大学出版社,2006.

[10] 曾凡玉,李思瑶,石锴.麦冬多糖的药理研究进展[J].海峡药学,2018,30(1):55-57.

[11] 杨继,陆智明,陆国权,等.几种特色根茎植物的矿物质成分分析[J].食品工业科技,2009(5):312-314.

[12] 翁金月,肖玉燕,陈茜茜,等.不同产地温郁金块根与茎叶中微量元素的含量测定[J].中华中医药学刊,2017(12):3068-3070.

[13] 姜英,李昌禹.人工栽培刺五加不同生长期不同部位矿物质的含量对比分析[J].特产研究,2012,34(1):55-57.

[14] 汪东风.高级食品化学[M].北京:化学工业出版社,2009.

[15] 方草,王德立,陈德力,等.不同产地牛大力块根的营养品质与药用品质分析[J].中国现代中药,2015,17(8):808-811.

[16] 张立明,王庆美,王荫墀.甘薯的主要营养成分和保健作用[J].中国食物与营养,2003,23(7):162-166.

[17] 旷湘楠,刘时乔.麦冬中甾体皂苷类化学成分研究[J].广州化工,2017,45(22):85-87.

[18] 马海波.麦冬化学成分的研究[D].北京:北京中医药大学,2013.

[19] 彭婉,马骁,王建,等.麦冬化学成分及药理作用研究进展[J].中草药,2018,49(2):477-488.

[20] 迟宇昊,李暘,申远.麦冬化学成分及药理作用研究进展[J].新乡医学院学报,2021,38(2):189-192.

[21] 白晶.麦冬甾体皂苷和高异黄酮类成分的研究进展[J].北京联合大学学报,2014,28(2):9-12.

[22] 张璐欣,周学谦,李德坤,等.麦冬多糖的化学组成、分析方法和药理作用研究进展[J].药物评价研究,2017,40(2):279-284.

[23] 马军守,别继明,金虹.川麦冬及其须根中多糖和黄酮类有效成分定量分析[J].西南科技大学学报,2008,23(1):83-86.

[24] 张存兰.麦冬挥发油成分的提取与GC-MS分析[J].食品工业科技,2010,31(1):149-150,154.

[25] 吴洪伟,吴岳滨,吴观健,等.超临界 CO_2 萃取麦冬挥发油的GC-MS分析[J].食品研究与开发,2017,38(7):102-105.

[26] 旷湘楠,徐凯,王萱,等.麦冬中酚类化学成分研究[J].河北中医药学报,2019,34(6):45-47.

[27] 范明明,张嘉裕,张湘龙,等.麦冬的化学成分和药理作用研究进展[J].中医药信息,2020,37(4):130-134.

[28] 陈家从．太子参食用开发研究与展望[J]．中国食物与营养，2011，17(3)：72-74.

[29] 中国预防医学科学院营养与食品卫生研究所．食物成分表(全国代表值)[M]．北京：人民卫生出版社，1991.

[30] 孙晓东，唐辉，杜萍，等．丽江玛咖的营养成分分析及多糖体外的抗氧化作用[J]．光谱实验室，2013，30(5)：2365-2371.

[31] 陈燕青，陈思浩，丁德润．玛咖多糖含量的测定[J]．食品科技，2007，32(2)：231-233.

[32] 陈晨，刘积光，罗宁，等．海南牛大力营养成分分析[J]．食品工业，2016(4)：287-290.

[33] 王晓华，朱华，陈旭，等．不同基源的郁金类药材中郁金多糖的含量测定[J]．安徽农业科学，2012，40(9)：5173-5174.

[34] 谢红兵，常新耀，魏刚才，等．刺五加不同部位微量元素含量的分析测定[J]．广东微量元素科学，2008，15(12)：26-30.

[35] 熊大胜，唐登浩，许云香，等．不同产地天冬块根与茎藤内药用成分比较研究[J]．时珍国医国药，2011，22(2)：322-324.

[36] 曾丽娜，荣俊冬，陈礼光，等．不同干燥温度太子参块根有效药用成分含量的比较[J]．福建林业，2014(5)：25-26.

[37] 谢彩侠，李雅静，张苗，等．不同种质地黄块根菊花心与非菊花心部位有效成分特征分析[J]．中国实验方剂学杂志，2018，24(20)：75-83.

第五章　麦冬栽培技术研究

麦冬来源于百合科植物麦冬 *Ophiopogon japonicus*(L.f.)Ker-Gawl. 的干燥块根，是《中国药典》历版收载的品种。其为多年生草本，以块根入药，是我国重要的中药材，同时也是风景园林配置、道路两旁绿化常用的理想草种。

我国麦冬栽培历史悠久，川麦冬的栽培最早在明弘治十八年(1505 年)《本草品汇精要》中就有记载，浙麦冬在明成化年间(公元 1465—1487 年)就有种植。目前，商品麦冬大多为栽培品，四川于栽培后第二年清明采挖，习称“川麦冬”；浙江于栽培后第三年立夏时采挖，称“浙麦冬”。栽培麦冬主产于涪江流经的四川绵阳市三台县一带乡镇，浙江慈溪、杭州一带，其中四川南部、射洪，福建泉州、仙游，湖南溆浦等地也有种植。由于四川、浙江产区自然环境条件和耕作习惯不同，种植周期不同，在长期的种植过程中，四川、浙江产区形成一套各自的栽培技术，因此本章主要介绍川麦冬、浙麦冬两个产区的栽培技术。

第一节　川　麦　冬

一、品种特性及适宜分布区

川麦冬 1 号由西南交通大学于三台川麦冬混合种质中的自然变异株经系统选育而成，2010 年通过四川省农作物委员会药用植物创新品种审定(证书号：川药审 2010003)，基源鉴定为百合科植物麦冬 *Ophiopogon japonicus*(L.f.)Ker-Gawl.。

(一) 品种特征特性

1. 植物学特征　根较粗，中间或近末端常膨大成椭圆形或纺锤形的小块根；小块根长 1~1.5cm 或更长些，宽 5~10mm，淡褐黄色；地下走茎细长，直径 1~2mm，节上具膜质的鞘。茎很短，叶基生成丛，禾叶状，长 10~50cm，少数更长些，宽 1.5~3.5mm，具 3~7 条脉，边缘具细锯齿。花葶长 6~15(~27)cm，通常比叶短得多，总状花序长 2~5cm，或有时更长些，具几朵至十几朵花；花单生或成对着生于苞片腋内；苞片披针形，先端渐尖，最下面的长可达 7~8mm；花梗长 3~4mm，关节位于中部以上或近中部；花被片常稍下垂而不展开，披针形，长约 5mm，白色或淡紫色；花药三角状披针形，长 2.5~3mm；花柱长约 4mm，较粗，宽约 1mm，基部宽阔，向上渐狭。种子球形，直径 7~8mm。花期 5~8 月，果期 8~9 月。川麦冬 1 号全生育期约 305 天，植株深绿，花茎较短，紫色间有绿色，花紫白色，株型直立紧凑。

2. 生长发育特性　川麦冬可分为 3 个生长发育阶段：苗期、贮藏根生长期和块根膨大期。

（1）苗期：苗期指以营养根和返青生长为主的时期，即清明节栽麦冬苗后的返青生长期。清明后植苗，栽后 10~30 天，在老苗的基部开始长出细根即营养根，称为第一次发根，第 18~27 天为出根盛期。这种新生根较细长，一般不膨大成为块根，随着地下营养根的生长，同时萌发分蘖苗，进入营养生长期。

（2）贮藏根生长期：初秋后，贮藏根在苗期的基础上开始发育。凡有一条贮藏根必然在其先端有膨大的块根。立冬后由于距离成熟时间近，发根亦短，均在 5cm 以下并且集中在茎基周围，其先端也能膨大为块根，俗称"抱脚根"。抱脚根虽短，作为产量的补充是不容忽视的。

立冬前后，贮藏根先端就能见到膨大的迹象，至翌年 3 月下旬，块根体积达到最大值。这个时期除贮藏根所膨大的块根作为产量的主要部分外，先期生长的营养根，长度在 15cm 以上者，其先端也能膨大作为块根收获，是组成产量的又一方面。

（3）块根膨大期：于三伏天后及翌年天气回暖后，又从萌蘖苗或老苗基部抽出新根，短而粗壮，中部或先端膨大成纺锤形。每年 11 月和 12 月块根生长发育迅速，而地上部分生长减慢，一般不再产生萌蘖；翌年 1 月和 2 月气温低时植株呈休眠状态，块根发育减慢；3 月天气回暖，块根发育膨大较快。

（二）生态适宜分布区域

适宜川麦冬分布的土壤类型主要有潮沙土、潮沙泥土、潮泥土 3 种，在这 3 种类型特征的土壤中，川麦冬均能生长良好。潮沙土分布于涪江两岸二级阶地的前沿，湿润时呈浅灰棕色，干后灰白色，土壤沙性重，麦冬个小产量低；潮沙泥土分布于涪江两岸二级阶地的中沿，土层深厚，通透性好，出产麦冬色白，个大产量高；潮泥土分布于涪江两岸二级阶地的后坝，土壤质地为中壤或重壤，保肥力强，但通透性差，麦冬产量一般。不同土壤类型特征及对川麦冬产量的影响，具体信息见表 5-1。

表 5-1　川麦冬生长的土壤类型及对麦冬产量的影响

	潮沙土	潮沙泥土	潮泥土
分布	二级阶地的前沿	二级阶地的中沿	二级阶地的后坝
土壤质地	轻壤，养分缺乏	轻壤或中壤，养分丰富	中壤或重壤，养分丰富

续表

	潮沙土	潮沙泥土	潮泥土
土层	厚薄不一	土层深厚	土层深厚
通透性	好	好	差
保水肥能力	差	强	强
化学特性	中性，碳酸钙含量高	中性，碳酸钙含量高	中性，碳酸钙含量低
麦冬产量	60~100g/m^2	300g/m^2 左右	200g/m^2 左右

川麦冬最适宜种植区域在四川省绵阳市三台县涪江沿岸的永明镇、花园镇、芦溪镇、刘营镇、灵兴镇、新德镇、老马乡、里程乡、争胜乡等9个乡镇及周边地区，其次是四川省江油、南部、射洪、遂宁、乐山、南充、剑阁、仪陇、通江，重庆市的酉阳、秀山、邻水等地也可以种植。

二、种苗繁育技术

在四川产区，麦冬生产上主要采用无性繁殖方式。

（一）品种选择

在四川省绵阳市三台县麦冬产区，麦冬的品种主要有直立型川麦冬、匍匐型川麦冬。近年在四川产地，随着生产面积的扩大和人为的品种选择，匍匐型麦冬在产区已经少见，目前栽培的品种主要是直立型麦冬。

（二）种苗的培育

1. 选苗　清明前后收获川麦冬时，选颜色深绿而健壮的直立型麦冬植株作为种苗。

2. 切苗　将选好的种苗切去下部根状茎和须根，保留上部蔓节部分，保留1cm以下的茎节，以叶片不散开，根状茎横切面呈现白色放射状花纹（俗称“菊花心”）为佳。将切好的合格种苗清理整齐后，及时栽种。

3. 养苗　对不能及时栽植的种苗必须“养苗”，把种苗放在阴湿处的疏松土壤上，种苗茎基部周围用细土护苗，使种苗根部埋在潮湿的土壤中。养苗时间不宜过长，一般不超过7天，养苗期间必须保持土壤湿润。

4. 种苗分级标准　据四川省地方标准《川产道地药材种苗分级　麦冬》（DB51/T 2557—2018）及四川省绵阳市地方标准《地理标志产品　涪城麦冬　第2部分：种苗分级》（DB5107/T 120.2—2023），将麦冬种苗分为三级，其中以一级和二级种苗为栽培用优质种苗（详见表3-2）。

三、栽培技术

（一）选地

栽培麦冬应选择灌溉水方便，土壤肥沃、疏松、湿润，地势平坦的沙质土壤。低洼积水的易涝地或寒冷干旱地方不宜栽培。同时应注意前作，一般前作有苕子或早熟油菜、萝卜等，以苕子为最好，因苕子是绿肥，随时可翻耕，能按时栽种麦冬。

（二）整地

麦冬根系发达，主要分布在15~20cm的土层，故栽种麦冬的地应深耕20~30cm，并应多次犁耙，锄细土块，做到精细整地，使土壤疏松、细碎、平整，以利根系生长。整地应同时施足基肥，每亩使用充分腐熟的含碳有机物料（菜籽饼、禽畜粪尿等符合有机肥料生产的原料）3 000~5 000kg或商品有机肥500~1 000kg，同时施入复合肥（N-P-K=1∶1∶1）40kg/亩，随整地施入。

（三）栽培时期

以清明节前后为佳。

（四）栽培方法

单蘖平地栽植，栽培深度3~4cm，苗应垂直紧靠窝壁或沟壁，窝栽或排栽于沟内，覆盖细土，使苗直立稳固，做到地平苗正。每亩8万~10万株。

（五）浇灌定根水

栽种后应当日漫灌，水深5cm左右为宜，漫灌时间不宜超过2天。

（六）补苗

灌水后至种苗返青期间，检查有无缺窝和枯死种苗，选择阴天及时补植，确保全苗。

（七）间作与轮作

宜与玉米、大蒜间作，也可与禾本作物轮作，其中与水稻轮作最佳。

（八）施肥

需视麦冬生长情况，适时施肥。

1. 第一次追肥（提苗生根肥）　6月中旬，施入复合肥（N-P-K=1∶1∶1）40kg/亩，或根据麦冬种苗长势也可施入经充分腐熟后稀释的含碳有机物料（菜籽饼、禽畜粪尿等符合有机肥料生产的原料）3 000~5 000kg，同时施入尿素10kg，淹水均匀施用。

2. 第二次追肥（分蘖肥）　7月下旬至8月上旬，施入复合肥（N-P-K=1∶1∶1）40kg/亩，或根据麦冬种苗长势也可施入经充分腐熟后稀释的含碳有机物料（菜籽饼、禽畜粪尿等符合有机肥料生产的原料）2 000~2 500kg，淹水均匀施用。

3. 第三次追肥（块根膨大肥）　9月中下旬至10月上旬，施入复合肥（N-P-K=1∶1∶1）40kg/亩左右，淹水均匀施用。选择晴天，叶面喷施钾肥，每亩用磷酸二氢钾2.5kg，兑水50倍叶面喷施，间隔10~15天后再次喷施。

4. 第四次追肥（块根第二次膨大肥）　翌年 2 月中旬，施入复合肥（N-P-K=1 : 1 : 1）40kg/ 亩左右，或每亩施入经充分腐熟后稀释的含碳有机物料 3 000~1 000kg，间隔 10 天后每亩用磷酸二氢钾 2.5kg，兑水 50 倍叶面喷施。

（九）除草

结合施肥、松土进行除草，松土深度 <3cm。

（十）排灌水

麦冬在栽后和块根形成期必须及时灌水，保持土壤湿润，以利早期成活。生产过程中若遇干旱，应视地块干旱和麦冬苗生长情况及时灌溉。在雨水多的季节或突发大水，应按照水流方向及时挖排水沟排水。

（十一）病虫害防治

川麦冬的主要病害是根结线虫病和根腐病。采用预防为主，综合防治的原则。

1. 根结线虫病防治　7 月，使用辛硫磷灌根。

2. 根腐病防治　移栽前或者 9 月，使用哈茨木霉菌拌土，或者枯草芽孢杆菌灌根。

四、采收与产地加工技术

次年 3 月上旬至 4 月下旬，晴天采挖。采用人工或机械采挖。沿麦冬行间翻松土壤，深度 25~28cm，使麦冬全根露出土面，抖去根部泥土，距块根至少 1cm 处剪下块根，除尽泥沙和杂质，清洗后晒干或烘干，再搓揉去除须根。

（一）晒干

可将冲洗干净的麦冬块根摊放在竹席上曝晒，厚度 3~5cm 为宜，也可以搭建简易日光大棚，晒干过程中每天翻晒 3~4 次，使水分快速散失。晒至七成干时，可用机械或手工搓揉去除须根，再进行晾晒，干燥至水分≤18.0%，干燥结束后去除须根、米粒小冬、霉变麦冬及杂质等。

（二）烘干

烘干温度为 75~90℃，烘至六七成干时去除须根，之后继续烘烤。干燥至水分≤18.0%，干燥结束后去除须根、米粒小冬、霉变麦冬及杂质等。

第二节　浙　麦　冬

一、品种特性及适宜分布区

浙麦冬基源为百合科植物麦冬 *Ophiopogon japonicus*（L.f.）Ker-Gawl.。

（一）品种特征特性

1. 植物学特征　根较粗，中间或近末端常膨大成椭圆形或纺锤形的小块根；小块根长 1~1.5cm 或更长些，宽 5~10mm，淡褐黄色；地下走茎细长，直径 1~2mm，节上具膜质的鞘。茎很短，叶基生成丛，禾叶状，长 10~50cm，少数更长些，宽 1.5~3.5mm，具 3~7 条脉，边缘具细锯齿。花葶长 6~15(~27)cm，通常比叶短得多，总状花序长 2~5cm，或有时更长些，具几朵至十几朵花；花单生或成对着生于苞片腋内；苞片披针形，先端渐尖，最下面的长可达 7~8mm；花梗长 3~4mm，关节位于中部以上或近中部；花被片常稍下垂而不展开，披针形，长约 5mm，白色或淡紫色；花药三角状披针形，长 2.5~3mm；花柱长约 4mm，较粗，宽约 1mm，基部宽阔，向上渐狭。种子球形，直径 7~8mm。花期 5—8 月，果期 8—9 月。

2. 生长发育特性　浙麦冬的生长发育可分为叶丛生长、发根和块根形成 3 个阶段。

(1) 叶丛生长：浙麦冬栽植后，由于气温较高，新叶抽生相当缓慢。据观察，浙麦冬栽后 3 个月才开始分蘖，11 月至翌年 4 月为分蘖盛期。在炎热的夏季和严寒的冬季中，浙麦冬叶丛生长极缓慢。

(2) 发根：浙麦冬一年中发根 2 次，第 1 次在 7 月份前，新根从老苗基部或老根发出，细而长，一般不会膨大成块根，称为营养根；第 2 次是从 8 月份开始，10 月份是发根盛期，这一时期根大部分是从分蘖苗上或老苗基部发出，短而粗壮，能膨大形成块根，称为“结麦冬根”。第二年浙麦冬所发的第 2 次根比第一年要早些，第二年发的根越多，形成的块根就越多，产量就越高。

(3) 块根形成：于 4 月份栽植后，浙麦冬块根一般始见于 10 月下旬至 11 月中旬，到翌年 2 月下旬发育完成。块根形成的终期在翌年 5 月，不同年度、不同地点、不同植株的生长龄基本一致。

(二) 生态适宜分布区域

浙麦冬适宜种植区域为浙江省钱塘江流域的慈溪、杭州、余杭、萧山一带，但由于江浙经济的发展，大量耕地被占用，浙麦冬适宜种植的地区越来越少。

二、种苗繁育技术

浙麦冬主要采用无性繁殖的方式。

(一) 选苗

5 月上旬至下旬，收获浙麦冬时，应选择 2~3 年生生长健壮、株矮、叶色黄绿、单株绿叶数 15~20 叶，根系发达，根茎粗 0.5~0.8cm，块根多而大、饱满的无病虫植株。

(二) 切苗

从种苗基部剪下叶基和老根茎基，留下长 2~3cm 茎基，以根茎断面出现白色放射菊花心，叶片不散开为度，同时将叶片长度剪至 5~10cm，再“十”字或“米”字形切开分成 4~6 种植小丛，每小丛留苗 10~15 单株。

(三)养苗

对不能及时栽植的种苗必须“养苗”,把种苗竖放在荫蔽处,四周覆土保护进行养苗。种苗根部保持湿润。

三、栽培技术

(一)选地

应选择生态条件良好、远离污染源、土层较深、排水良好、地下水位低、疏松肥沃、有夜潮性、呈偏微碱、含盐量 0.2% 以下的壤土或砂质壤土。

(二)整地

栽种地应深耕,耙细土块,起沟整平畦,阔畦宽为 180~200cm,窄畦宽为 120~130cm,沟宽 25~30cm,沟深 20~25cm。

(三)栽培时期

浙麦冬一般 4 月中上旬至 6 月初开始栽种。

(四)栽培方法

种植时采用边开穴边栽苗的方法,将苗垂直放入穴内 3~5cm 深,然后两边用土踩紧,苗应稳固直立土中,达到地平苗正。每穴栽 10~15 株。栽后浇水一次,浇水应浇透。

(五)栽培密度

种植密度为行距 35~40cm,丛距 25~40cm。

(六)施肥

1. 施足基肥　结合深耕,每亩施 1 500~2 000kg 农家肥和过磷酸钙 50kg 铺施畦面做基肥,深耕 25~35cm,耙细整平。

2. 移栽当年追肥　移栽当年 5 月下旬至 6 月初,每亩浇施尿素 5kg;9 月中下旬,每亩浇施氮磷钾复合肥 20~30kg。

3. 移栽第二、三年追肥　移栽后第二、三年,每年施肥 3 次。第 1 次在 2 月下旬至 3 月初,每亩浇施尿素 5~7.5kg 加过磷酸钙 20kg。第 2 次在 8 月下旬,每亩浇施尿素 5~7.5kg 加硫酸钾 10~15kg。第 3 次在 9 月中下旬,每亩浇施氮磷钾复合肥 30~50kg。

(七)中耕除草

结合施肥、松土进行除草,松土深 2~5cm。

(八)排灌水

移栽后及夏秋季,遇干旱天气及时浇水抗旱。遇多雨季节,立即清沟排除积水。

(九)病虫害防治

遵循“预防为主、综合防治”的植保方针,从整个生态系统出发,综合运用各种防治措施,创造不利于病虫害发生和有利于各类天敌繁衍的环境条件,保持生态系统的平衡和生物的多样性,将各类病虫害控制在经济阈值以下,将农药残留降低到规定标准范围内。

1. 主要病虫害　主要病害有黑斑病、炭疽病和根结线虫病；主要虫害有蛴螬、蝼蛄等。

2. 农业防治　采用轮作模式、及时清沟排水、拔除病株、摘除病叶、人工捕杀地下害虫等措施。

3. 化学防治

（1）黑斑病防治：使用多菌灵 50% 可湿性粉剂 1 000~1 500 倍液或者甲基硫菌灵 50% 可湿性粉剂 1 000 倍液。

（2）炭疽病防治：使用代森锰锌 70% 可湿性粉剂 600~1 000 倍液。

（3）根结线虫病防治：使用辛硫磷 50% 乳油 1 000~1 500 倍液。

（4）蛴螬、蝼蛄防治：使用辛硫磷 50% 乳油 1 000~1 500 倍液或者敌百虫。

四、采收与产地加工技术

浙麦冬在移栽后第三或第四年 5 月上旬至下旬采收为宜。收获时间应选在晴天，将丛掘起，去净泥土，用刀斩切下带须块根，清洗干净。将洗净的块根摊薄在塑料网片或水泥晒场上，在烈日下曝晒，上、下午各翻动一次。连晒 3~5 天，以手感须根发硬为度，随后在室内堆闷 2~3 天至须根变软时进行第 2 次晒，连晒 3~4 天，至须根发硬再按上法堆闷；待须根再次发软时，进行第 3 次晒，以须根发脆为度，再堆闷至须根再次发软，将两端的须根剪下，后再复晒 1 次至干燥，除去杂质，即成商品。

参考文献

林娟，周霞，陈铁柱，等．川麦冬生态种植模式的现状分析与评价［J］．华西药学杂志，2020，35（06）：683-688.

第六章　麦冬质量标准研究

麦冬是一种药食同源物质，当其作为药品使用时需执行现行版《中国药典》相关质量标准，作为食品则需执行食品安全有关的标准。此外，麦冬还有种苗、种植、病虫害防治、规格等级等推荐性的标准。

第一节　麦冬质量标准体系

一、麦冬药品标准

（一）来源

2025 年版《中国药典》规定，本品为百合科植物麦冬 *Ophiopogon japonicus*（L.f.）Ker-Gawl. 的干燥块根。夏季采挖，洗净，反复暴晒、堆置，至七八成干，除去须根，干燥。

（二）性状

本品呈纺锤形，两端略尖，长 1.5~3cm，直径 0.3~0.6cm。表面淡黄色或灰黄色，有细纵纹。质柔韧，断面黄白色，半透明，中柱细小。气微香，味甘、微苦。

（三）鉴别

本品横切面　表皮细胞 1 列或脱落，根被为 3~5 列木化细胞。皮层宽广，散有含草酸钙针晶束的黏液细胞，有的针晶直径至 10μm；内皮层细胞壁均匀增厚，木化，有通道细胞，外侧为 1 列石细胞，其内壁及侧壁增厚，纹孔细密。中柱较小，韧皮部束 16~22 个，木质部由导管、管胞、木纤维以及内侧的木化细胞连结成环层。髓小，薄壁细胞类圆形。

色谱　取本品 2g，剪碎，加三氯甲烷 - 甲醇（7∶3）混合溶液 20ml，浸泡 3 小时，超声处理 30 分钟，放冷，滤过，滤液蒸干，残渣加三氯甲烷 0.5ml 使溶解，作为供试品溶液。另取麦冬对照药材 2g，同法制成对照药材溶液。照薄层色谱法（通则 0502）实验，吸取上述两种溶液各 6μl，分别点于同一硅胶 GF_{254} 薄层板上，以甲苯 - 甲醇 - 冰醋酸（80∶5∶0.1）为展开剂，展开，取出，晾干，置紫外线灯（254nm）下检视。供试品色谱中，在与对照药材色谱相应的位置上，显相同颜色的斑点。

检查 水分不得过18.0%（通则0832第二法）；总灰分不得过5.0%（通则2302）。

浸出物 照水溶性浸出物测定法（通则2201）项下的冷浸法测定，不得少于60.0%。

含量测定 ①对照品溶液的制备：取鲁斯可皂苷元对照品适量，精密称定，加甲醇制成每1ml含50μg的溶液，即得。②标准曲线的制备：精密量取对照品溶液0.5ml、1ml、2ml、3ml、4ml、5ml、6ml，分别置具塞试管中，于水浴中挥干溶剂，精密加入高氯酸10ml，摇匀，置热水中保温15分钟，取出，冰水冷却，以相应的试剂为空白，照紫外-可见分光光度法（通则0401），在397nm波长处测定吸光度，以吸光度为纵坐标，浓度为横坐标，绘制标准曲线。③测定法：取本品细粉约3g，精密称定，置具塞锥形瓶中，精密加入甲醇50ml，称定重量，加热回流2小时，放冷，再称定重量，用甲醇补足减失的重量，摇匀，滤过，精密量取续滤液25ml，回收溶剂至干，残渣加水10ml使溶解，用水饱和正丁醇振摇提取5次，每次10ml，合并正丁醇液，用氨试液洗涤2次，每次5ml，弃去氨试液，正丁醇液蒸干。残渣用80%甲醇溶解，转移至50ml量瓶中，加80%甲醇至刻度，摇匀。精密量取供试品溶液2~5ml，置10ml具塞试管中，照标准曲线的制备项下的方法，自“于水浴中挥干溶剂”起，依法测定吸光度，从标准曲线上读出供试品溶液中鲁斯可皂苷元的重量，计算，即得。本品按干燥品计算，含麦冬总皂苷以鲁斯可皂苷元（$C_{27}H_{42}O_4$）计，不得少于0.12%。

（四）饮片

炮制：除去杂质，洗净，润透，轧扁，干燥。

性状：本品形如麦冬，或为轧扁的纺锤形块片。表面淡黄色或灰黄色，有细纵纹。质柔韧，断面黄白色，半透明，中柱细小。气微香，味甘、微苦。

性味与归经：甘、微苦，微寒。归心、肺、胃经。

功能与主治：养阴生津，润肺清心。用于肺燥干咳，阴虚痨嗽，喉痹咽痛，津伤口渴，内热消渴，心烦失眠，肠燥便秘。

用法与用量：6~12g。

贮藏：置阴凉干燥处，防潮。

二、麦冬推荐性标准

目前，已发布实施的麦冬块根推荐性标准包括团体标准和地方标准。

团体标准 中华中医药学会已发布实施的麦冬相关标准包括《中药材种子种苗 浙麦冬种苗》（T/CACM 1056.118—2019）、《麦冬（川麦冬）规范化生产技术规程》（T/CACM 1374.69—2021）和《麦冬（浙麦冬）规范化生产技术规程》（T/CACM 1374.165—2021）。

地方标准 四川省已发布实施的麦冬相关标准包括《川产道地药材种苗分级 麦冬》（DB51/T 2557—2018）、《涪城麦冬病虫害防控技术规程》（DB5107/T 91—2021），同时《川产道地药材生产技术规范 麦冬》已公示；浙江省已发布实施地方标准《浙麦冬生产技术规程》(DB33/T 950—2014)。

三、麦冬须根地方食品安全标准

目前,已发布实施的麦冬须根食品安全标准包括四川省地方标准《食品安全地方标准　麦冬须根》(DBS 51/007—2019),规定了麦冬须根来源、感官要求、理化指标、标签、包装、运输、贮存、每日推荐食用量和不适宜人群。

麦冬须根:百合科植物麦冬 *Ophiopogon japonicus*(L.f.)Ker-Gawl. 的须根干制品。

感官要求:①色泽　浅黄色或黄白色;②滋味、气味　味甘、微苦,气微香;③状态　细长条状;④杂质　无正常视力可见外来杂质。

理化指标:见表 6-1。

表 6-1　麦冬理化指标要求

项目	指标	检验方法
麦冬总皂苷(以鲁斯可皂苷元计)/(g/100g)(以干燥品计)	≥0.4	《中国药典》一部麦冬
蛋白质 /(g/100g)	≥3.5	GB 5009.5
水分 /(g/100g)	≤10.0	GB 5009.3
灰分 /(g/100g)	≤4.0	GB 5009.4
铅(Pb)/(mg/kg)	≤1.0	GB 5009.12
镉(Cd)/(mg/kg)	≤0.5	GB 5009.15
总汞(Hg)/(mg/kg)	≤0.1	GB 5009.17
总砷(As)/(mg/kg)	≤2.0	GB 5009.11
黄曲霉毒素 B_1/(mg/kg)	≤5.0	GB 5009.22
六六六(HCH)/(mg/kg)	≤0.1	GB/T 5009.19—2008
滴滴涕(DDT)/(mg/kg)	≤0.1	GB/T 5009.19—2008
辛硫磷 /(mg/kg)	≤0.05	GB/T 5009.102
五氯硝基苯 /(mg/kg)	≤0.1	GB/T 5009.19
多效唑 /(mg/kg)	≤0.5	SN/T 1477

标签、包装、运输、贮存:①标志、标签　预包装产品应符合《GB 7718—2011 食品安全国家标准　预包装食品标签通则》的规定。标签中应标注不适宜人群及每日推荐食用量。②包装　包装材料应无毒、无害、安全,并符合国家食品包装相关标准。③运

输　运输工具应清洁、干燥、无异味，运输时应防雨、防潮、防暴晒；严禁与有毒、有害、易污染的货物混装、混运。④贮存　应存放在清洁、干燥、阴凉、通风、无异嗅味处。

每日推荐食用量和不适宜人群：推荐食用量不超过 3g/d。婴幼儿、孕妇、乳母不建议食用，对该产品过敏人群禁用。

第二节　麦冬食用安全标准

一、范围

麦冬食用安全标准规定了药食同源物质麦冬的来源、性状特征、安全性限值、营养素等质量要求等内容。

麦冬食用安全标准为药食同源物质麦冬的质量要求。

二、规范性引用文件

GB 5009.3—2016 食品安全国家标准　食品中水分的测定

GB 5009.5—2016 食品安全国家标准　食品中蛋白质的测定

GB 5009.4—2016 食品安全国家标准　食品中灰分的测定

GB 5009.6—2016 食品安全国家标准　食品中脂肪的测定

GB 5009.9—2023 食品安全国家标准　食品中淀粉的测定

GB/T 5009.10—2003 植物类食品中粗纤维的测定

GB 5009.268—2016 食品安全国家标准　食品中多元素的测定

GB/T 30987—2020 植物中游离氨基酸的测定

GB 5009.124—2016 食品安全国家标准　食品中氨基酸的测定

《中国药典》2025 年版　一部

三、术语和定义

（一）麦冬

麦冬为百合科植物麦冬 *Ophiopogon japonicus*（L.f.）Ker-Gawl. 的干燥块根。夏季采挖，洗净，反复暴晒、堆置，至七八成干，除去须根，干燥。

（二）药食同源物质

药食同源物质：本标准所述的药食同源物质是《中华人民共和国食品安全法》（2021 年修订版）第三十八条规定的“按照传统既是食品又是中药材的物质目录”收载的物质。具体是指传统作为食品，且列入《中国药典》的物质。

四、质量要求

（一）性状特征

纺锤形，两端略尖，长1.5~3cm，直径0.3~0.6cm。表面淡黄色或灰黄色，有细纵纹。质柔韧，断面黄白色，半透明，中柱细小。气微香，味甘、微苦。

（二）安全性限值

麦冬重金属及有害元素指标应符合表6-2规定。

表6-2　麦冬重金属及有害元素指标要求

项目	指标	检验方法
砷（以As计）/（$mg \cdot kg^{-1}$）	≤1.00	GB 5009.11—2024
铅（以Pb计）/（$mg \cdot kg^{-1}$）	≤0.50	GB 5009.12—2023
镉（以Cd计）/（$mg \cdot kg^{-1}$）	≤0.50	GB 5009.15—2023
汞（Hg）/（$mg \cdot kg^{-1}$）	≤0.10	GB 5009.17—2021
铬（Cr）/（$mg \cdot kg^{-1}$）	≤2.50	GB 5009.123—2023

（三）营养素

本品按干燥品计算，麦冬总皂苷含量以《中国药典》2025年版一部及实验检测数据，规定本标准中该指标限值≥0.20%。

五、质量检测

用于药食同源的麦冬必须同时满足以上技术要求。

六、用量及用法

用量：6~12g。

用法：打粉、煲汤等，及加工成预包装食品。

第三节　麦冬食用安全标准起草说明

为了保证麦冬的食用安全，本课题组根据麦冬生产、食用实际情况，对麦冬样品进行了检测，并依据检测结果结合国家食品安全标准，制定了麦冬食用安全标准。具体依据如下。

一、麦冬样品来源

麦冬样品以三台麦冬为主,同时采集了部分浙麦冬进行补充,采样覆盖了麦冬的主要产区,样品来源见表 6-3。

表 6-3　样品来源

批号	样品来源
块根 1	四川代代为本农业科技有限公司基地
块根 2	四川省三台县永明基地
块根 3	四川省三台县刘营大围村
块根 4	四川省三台县白衣村
块根 5	四川省三台县灵兴镇九村
块根 6	四川省三台县琴山村
块根 7	四川省三台县涪城村一组
块根 8	四川省三台县争胜乡
块根 9	四川省三台县老马小围村
块根 10	四川省三台县里程乡五村
块根 11	四川省三台县
块根 12	四川省三台县
块根 13	四川省三台县
块根 14	浙江省慈溪市
块根 15	浙江省慈溪市
块根 16	浙江省慈溪市

二、感官要求

麦冬的感官要求以《中国药典》(2025 年版)的感官要求为主,应符合表 6-4 规定。

表 6-4　感官要求

项目	要求	检验方法
形态	具有本品固有的形态,无病虫害,无霉变	取适量样品置于洁净的白色搪瓷盘中,在自然光线下目视,鼻嗅
色泽	淡黄色或灰黄色	
滋味、气味	具有本品固有的滋味和气味,无异味	
杂质	无肉眼可见的外来杂质	

三、理化指标

（一）水分

麦冬水分限量的起草依据是以《地理标志产品　涪城麦冬》（GB/T 23400—2009）的规定限量为基础，结合表 6-5 中样品水分检测结果，将水分指标限值为≤18%。采用 GB 5009.3—2016 检测方法。

表 6-5　麦冬水分检测结果

批号	样品来源	水分 /%
块根 1	四川代代为本农业科技有限公司基地	14.5
块根 2	四川省三台县永明基地	14.7
块根 3	四川省三台县刘营大围村	13.5
块根 4	四川省三台县白衣村	12.9
块根 5	四川省三台县灵兴镇九村	13.2
块根 6	四川省三台县琴山村	13.7
块根 7	四川省三台县涪城村一组	13.8
块根 8	四川省三台县争胜乡	12.5
块根 9	四川省三台县老马小围村	13.9
块根 10	四川省三台县里程乡五村	14.2
块根 11	四川省三台县	7.76
块根 12	四川省三台县	7.86
块根 13	四川省三台县	7.85
块根 14	浙江省慈溪市	15.8
块根 15	浙江省慈溪市	14.7
块根 16	浙江省慈溪市	14.6

（二）总灰分

麦冬的总灰分限定主要依据《地理标志产品　涪城麦冬》（GB/T 23400—2009）的规定限量，结合表 6-6 中样品总灰分检测结果，该指标限值为≤4%。采用 GB 5009.4—2016 检测方法。

（三）蛋白质

通过对四川三台地区抽取麦冬样品，测试蛋白质含量。采用 GB 5009.5—2016 测定，根据表 6-7 中样品蛋白质检测结果，规定本标准中该指标限值≥2%。

表 6-6　麦冬总灰分检测结果

批号	样品来源	总灰分 /%
块根 1	四川代代为本农业科技有限公司基地	1.7
块根 2	四川省三台县永明基地	1.9
块根 3	四川省三台县刘营大围村	2.4
块根 4	四川省三台县白衣村	2.2
块根 5	四川省三台县灵兴镇九村	2.7
块根 6	四川省三台县琴山村	2.4
块根 7	四川省三台县涪城村一组	2.1
块根 8	四川省三台县争胜乡	2.0
块根 9	四川省三台县老马小围村	2.4
块根 10	四川省三台县里程乡五村	2.1
块根 11	四川省三台县	2.01
块根 12	四川省三台县	1.98
块根 13	四川省三台县	2.03
块根 14	浙江省慈溪市	2.7
块根 15	浙江省慈溪市	2.5
块根 16	浙江省慈溪市	2.9

表 6-7　麦冬蛋白质检测结果

批号	样品来源	蛋白质 /%
块根 1	四川代代为本农业科技有限公司基地	2.12
块根 2	四川省三台县永明基地	2.85
块根 3	四川省三台县刘营大围村	2.62
块根 4	四川省三台县白衣村	3.17
块根 5	四川省三台县灵兴镇九村	1.75
块根 6	四川省三台县琴山村	2.59
块根 7	四川省三台县涪城村一组	3.32
块根 8	四川省三台县争胜乡	2.99
块根 9	四川省三台县老马小围村	2.84
块根 10	四川省三台县里程乡五村	1.91

续表

批号	样品来源	蛋白质 /%
块根 11	四川省三台县	2.62
块根 12	四川省三台县	2.62
块根 13	四川省三台县	2.66
块根 14	浙江省慈溪市	1.73
块根 15	浙江省慈溪市	2.09
块根 16	浙江省慈溪市	1.91

（四）粗纤维

通过对四川三台地区抽取麦冬样品，测试粗纤维含量。采用 GB/T 5009.10—2003 测定，根据表 6-8 中样品粗纤维检测结果，规定本标准中该指标限值≥0.55%。

表 6-8　麦冬粗纤维检测结果

批号	样品来源	粗纤维 /%
块根 1	四川代代为本农业科技有限公司基地	3.73
块根 2	四川省三台县永明基地	3.54
块根 3	四川省三台县刘营大围村	3.45
块根 4	四川省三台县白衣村	3.31
块根 5	四川省三台县灵兴镇九村	3.46
块根 6	四川省三台县琴山村	3.35
块根 7	四川省三台县涪城村一组	3.32
块根 8	四川省三台县争胜乡	3.23
块根 9	四川省三台县老马小围村	3.15
块根 10	四川省三台县里程乡五村	3.01
块根 11	四川省三台县	0.70
块根 12	四川省三台县	0.67
块根 13	四川省三台县	0.69
块根 14	浙江省慈溪市	2.79
块根 15	浙江省慈溪市	2.96
块根 16	浙江省慈溪市	3.03

四、鉴别方法及依据

（一）性状鉴别

具有本品固有的形态，无病虫害，无霉变。本品呈淡黄色或灰黄色，具有固有的滋味和气味，无异味，无肉眼可见的外来杂质。

（二）显微鉴别

表皮细胞 1 列或脱落，根被为 3~5 列木化细胞。皮层宽广，散有含草酸钙针晶束的黏液细胞，有的针晶直径至 10μm；内皮层细胞壁均匀增厚，木化，有通道细胞，外侧为 1 列石细胞，其内壁及侧壁增厚，纹孔细密。中柱较小，韧皮部束 16~22 个，木质部由导管、管胞、木纤维以及内侧的木化细胞联结成环层。髓小，薄壁细胞类圆形。

（三）理化鉴别

取本品 2g，剪碎，加三氯甲烷 - 甲醇（7∶3）混合溶液 20ml，浸泡 3 小时，超声处理 30 分钟，放冷，滤过，滤液蒸干，残渣加三氯甲烷 0.5ml 使溶解，作为供试品溶液。另取麦冬对照药材 2g，同法制成对照药材溶液。照薄层色谱法（通则 0502）实验，吸取上述两种溶液各 6μl，分别点于同一硅胶 GF_{254} 层板上，以甲苯 - 甲醇 - 冰醋酸（80∶5∶0.1）为展开剂，展开，取出，晾干，置紫外线灯（254nm）下检视。供试品色谱中，在与对照药材色谱相应的位置上，显相同颜色的斑点。

五、特征性指标

特征性指标为总皂苷含量。

参照《中国药典》（2025 年版）一部及实验检测数据，根据表 6-9 中麦冬特征性成分检测结果，规定本标准中该指标限值≥0.20%。

表 6-9　麦冬特征性成分检测结果

批号	样品来源	总皂苷 /%
块根 1	四川代代为本农业科技有限公司基地	0.29
块根 2	四川省三台县永明基地	0.25
块根 3	四川省三台县刘营大围村	0.27
块根 4	四川省三台县白衣村	0.27
块根 5	四川省三台县灵兴镇九村	0.20
块根 6	四川省三台县琴山村	0.26
块根 7	四川省三台县涪城村一组	0.24
块根 8	四川省三台县争胜乡	0.27

续表

批号	样品来源	总皂苷 /%
块根 9	四川省三台县老马小围村	0.23
块根 10	四川省三台县里程乡五村	0.29
块根 11	四川省三台县	0.21
块根 12	四川省三台县	0.22
块根 13	四川省三台县	0.22
块根 14	浙江省慈溪市	0.26
块根 15	浙江省慈溪市	0.27
块根 16	浙江省慈溪市	0.29

六、微生物指标

由陕西省中医药研究院食品化妆品检验检定中心对 3 批次的麦冬进行了菌落总数、大肠菌群、霉菌、沙门菌、金黄色葡萄球菌检测，检测结果表明：所检菌落总数、大肠菌群、霉菌符合相关标准规定，未检出沙门菌、金黄色葡萄球菌。

（一）菌落总数

参照中国食品微生物限量规定，本标准该指标限值为≤10 000CFU/g。采用 GB 4789.2—2022 检测方法。

（二）大肠杆菌

参照中国食品微生物限量规定，本标准该指标限值为≤10MPN/g。采用 GB 4789.3—2016 检测方法。

（三）霉菌和酵母菌总数

参照中国食品微生物限量规定，本标准该指标限值≤100CFU/g。采用 GB 4789.15—2016 检测方法。

七、安全性指标

（一）重金属及有害元素限量

1. 总砷（As）　依据《食品安全国家标准　食品中污染物限量》（GB 2762—2017）及《茶叶中铬、镉、汞、砷及氟化物限量》（NY 659—2003）；本标准该指标限值为≤1.00mg/kg。采用 GB 2762—2017、GB 5009.11—2024 检测方法。

2. 铅（Pb）

（1）对连续 5 年（2015—2019 年）103 批麦冬的折干率（鲜品重量：干品重量）进行统计分析，平均值为 2.63：1。

（2）参考《食品安全国家标准　食品中污染物限量》（GB 2762—2017）新鲜蔬菜（薯类）食品铅限量指标≤0.20mg/kg。当麦冬（鲜品）铅≤0.20mg/kg 时，按折干率 2.63：1 计算对应的麦冬（干品）铅≤0.526mg/kg，按照 ±20% 幅度计算，麦冬（干品）铅的限量范围为 0.42~0.63mg/kg。根据 240 批麦冬（干品）样品中重金属铅检测数据可知，麦冬（干品）铅≤0.50mg/kg，合格率高。

3. 镉（Cd）

（1）对连续 5 年（2015—2019 年）103 批麦冬的折干率（鲜品重量：干品重量）进行统计分析，平均值为 2.63：1。

（2）参考《食品安全国家标准　食品中污染物限量》（GB 2762—2017）蔬菜及其制品中新鲜蔬菜（块根和块茎蔬菜）食品镉限量指标≤0.10mg/kg，按折干率 2.63：1 计算对应的麦冬（干品）镉≤0.263mg/kg，按照 ±20% 幅度计算，麦冬（干品）镉的限量范围为 0.21~0.32mg/kg。据 240 批麦冬（干品）样品中重金属镉检测数据可知，麦冬（干品）镉≤0.50mg/kg 时合格率超 90%。该限量值符合按麦冬折干率计算的麦冬（干品）镉的限量范围。

因此，食品麦冬（干品）中镉含量不得过 0.50mg/kg 较为合理。故本标准该指标限值为≤0.5mg/kg。采用 GB 2762—2017、GB 5009.15—2023 检测方法。

4. 总汞

（1）对连续 5 年（2015—2019 年）103 批麦冬的折干率（鲜品重量：干品重量）进行统计分析，平均值为 2.63：1。

（2）参考《食品安全国家标准　食品中污染物限量》（GB 2762—2017）蔬菜及其制品中新鲜蔬菜食品总汞限量指标≤0.01mg/kg。按折干率 2.63：1 计算对应的麦冬（干品）总汞≤0.026mg/kg，按照 ±20% 幅度计算，麦冬（干品）总汞的限量范围为 0.020 8~0.031 2mg/kg。根据 240 批麦冬（干品）样品中总汞检测数据可知，麦冬（干品）总汞≤0.10mg/kg，合格率 90%。该限量值符合按麦冬折干率计算的麦冬（干品）总汞的限量范围。

因此，食品麦冬（干品）中总汞含量不得过 0.10mg/kg 较为合理。故本标准该指标限值为≤0.10mg/kg。采用 GB 2762—2017、GB 5009.17—2021 检测方法。

5. 铬（Cr）　铬的限量值来源于《食品安全国家标准　食品中污染物限量》（GB 2762—2022）中新鲜蔬菜的限量值为 0.5mg/kg，根据折干率（干重 / 鲜重）的最低值 20% 计算，将铬（Cr）限量值定为 2.5mg/kg。

采用 GB 5009.268—2016 第一法的检测方法对 15 批浙麦冬铬含量进行测定，结果均显示未检出（方法定量限：0.2mg/kg）。

（二）农药残留

三台麦冬块根共检测六六六（HCH）、滴滴涕（DDT）、五氯硝基苯和多效唑共 4 种农残指标，并根据《食品安全国家标准　食品中农药最大残留限量》(GB 2763—2021)规定限量分别为：0.05mg/kg，0.05mg/kg，0.2mg/kg，0.5mg/kg(参比根茎类食物限量值)。对三台麦冬的10批样品进行农残检测，结果显示六六六(HCH)、滴滴涕(DDT)和五氯硝基苯未检出，多效唑10批样品检测含量的平均值为0.236mg/kg，未超过限量标准。

1. 麦冬块根农药使用情况调查报告　2017—2018年，成都中医药大学药学院和公共卫生学院组织了5人调查小组对麦冬道地产区、主产区四川省三台县进行农药使用调查，调查对象包括乡镇农资店、种植合作社和种植农户。共计调查12个乡镇，24个村社、293个农户，调查麦冬种植区域共计571.4亩。其中4个乡镇，8个村仅施用多菌灵，未施用其他农药。调查详情见表6-10。

表6-10　麦冬块根农药使用情况调查表

<table>
<tr><th>乡镇</th><th>村</th><th>户</th><th>面积/亩</th><th>农药使用情况</th></tr>
<tr><td rowspan="2">花园镇</td><td>涪城村</td><td>6</td><td>13.5</td><td rowspan="2">多菌灵</td></tr>
<tr><td>白衣村</td><td>23</td><td>54.5</td></tr>
<tr><td rowspan="2">百顷镇</td><td>水文村</td><td>10</td><td>13.1</td><td rowspan="2">多效唑</td></tr>
<tr><td>文峰村</td><td>10</td><td>17.4</td></tr>
<tr><td rowspan="3">刘营镇</td><td>石庙村</td><td>10</td><td>33.5</td><td>多菌灵、多效唑</td></tr>
<tr><td>龙沟村</td><td>8</td><td>13.9</td><td>多菌灵、多效唑</td></tr>
<tr><td>菩提村</td><td>7</td><td>39.7</td><td>多效唑</td></tr>
<tr><td rowspan="2">灵兴镇</td><td>清水村</td><td>16</td><td>49.3</td><td rowspan="2">多效唑</td></tr>
<tr><td>4村</td><td>12</td><td>22</td></tr>
<tr><td rowspan="2">老马乡</td><td>小围村</td><td>15</td><td>25.5</td><td rowspan="2">多菌灵</td></tr>
<tr><td>九曲村</td><td>24</td><td>30.3</td></tr>
<tr><td rowspan="2">中太镇</td><td>凤凰村</td><td>11</td><td>11</td><td>多菌灵、多效唑</td></tr>
<tr><td>陈家庙村</td><td>15</td><td>9.6</td><td>多效唑</td></tr>
<tr><td>里程镇</td><td>里程村</td><td>10</td><td>9.6</td><td>多菌灵</td></tr>
<tr><td>新德镇</td><td>–</td><td>22</td><td>33.9</td><td>多效唑</td></tr>
<tr><td rowspan="3">永明镇</td><td>万家坝村</td><td>11</td><td>16.7</td><td rowspan="3">多菌灵</td></tr>
<tr><td>天坪村</td><td>9</td><td>33</td></tr>
<tr><td>永和村</td><td>5</td><td>15</td></tr>
<tr><td rowspan="2">芦溪镇</td><td>永强村</td><td>14</td><td>23</td><td rowspan="2">多菌灵、多效唑</td></tr>
<tr><td>兴相村</td><td>10</td><td>34.2</td></tr>
</table>

续表

乡镇	村	户	面积 / 亩	农药使用情况
光辉镇	望江村	15	17.2	辛硫磷、多效唑
	柳林子村	10	8	多效唑
争胜乡	青皮村	9	17.9	多效唑
	木鱼村	11	29.6	

2. 调查结果分析

（1）农药使用现状

1）农药购药基本情况：农民购药渠道多。调查显示，农民购药时对农资店给予的用药建议较为信任，85% 的农民通常在镇上专门销售农药的农资店购药，少部分农民从村里个体户处或网上购药。

2）购药比例：根据各专业合作社及种植户购买农药使用量的情况，植物生长调节剂占全年农药使用量的 80%、杀虫剂占全年农药使用量的 10%、除草剂占全年农药使用量的 10%。

（2）关于农药统施情况调查：针对麦冬病虫草害防治，71% 的农户同意统施农药，认为只要效果好、节约成本、不影响麦冬产量和品质，可按照统施要求进行；其余农户不同意统施农药，认为统施效果不好不能起到防治效果，且不同土壤、土质应该施用不同的农药。

3. 植物生长调节剂使用现状　麦冬主要收获部分为地下块根，农户为了增加块根产量，使用植物生长调节剂抑制地上部分生长，促进地下部分生长，提高产量。麦冬块根膨大期在 10 月份左右，种植户于 9 月下旬傍晚时期将植物生长调节剂喷施于麦冬植株叶面。

通过本次调查发现，虽然政府对多效唑使用进行宣传和控制，但部分农户会使用多效唑促进增产。各乡镇和种植户多效唑的使用量不尽相同，有的地区甚至达到了滥用状况。《地理标志产品　涪城麦冬》（GB/T 23400—2009）规定多效唑的使用含量为 3kg/ 亩，但 2015 年以前部分农户的多效唑使用量为 5kg/ 亩左右，个别甚至高达 10kg/ 亩。

4. 政府规定麦冬种植和禁用生长调节剂的情况　针对麦冬种植农户过度依赖多效唑等生物调节剂促增收的做法，以四川三台县麦冬主产区为例，已得到当地政府的高度重视。从 2016 年开始，市县成立了“麦冬大健康产业发展领导小组”，组建专门的麦冬产业化办公室，列为市县农业发展主导产业和“市县长工程”。重点在第一产业上狠抓麦冬质量安全示范区和保护区建设，开展提升麦冬质量的综合治理行为，多效唑等植物生产调节剂施用的管控上从减量到适量，再到2018年全县公告全面禁用，虽然涉及农民利益的阻力大，但当地政府为保护主导产业健康有序发展，责任心和决心很大，工作力度和措施很实，效果也非常明显，已走出一条由麦冬产业技术研究院研发出适合麦冬生育期的绿色生态有机肥 - 转化企业生产 - 合作社（家庭农场）- 平台公司担保 - 银行发放农资贷款与合作社 - 企业订单收购的闭合式种植管理模式。麦冬正在作为国家级的大品种培育。在第二产业上狠抓产品科研、产品加工、招商引资、引进企业，正在建设国家农业科技麦冬大健康产业园。在第三产业上狠抓麦冬品牌建设，推进中医药文化、农旅融合发展的麦冬小镇建设。政府加强引导和管理，麦冬规范化种植、规范化加工、规范化交易的“诚信体系建设”已全面开展，滥用生物调节剂的行为在麦冬主产区已经成为过去。

5. 麦冬药材中农药残留分析　对麦冬中主要施用的多菌灵、辛硫磷、多效唑3种农药进行检测，结果显示多菌灵与辛硫磷均未检出，仅检出多效唑。

6. 33种禁限用农药（六六六、滴滴涕）限量依据

（1）六六六：根据《中国药典》2025年版四部0212药材和饮片检定通则的要求，药材及饮片（植物类）33种禁用农药中六六六不得检出（不得过定量限，定量限0.1mg/kg）。

《药用植物及制剂外经贸绿色行业标准》（WM/T 2—2004）中六六六限量要求为≤0.1mg/kg。

据《食品安全国家标准　食品中农药最大残留限量》（GB 2763—2021），（饮料类中茶叶）六六六限量要求为≤0.2mg/kg。

（2）滴滴涕：根据《中国药典》2025年版四部0212药材和饮片检定通则的要求，药材及饮片（植物类）33种禁用农药中滴滴涕不得检出（不得过定量限，定量限0.1mg/kg）。

《药用植物及制剂外经贸绿色行业标准》（WM/T 2—2004）中滴滴涕限量要求为≤0.1mg/kg。

据《食品安全国家标准　食品中农药最大残留限量》（GB 2763—2021），（饮料类中茶叶）滴滴涕限量要求为≤0.2mg/kg。

7. 植物生长调节剂（多效唑）限量依据　20世纪90年代，开始在麦冬产区引进多效唑；2006年左右，三台县花园镇及邻近镇种植区普遍使用，使得亩产量增加1~2倍。

2015年麦冬市场样品检测结果显示，多效唑检出率为99.02%，检出量为0.10~25.7mg/kg。结合残留情况，三台县人民政府加强对产地绿色种植的宣传和控制，2016年三台主产地样品检测显示，多效唑检出量为0.008~4.65mg/kg，降低为原来的1/30~1/6，对多效唑的控制取得了一定成效。2018年政府出台禁用令，多效唑检出量为0~3.48mg/kg。2019—2021年，多效唑检出量为0.002~2.0mg/kg。2015—2021年多效唑检测结果趋势见图6-1。

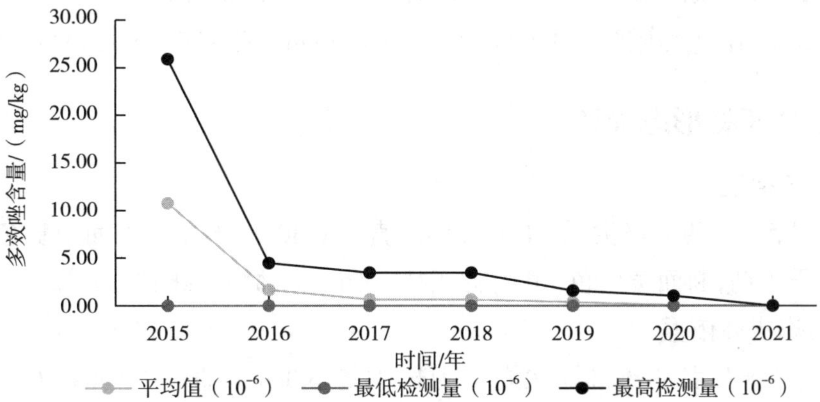

图 6-1　2015—2021 年多效唑检测结果趋势

在食品安全国家标准（GB 2763—2021）中，多效唑的限量范围一般在 0.05~0.5mg/kg（稻谷和小麦中为 0.5mg/kg、油菜籽中为 0.2mg/kg、大豆中为 0.05mg/kg、苹果和荔枝 0.5mg/kg、芒果 0.05mg/kg），该限量要求表明多效唑在 0.05~0.5mg/kg 范围内具有安全性。

目前，针对麦冬中多效唑残留问题，已建立麦冬中多效唑残留补充检验方法的国家标准，用于麦冬中多效唑的监管。

（三）二氧化硫残留量

对 20 批以上麦冬进行二氧化硫残留量的测定，发现麦冬二氧化硫残留量较低或未检出，均符合国家要求。麦冬二氧化硫残留风险较小，且《中国药典》2025 年版未对麦冬二氧化硫残留量进行规定，因此本标准未包含二氧化硫残留量的指标。

（四）黄曲霉毒素

依据《食品安全国家标准　食品中黄曲霉毒素 B 族和 G 族的测定》（GB 5009.22—2016）检测黄曲霉毒素，对 10 批次麦冬检测，均未检出黄曲霉毒素。

第四节　麦冬形态描述与生物学形态探讨

一、麦冬的生物学特性

麦冬根较粗，中间或近末端常膨大成椭圆形或纺锤形的小块根；小块根长 1~1.5cm，或更长些，宽 5~10mm，淡褐黄色；地下走茎细长，直径 1~2mm，节上具膜质的鞘。茎很短，叶基生成丛，禾叶状，长 10~50cm，少数更长些，宽 1.5~3.5mm，具 3~7 条脉，边缘具细锯齿。花葶长 6~15（~27）cm，通常比叶短得多，总状花序长 2~5cm，或有时更长些，具几朵至十几朵花；花单生或成对着生于苞片腋内；苞片披针形，先端渐尖，最下面的长可达 7~8mm；花梗长 3~4mm，关节位于中部以上或近中部；花被片常稍下垂而不展开，披针形，长约 5mm，白色或淡紫色；花药三角状披针形，长 2.5~3mm；花柱长约 4mm，较粗，宽约 1mm，基部宽阔，向上渐狭。种子球形，直径 7~8mm。花期 5—8 月，果期 8—9 月。

二、麦冬药材形态描述

（一）形态描述

本品呈纺锤形，两端略尖，长 1.0~3.0cm，直径 0.30~0.65cm。表面淡黄色或灰黄色，有细纵纹。质柔韧，断面黄白色，半透明，中柱细小。气微香，味甘、微苦。

（二）形态描述依据

《中国药典》对麦冬药材性状规定为长"1.5~3.0cm"、直径"0.30~0.6cm"。根据市场、产地及基地多效唑实验麦冬样品各长度、直径范围样品占比情况，建议将麦冬性状规定中的性状范围修改为长 1.0~3.0cm，直径 0.30~0.65cm。理由如下。

1. 样品来源　实验样品收集自全国 5 大中药材市场（河北安国药市、安徽亳州药市、四川成都荷花池药市、广东清平药市、广西玉林药市）、麦冬主产地四川三台县麦冬种植合作社及麦冬种植经营企业的麦冬等级药材，共 106 批。

2. 市场和产地麦冬药材性状

（1）市场和产地麦冬药材直径：对麦冬药材直径进行测量，得到 10 600 个数据值，统计分析结果见表 6-11、图 6-2。

（2）直径超过 0.6cm 的占比：由表 6-11、图 6-2 可知，麦冬药材直径超过 0.60cm 的平均占比为 54.18%，其中河北安国中药材市场收集的样品直径测定结果超过 0.60cm 的占比最多，达到了该市场样品总数的 60.14%，从产地三台收集的样品直径超过 0.60cm 的占比最少，也占到了产地样品总数的 50.53%。

（3）直径小于 0.3cm 的占比：麦冬药材直径 <0.30cm 的平均占比为 0.23%，影响不大，可以不考虑。

（4）小结：通过对市售及产地麦冬直径性状的分析可知，按照《中国药典》规定的直径 0.3~0.6cm 目前市场和产地所售麦冬性状指标直径的不合格率高达 54.41%，其中不合格原因主要来源于直径 >0.60cm 的样品。

表 6-11　药材市场麦冬直径分布

直径（R）/cm	占比 /%						
	安国	亳州	成都	清平	玉林	三台	均值
$R>0.6$	60.14	51.86	50.84	59.58	52.05	50.53	54.18
$R<0.3$	0.13	0.38	0.07	0.10	0.57	0.11	0.23
$0.3\leqslant R\leqslant 0.6$	39.73	47.76	49.09	40.32	47.38	49.36	45.59

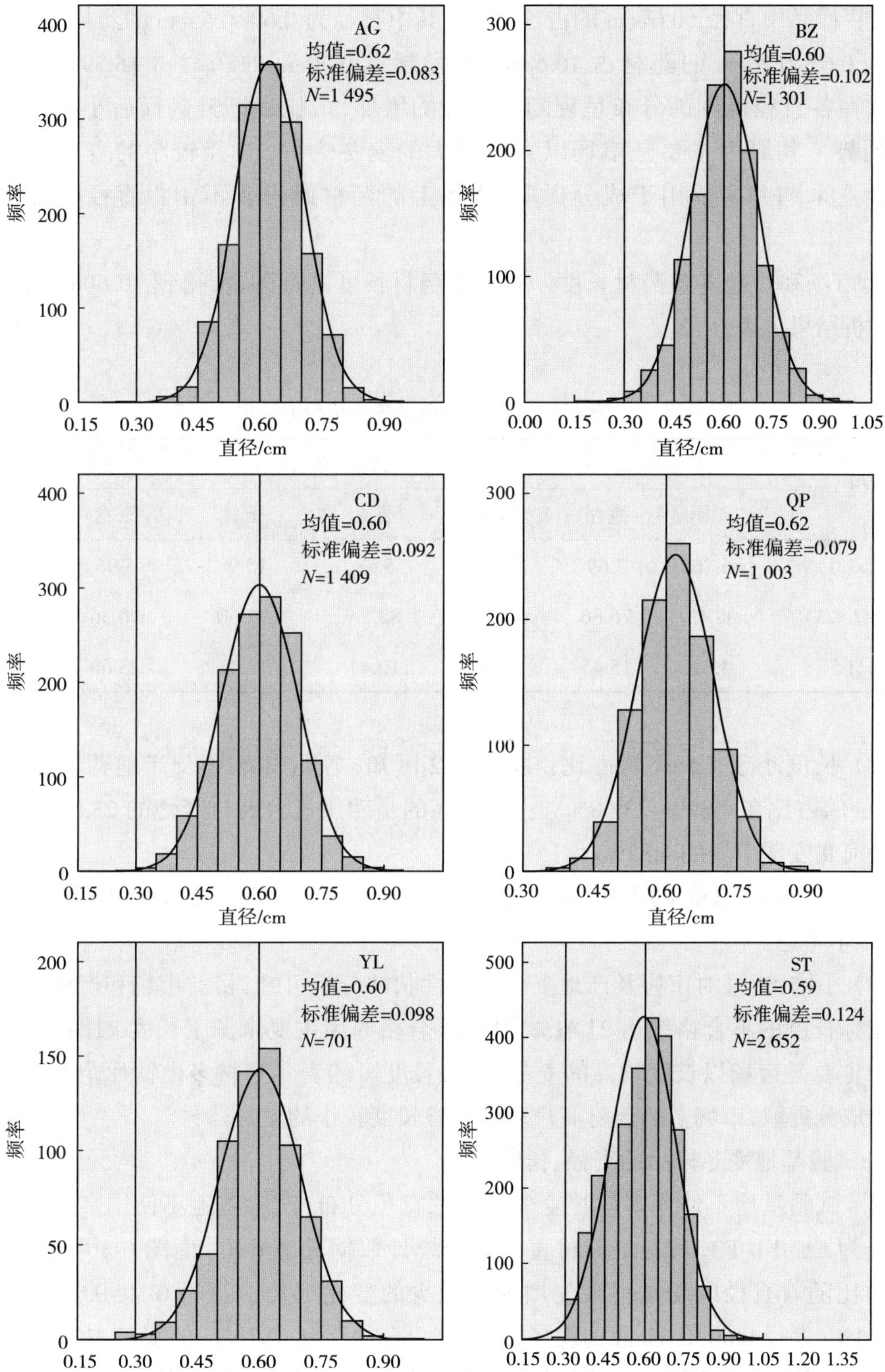

图 6-2　麦冬药材直径直方图

（AG:安国药市;BZ:亳州药市;CD:成都药市;QP:清平药市;YL:玉林药市;ST:三台产地）

市售样品中直径 >0.60cm 的占 54.18%，其中直径为 0.60~0.65cm 的药材占 21.91%，直径为 0.65~0.70cm 的药材占 16.68%，直径超过 0.70cm 的药材占 15.59%。市售麦冬药材在各直径范围的分布呈现随着直径的增加，占比逐渐升高而后小幅度降低的变化趋势。其原因主要是市场以直径较大的麦冬为好，直径较小的麦冬药材多由饮片企业采购并主要用于成分提取，市场上的药材商户多不销售直径较小的麦冬药材。

3. 市场和产地麦冬药材长度　对麦冬药材长度进行测量，得到 10 600 个数据值，统计分析结果见表 6-12。

表 6-12　药材市场麦冬长度分布

长度（L）/cm	占比 /%						
	安国	亳州	成都	清平	玉林	三台	均值
L>3.0	6.76	7.69	6.88	5.68	10.98	5.96	7.33
1.5≤L≤3.0	88.43	76.86	74.45	83.85	77.60	70.36	78.59
L<1.5	4.82	15.45	18.67	10.47	11.41	23.68	14.08

（1）长度小于 1.5cm 的占比：由表 6-12 可知，各药材市场及产地药材样品长度 L<1.5cm 的占比在 4.82%~23.68%。占比最高的是四川三台药材产地的 23.68%，占比最低的是河北安国市场的 4.82%。

（2）长度超过 3cm 的占比：市售麦冬药材长度 >3.0cm 的占 5.68%~10.98%，影响不大，可以不考虑。

（3）小结：通过对市售及产地麦冬长度性状的分析可知，目前市场和产地所售麦冬性状指标长度的不合格率达 21.41%，其中不合格原因主要来源于长度 <1.5cm 的样品。其原因主要是市场以长度较高的麦冬为好，长度短的麦冬药材多由饮片企业采购并主要用于成分提取，市场上的药材商户多不销售长度较小的麦冬药材。

4. 试验基地麦冬样品的直径、长度分布

（1）试验基地不使用多效唑麦冬样品的直径分布：试验基地不使用多效唑的试验组编号为 CK、F1~F3，其麦冬药材直径分布统计数据见图 6-3。由图 6-3 可知，麦冬的数量占比随着直径的增加呈现先增加后减少的变化趋势。直径 0.30~0.60cm 的麦冬占 93.61%，直径 0.60~0.65cm 的麦冬占 4.91%，直径 0.65~0.70cm 的麦冬占 0.65%，直径 >0.70cm 的麦冬占 0.66%。由此可见，试验基地不使用多效唑仍然存在直径 >0.60cm 的药材，其占比为 6.22%。

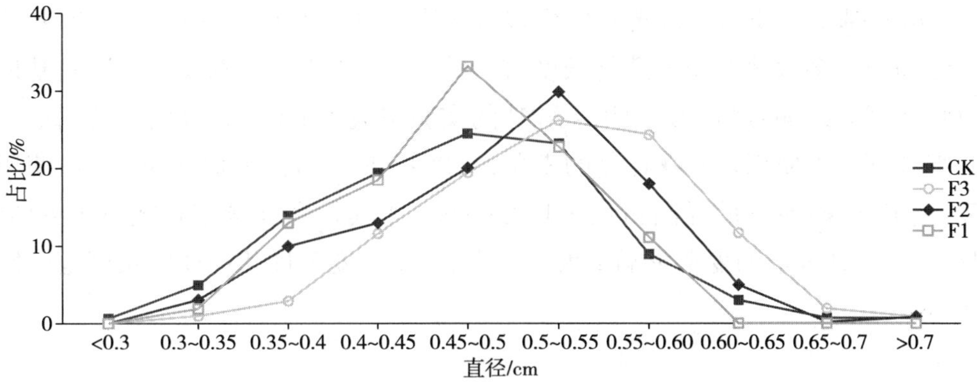

图 6-3　试验基地不使用多效唑试验组样品（编号 CK、F1~F3）直径分布

（2）试验基地使用多效唑麦冬样品的直径分布：试验基地使用多效唑的实验组编号 D1~D5，分别为低剂量到高剂量多效唑处理，样品直径分布统计数据见图 6-4。通过对多效唑不同施用剂量的研究，统计分析各个处理下麦冬药材的直径。结果显示麦冬的数量占比随着直径的增加呈现先增加后减少的变化趋势。直径 0.30~0.60cm 的麦冬占 85.34%，直径 0.60~0.65cm 的麦冬占 9.21%，直径 0.65~0.70cm 的麦冬占 3.34%，直径 >0.70cm 的麦冬占 1.42%。试验基地使用多效唑的麦冬，直径超过 0.6cm 的样品占比呈上升趋势，结合试验基地不使用多效唑处理的麦冬样品直径统计分析结果，多效唑的使用在一定程度上促进麦冬直径的生长，使得麦冬药材直径整体增大。综上，麦冬无论使用多效唑与否都存在直径超过 0.6cm 的现状，0.6~0.65cm 直径范围占比分别为不使用多效唑 4.91%，使用多效唑 9.21%，因此将 0.6~0.65cm 直径范围纳入麦冬的规定。

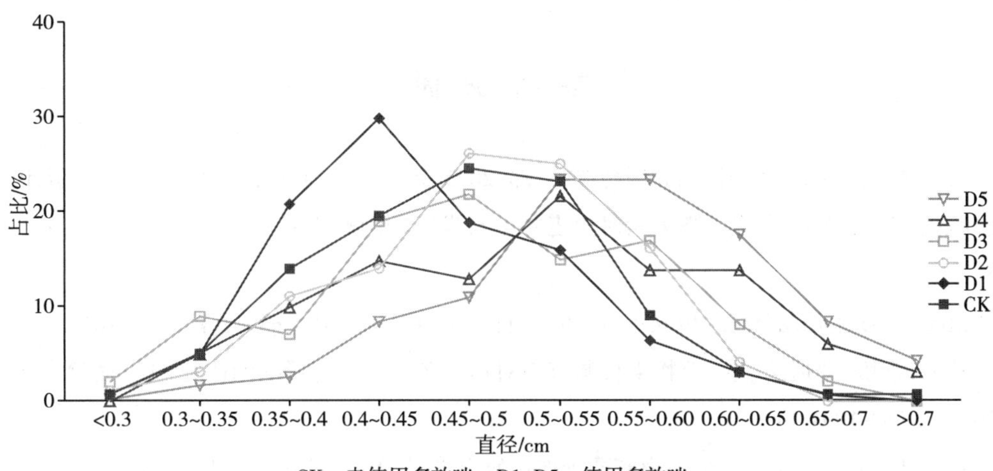

CK：未使用多效唑；D1~D5：使用多效唑。

图 6-4　试验基地试验组样品直径分布

（3）试验基地未使用多效唑和使用多效唑麦冬样品的长度分布：对试验基地未使用多效唑和使用多效唑的麦冬药材长度进行统计，统计结果见表 6-13。试验基地不使用多效唑的试验组编号为 CK；使用多效唑的实验组编号 D1~D5，分别为低剂量到高剂量多效唑处理。不使用多效唑样品的麦冬，长度 <1.5cm 占比平均达 40.61%；使用多效唑的麦冬，长度 <1.5cm 的样品占比平均 23.63%，尤其是高剂量多效唑仅占 6.67%，故多效唑对长度 <1.5cm 的麦冬影响不大。综上，建议将麦冬性状描述中长度范围修改为 1.0~3.0cm。

表 6-13　试验基地麦冬药材长度分布

长度（L）/cm	占比 /%						
	南充 CK	三台 CK	D1	D2	D3	D4	D5
L>3.0	0.33	0	2.50	2.00	10.00	4.00	18.33
1.5≤L≤3.0	55.67	62.78	61.00	71.00	66.00	72.00	75.00
L<1.5	44.00	37.22	36.50	27.00	24.00	24.00	6.67

注：CK 为试验基地不使用多效唑的试验组编号；D1~D5 为使用多效唑的实验组编号。

（4）结论：基于《中国药典》1977 年版到 2025 年版麦冬性状项下的规定（长度 1.5~3.0cm，直径 0.3~0.6cm），该标准长达 40 多年均未作改变。随着现代栽培技术的提升，麦冬的大小也随着变化。综合市场、产地及田间试验，尤其结合不施用多效唑的试验结果，将麦冬的长度规定在 1.0~3.0cm、直径 0.30~0.65cm，既符合麦冬的实际情况，又保证了被废弃的 18%~40%（长度）以及 50%~60%（直径）资源的有效利用。故建议将麦冬性状描述中的范围修改为长 1.0~3.0cm，直径 0.30~0.65cm。

参考文献

[1] 国家药典委员会 . 中华人民共和国药典：一部 .2025 年版[M]. 北京：中国医药科技出版社，2025.

[2] 林秋霞，李敏，罗远鸿，等 . 膨大素对川麦冬生长发育的影响研究[J]. 中药与临床，2014，5（1）：6-8.

[3] 林秋霞 . 植物生长调节剂对川麦冬质量的影响研究[D]. 成都：成都中医药大学，2014.

[4] 林秋霞，李敏，罗远鸿，等 . 植物生长调节剂对川麦冬生长发育影响的研究[J]. 时珍国医国药，2014，25（8）：1994-1996.

[5] 于晓文，杜鸿志，孙立，等 . 麦冬皂苷药理作用研究进展[J]. 药学进展，2014，38（4）：279-284.

[6] 彭婉，马骁，王建，等 . 麦冬化学成分及药理作用研究进展[J]. 中草药，2018，49（2）：477-488.

[7] 林秋霞，李敏，黄潇，等 . 膨大素对川麦冬生长发育及其产量和质量的影响[J]. 华西药学杂志，

2015,30(2):207-209.

[8] 吴发明,赵春艳,杨瑞山,等．麦冬块根发育及其形态变化规律研究[J]. 中草药,2018,49(8):1907-1913.

[9] 吴发明,张德林,陈辉,等．川麦冬药材中二氧化硫来源及残留积累动态分析[J]. 中国实验方剂学杂志,2016,22(9):12-15.

[10] 吴发明,殷莉丽,蔡晓洋,等．基于化学组分特征评价不同干燥方法对麦冬品质的影响[J]. 中草药,2016,47(20):3702-3706.

[11] 吴发明,刘莎,李敏．四川麦冬产业现状与发展前景分析[J]. 北方园艺,2019(17):151-157.

[12] 李正,陈勇,马临科,等．浙麦冬质量标准的制定及探讨[J]. 中国现代应用药学,2016,33(6):795-799.

[13] 吴发明,杨瑞山,李敏,等．麦冬主流品种药材质量比较研究[J]. 中国药学杂志,2017,52(6):447-451.

[14] 吴发明,张思荻,曾俊,等．HPLC-ELSD 法测定不同产地麦冬中 4 种代表性成分的含量[J]. 药物分析杂志,2016,36(8):1370-1376.

[15] 吴发明,杨海燕,杨瑞山,等．四川麦冬质量评价研究[J]. 中药材,2016,39(8):1803-1808.

[16] 吴发明,王盼,蔡晓洋,等．基于产量和有效成分含量分析套作蔬菜对麦冬的影响[J]. 中国药学杂志,2015,50(23):2039-2043.

[17] 吴发明,杨瑞山,陶玲,等．基于药材安全性和有效性的综合评价探讨多效唑在麦冬中的应用[J]. 中国药学杂志,2017,52(1):20-24.

[18] 陶玲,李红彦,陈华林,等．基于药材性状、产量及有效成分含量综合评价多效唑对麦冬质量的影响[J]. 中药材,2019,42(10):2231-2234.

[19] 陶玲,李红彦,陈华林,等．麦冬种苗质量分级标准研究[J]. 中药材,2019,42(11):2497-2502.

[20] 吴发明,李敏,林秋霞,等．植物生长调节剂引起的麦冬性状变异与产量形成关系的综合分析[J]. 湖北农业科学,2016(2):402-405.

[21] 吴发明,杨瑞山,张思荻,等．高效液相色谱法同时测定麦冬中 3 个黄酮成分的含量[J]. 中国药学杂志,2016,51(8):655-658.

[22] 吴发明,曾俊,李敏,等．基于药材性状特征和含量测定分析干燥温度对麦冬质量的影响[J]. 药物分析杂志,2016,36(7):1310-1315.

[23] 吴发明,王盼,李敏,等．基于 HPLC 特征图谱研究不同生长阶段麦冬有效组分积累特征[J]. 中草药,2018,49(7):1682-1687.

[24] 吴发明,张芳芳,李敏,等．川麦冬产地干燥方法综合评价研究[J]. 中药材,2015,38(7):1400-1402.

[25] 吴发明,蔡晓洋,王盼,等．HPLC 同时测定麦冬中 5 个皂苷成分的含量[J]. 中国中药杂志,2015,40(20):4022-4025.

[26] 吴发明，蔡晓洋，陈辉，等．麦冬块根发育过程中主要化学组分积累动态研究[J]. 中国药学杂志，2016，51(7)：533-537.

[27] 包小红，荀琰，魏伯平，等．麦冬中外源性有害物质的分析[J]. 中成药，2017，39(9)：1969-1971.

[28] 杨瑞山，陶玲，赖月月，等．市售麦冬药材等级现状及质量分析研究[J]. 中药材，2018，41(7)：1672-1677.

[29] 荀琰，高驰，邓晶晶，等.QuEChERS 结合 GC-MS/MS- 内标法测定川麦冬中多效唑残留量[J]. 中国药房，2019，30(3)：323-327.

[30] 金安琪，杨光，陈敏，等．三台麦冬块根营养成分分析与评价[J]. 中国中药杂志，2019，44(15)：3226-3232.

[31] 李红彦，蔡晓洋，杨瑞山，等．川麦冬商品形态及多效唑对其性状的影响[J]. 中成药，2022，44(1)：154-159.

第七章　麦冬安全性评价

麦冬作为药食同源物质，具有广泛的用途。从历代文献的记载来看，麦冬性味平和，没有明显的毒性和不良反应。采用现代毒理学的评价方法对麦冬急性毒性、遗传毒性、致畸性、长期毒性进行评价，发现麦冬按照最大剂量饲养没有明显的毒性，进一步证明了麦冬的安全性。

第一节　大鼠急性毒性试验

一、实验方法

采用 SD 大鼠 20 只，雌雄各半，大鼠体重 180~220g。试验按限量法设 17.0g/kg（相当于人体推荐量的 340 倍）为灌胃剂量。称取 170g 样品加蒸馏水至 400ml，混合均匀，配制成 42.5% 的混悬液，备用。灌胃前动物禁食 16 小时，不限饮水，按 20ml/kg 两次经口灌胃给予样品。灌胃后连续观察 14 天内动物的中毒症状及死亡情况，试验开始、第 7 天及第 14 天称量大鼠体重，试验结束后处死动物作大体解剖。

二、实验结果

由表 7-1 可见，“麦冬块根”急性经口毒性试验，按限量法以 17.0g/kg 剂量的样品给予大鼠灌胃后，动物生长良好，未见体重受到影响，未见动物有明显中毒症状，观察 14 天动物无死亡。试验结束解剖动物，大体观察肝、肾、脾、心、肺、胃、肠等主要脏器均

表 7-1　麦冬块根对大鼠急性经口毒性试验结果（$\bar{x} \pm s$）

性别	动物数/只	剂量 LD_{50}/($g \cdot kg^{-1}$)	初始体重/g	第 7 天体重/g	第 14 天体重/g	出现中毒症状动物数/只	死亡数/只
雌	10	>17.0	193.0 ± 7.3	230.0 ± 13.1	259.6 ± 14.1	0	0
雄	10	>17.0	199.3 ± 10.5	246.4 ± 12.3	280.5 ± 13.7	0	0

未见明显异常改变。结果表明，该样品对雌、雄大鼠急性经口毒性 LD_{50}>17.0g/kg，急性经口毒性属无毒级。

三、实验结论

按限量法以17.0g/kg（相当于人体推荐用量的340倍）的剂量给予大鼠灌胃后，未见动物有明显中毒症状，无动物死亡，试验结束解剖动物，大体观察未见明显异常，该样品对大鼠的急性经口毒性 LD_{50}>17.0g/kg，急性经口毒性属无毒级。

第二节　遗传毒性试验

一、实验方法

（一）细菌回复突变试验

以多氯联苯诱导的大鼠肝微粒体酶（S-9）作为体外代谢活化系统，用间接致突变物（每皿10.0μg 2-氨基芴用于TA97、TA98、TA100，每皿50.0μg 1，8-二羟基蒽醌用于TA102）测定S-9活性。试验采用TA97、TA98、TA100、TA102四种菌株。剂量设计：设每皿5 000μg、1 000μg、200μg、40μg、8μg 5个剂量组及溶剂对照组、自发回复突变（简称回变）组和阳性对照组。样品配制：准确称取1.0g样品，加蒸馏水至20ml，充分混匀，即为浓度5%的溶液，以该浓度的溶液为基础，用蒸馏水依次作5倍稀释即得其余所需浓度，试验时分别取各浓度混悬液100μl加入培养皿即为样品各剂量，高压蒸汽灭菌（0.103MPa，20min）。在加和不加S-9的试验条件下进行平板掺入法试验。每组作3个平行皿，重复试验一次。-S-9阳性对照物：TA97用每皿50.0μg敌克松；TA98用每皿50.0μg敌克松；TA100用每皿1.5μg叠氮化钠；TA102用每皿50.0μg敌克松。+S-9阳性对照物：TA102用每皿50.0μg 1，8-二羟基蒽醌（2-AF），其余三个菌株均采用每皿10.0μg 2-氨基芴。每皿加入阳性对照的体积为0.1ml。

（二）哺乳动物红细胞微核试验

采用昆明种小鼠50只，体重25~30g，雌雄各半，试验设10.0g/kg、5.0g/kg、2.5g/kg三个剂量组，另设溶剂（蒸馏水）对照组及环磷酰胺阳性对照组（CP，40mg/kg）。称取10.0g、5.0g、2.5g样品，分别加蒸馏水至20ml，混悬均匀，即配成浓度分别为50.0%、25.0%、12.5%的混悬液，备用。用蒸馏水作为溶剂对照。另称取0.04g CP，加蒸馏水20ml，溶解均匀，配成0.2%溶液，备用。灌胃体积按20ml/kg，试验采用30小时灌胃法，两次间隔24小时，于第2次给样品后6小时脱颈椎处死动物，取股骨髓按《食品安全国家标准　哺乳动物红细胞微核试验》（GB 15193.5—2014）中的规定方法进行制片，固定，Giemsa染色后，在油镜下每只小鼠计数1 000个嗜多染红细胞（PCE）中含微核细胞数，计算微核的千分率。观察200个红细胞中嗜多染红细胞与成熟红细胞的比值（PCE/NCE）。

（三）小鼠精原细胞畸变试验

采用雄性昆明种小鼠50只，体重25~35g，将小鼠随机分为5组，每组10只，试验设10.0g/kg、5.0g/kg、2.5g/kg三个剂量组，另设溶剂（蒸馏水）对照组及环磷酰胺阳性对照组（CP，40mg/kg）。称取10.0g、5.0g、2.5g样品，分别加蒸馏水至20ml，混悬均匀，即配成浓度分别为50.0%、25.0%、12.5%的混悬液，备用。用蒸馏水作为溶剂对照。另称取0.04g CP，加蒸馏水20ml溶解均匀，配成0.2%的溶液，备用。灌胃体积按20ml/kg，经口灌胃一次给予样品，高剂量组应于末次给予样品后的第24小时和第48小时处死动物采样，每个采样时间点有5只动物，其余剂量组的动物均在末次给予样品后24小时处死动物采样。动物处死前5小时按5mg/kg剂量给小鼠腹腔注入秋水仙素溶液（注射体积20ml/kg）。脱颈椎处死动物，分离取双侧睾丸，放入1%柠檬酸三钠液中并去膜、分离曲细精管、低渗2分钟。仔细吸尽低渗液，再经固定-离心-固定-离心-固定后，弃上清，留0.5~1.0ml细胞悬液滴冰片。干燥后Giemsa染色，在油镜下观察，每只动物计数100个中期分裂相细胞，记录染色体畸变类型、数量和畸变细胞率，每只动物观察1 000个细胞以确定精原细胞有丝分裂指数，高剂量组精原细胞有丝分裂指数应不低于对照组的50%。

二、实验结果

（一）细菌回复突变试验

由表7-2、表7-3中可见，无论在加和不加S-9条件下，样品各剂量组的回变菌落数均未超过自发回变菌落数的2倍，亦无剂量-反应关系，表明该样品细菌回复突变试验结果为阴性。

表7-2　麦冬块根细菌回复突变试验结果（第一次）

剂量/（μg/皿）	TA97		TA98		TA100		TA102	
	–S-9	+S-9	–S-9	+S-9	–S-9	+S-9	–S-9	+S-9
5 000	137.7 ± 9.3	133.7 ± 11.0	35.0 ± 3.6	36.0 ± 2.6	173.3 ± 13.0	176.3 ± 10.6	271.7 ± 14.3	282.0 ± 15.9
1 000	141.3 ± 12.7	139.0 ± 8.9	34.0 ± 3.6	34.7 ± 4.5	175.0 ± 13.7	180.0 ± 14.4	273.7 ± 116.7	271.7 ± 14.3
200	141.0 ± 10.5	149.3 ± 13.6	35.7 ± 4.5	35.3 ± 4.0	177.0 ± 12.1	176.0 ± 13.5	279.7 ± 17.8	278.3 ± 15.0
40	143.0 ± 11.5	145.7 ± 15.3	33.0 ± 5.6	32.3 ± 3.2	172.7 ± 12.1	180.3 ± 16.9	284.3 ± 16.3	274.7 ± 9.1

续表

剂量/(μg/皿)	TA97		TA98		TA100		TA102	
	−S-9	+S-9	−S-9	+S-9	−S-9	+S-9	−S-9	+S-9
8	142.7 ± 12.1	138.0 ± 13.5	38.0 ± 2.0	31.0 ± 3.0	174.0 ± 17.1	181.7 ± 15.0	281.3 ± 15.0	276.0 ± 17.4
溶剂对照	145.3 ± 9.6	148.7 ± 6.4	33.3 ± 5.5	33.7 ± 5.7	178.0 ± 17.8	179.3 ± 12.1	281.7 ± 10.7	275.3 ± 12.9
自发对照	142.3 ± 11.2	147.3 ± 14.0	30.7 ± 4.9	36.3 ± 3.5	183.3 ± 11.0	187.0 ± 11.8	275.3 ± 21.2	279.7 ± 14.0
阳性对照	敌克松(每皿 50.0μg)	2-AF(每皿 10.0μg)	敌克松(每皿 50.0μg)	2-AF(每皿 10.0μg)	NaN_3(每皿 1.5μg)	2-AF(每皿 10.0μg)	敌克松(每皿 50.0μg)	2-AF(每皿 50.0μg)
	2 425.3 ± 191.1	1 785.0 ± 178.7	1 149.7 ± 126.2	5 565.0 ± 475.0	2 507.0 ± 173.7	2 713.7 ± 167.4	899.0 ± 106.4	951.3 ± 84.7

注:以上结果为 3 个平皿的均值 ± 标准差。

表 7-3　麦冬块根细菌回复突变试验结果(第二次)

剂量/(μg/皿)	TA97		TA98		TA100		TA102	
	−S-9	+S-9	−S-9	+S-9	−S-9	+S-9	−S-9	+S-9
5 000	142.0 ± 11.1	133.3 ± 11.0	37.0 ± 2.6	34.7 ± 3.2	181.0 ± 14.7	176.0 ± 11.0	283.0 ± 17.7	285.7 ± 18.2
1 000	136.7 ± 12.9	139.0 ± 13.0	33.0 ± 2.6	35.0 ± 2.6	179.7 ± 14.0	184.3 ± 16.7	290.3 ± 17.4	281.3 ± 18.7
200	144.7 ± 12.4	143.0 ± 15.7	34.0 ± 2.6	35.7 ± 2.5	182.7 ± 15.5	180.0 ± 16.1	284.7 ± 15.8	283.3 ± 17.2
40	140.7 ± 12.4	143.3 ± 11.0	34.3 ± 3.1	36.3 ± 4.2	179.3 ± 10.6	180.3 ± 13.3	276.7 ± 14.5	266.7 ± 15.3
8	146.3 ± 13.9	139.3 ± 9.3	36.0 ± 3.6	38.3 ± 3.1	185.7 ± 15.6	171.0 ± 13.5	271.0 ± 13.2	278.7 ± 18.0
溶剂对照	141.7 ± 15.0	143.0 ± 12.5	36.0 ± 3.0	35.7 ± 2.5	183.0 ± 19.7	179.0 ± 14.7	285.7 ± 16.7	267.7 ± 14.4
自发对照	139.7 ± 14.0	145.0 ± 16.7	35.0 ± 2.6	34.7 ± 4.2	176.7 ± 15.7	175.7 ± 12.0	273.7 ± 19.1	286.3 ± 20.5
阳性对照	敌克松(每皿 50.0μg)	2-AF(每皿 10.0μg)	敌克松(每皿 50.0μg)	2-AF(每皿 10.0μg)	NaN_3(每皿 1.5μg)	2-AF(每皿 10.0μg)	敌克松(每皿 50.0μg)	2-AF(每皿 50.0μg)
	2 335.3 ± 194.5	1 786.3 ± 149.0	1 193.0 ± 63.2	5 491.0 ± 256.7	2 634.7 ± 232.1	2 665.0 ± 110.7	848.7 ± 95.2	931.3 ± 81.5

注:以上结果为 3 个平皿的均值 ± 标准差。

（二）哺乳动物红细胞微核试验

由表 7-4 可见，样品各剂量组小鼠的红细胞微核率与溶剂对照组比较，差异均无显著性（$P>0.05$），而环磷酰胺阳性对照组的微核率与溶剂对照组的差异有显著性（$P<0.01$），各剂量组的 PCE/NCE 值均在正常值范围内，各剂量组 PCE 占红细胞总数的比例均不少于溶剂对照组的 20%，上述结果表明哺乳动物红细胞微核试验结果为阴性。

表 7-4　麦冬块根对哺乳动物红细胞微核试验结果

性别	组别		动物数 / 只	检查 PCE 数 / 个	微核数 / 个	微核率 /‰	PCE/NCE	比值
雌	试验组麦冬块根剂量 / $(g \cdot kg^{-1})$	10	5	5 000	5	1.00 ± 0.71	1 000/909	1.10 ± 0.05
		5	5	5 000	5	1.00 ± 1.00	1 000/935	1.07 ± 0.04
		2.5	5	5 000	7	1.40 ± 0.55	1 000/931	1.08 ± 0.04
	溶剂对照组		5	5 000	6	1.20 ± 0.84	1 000/920	1.09 ± 0.05
	CP 组剂量 / $(mg \cdot kg^{-1})$	40	5	5 000	100	20.00 ± 1.58**	1 000/1 071	0.93 ± 0.02
雄	试验组麦冬块根剂量 / $(g \cdot kg^{-1})$	10	5	5 000	4	0.80 ± 0.84	1 000/917	1.09 ± 0.05
		5	5	5 000	5	1.00 ± 1.00	1 000/905	1.11 ± 0.03
		2.5	5	5 000	6	1.20 ± 0.84	1 000/912	1.10 ± 0.03
	溶剂对照组		5	5 000	5	1.00 ± 1.00	1 000/906	1.11 ± 0.07
	CP 组剂量 / $(mg \cdot kg^{-1})$	40	5	5 000	110	22.00 ± 4.53**	1 000/1 067	0.94 ± 0.02

注：** 表示 $P<0.01$。

（三）小鼠精原细胞畸变试验

由表 7-5 可见，样品三个剂量组畸变细胞率与溶剂对照组比较，经二项分布统计无显著性差异（$P>0.05$），而环磷酰胺阳性对照组则显著高于溶剂对照组（$P<0.01$）。染色体畸变类型主要表现以断裂、断片为主。上述结果表明小鼠精原细胞畸变试验结果为阴性。

表 7-5　麦冬块根对小鼠精原细胞畸变试验结果

麦冬剂量 /$(g \cdot kg^{-1})$	动物数 / 只	受检细胞数 / 个	染色体畸变细胞数 / 个							染色体畸变数 / 个	畸变细胞率 /%
			断裂	断片	微小体	无着丝	环状	多着丝	单体互换		
10	10	1 000	16	2	0	0	0	0	0	18	1.80 ± 0.92
5	10	1 000	18	3	0	0	0	0	0	21	2.10 ± 0.74

续表

麦冬剂量 /(g·kg⁻¹)	动物数 /只	受检细胞数 /个	染色体畸变细胞数/个							染色体畸变数 /个	畸变细胞率 /%
			断裂	断片	微小体	无着丝	环状	多着丝	单体互换		
2.5	10	1 000	18	2	0	0	0	0	0	20	2.00 ± 1.15
0	10	1 000	16	2	0	0	0	0	0	18	1.80 ± 0.63
CP(40mg/kg)	10	1 000	123	16	2	2	3	1	1	148	14.80 ± 2.15**

注:** 表示 P<0.01。

三、实验结论

三项遗传毒性试验(细菌回复突变试验、哺乳动物红细胞微核试验、小鼠精原细胞畸变试验)结果均为阴性。

第三节　致畸试验(大鼠)

一、实验方法

采用 SD 大鼠雌性 100 只(体重 180~220g)、雄性 50 只(体重 180~220g),雌雄大鼠按 2∶1 同笼,次晨查阴栓确定受精鼠并随机分到各组。将受精鼠称重、编号、记录受精日期,作为受孕 0 天。实验组麦冬块根为 3 个剂量组,分别为 5.00g/kg、2.50g/kg、1.25g/kg,另设溶剂(蒸馏水)对照组。曾用阳性物开展过致畸试验、并在所用实验动物中系有阳性结果发现,所以试验略去阳性对照组。分别在每只大鼠受孕的第 6~15 天,每天 1 次给予样品,根据母体体重调整灌胃体积。以 10ml/kg 的灌胃量进行灌胃,溶剂对照组灌胃等容量蒸馏水。在受孕第 0 天、给予样品第 1 天、给予样品期间每 3 天及处死当日称母体体重。每日对动物进行临床观察,及时记录各种中毒体征。于分娩前 1 天(大鼠为孕第 20 天)处死母体,剖腹取出子宫称子宫连胎重,检查黄体数、胚胎着床数、吸收胎数、活胎数及死胎数。取出胎鼠,逐一记录胎鼠性别、体重、身长,检查外观有无异常。分别将每窝各 1/2 左右的胎鼠做内脏及骨骼检查,按照《食品安全国家标准　致畸试验》(GB 15193.14—2015)要求,经前处理后观察、记录各指标结果。根据结果数据类型选用统计方法。

二、实验结果

(一) 麦冬块根对孕鼠体重的影响

由表 7-6 可见,麦冬块根各剂量组孕鼠在 0、6、11、15、20 天的体重、总增重与溶剂对照组比较，差异均无显著性（$P>0.05$），说明该样品对孕鼠体重增长无明显影响。

表 7-6　麦冬块根对孕鼠体重的影响

组别	麦冬剂量 /($g \cdot kg^{-1}$)	孕鼠数 /只	妊娠天数					总增重
			0 天	6 天	11 天	15 天	20 天	
实验组	5.00	16	255.6 ± 15.76	295.6 ± 15.28	319.7 ± 20.11	343.9 ± 21.75	411.9 ± 23.74	156.3 ± 21.60
	2.50	16	269.9 ± 13.88	295.5 ± 20.40	324.6 ± 20.38	354.5 ± 21.65	423.5 ± 32.81	153.6 ± 23.47
	1.25	16	261.4 ± 13.02	295.3 ± 19.01	327.3 ± 21.76	362.8 ± 17.31	440.5 ± 20.07	179.1 ± 19.75
溶剂对照组	0	16	258.6 ± 20.84	300.3 ± 11.68	332.1 ± 21.67	360.9 ± 20.14	425.8 ± 25.22	167.2 ± 28.49

注：实验组与溶剂对照组比较，$P>0.05$。

（二）麦冬块根对大鼠胎鼠的影响

由表 7-7 可见，麦冬块根各剂量组的平均每窝活胎数、胎鼠平均体重及胎鼠平均体长与溶剂对照组比较，差异均无显著性（$P>0.05$）。

表 7-7　麦冬块根对大鼠胎鼠的影响（$\bar{x} \pm s$）

组别	麦冬剂量 /($g \cdot kg^{-1}$)	受精鼠 /只	受孕鼠 /只	受孕率 /%	活胎总数 /只	平均每窝活胎数 /只	胎鼠平均体重 /g	胎鼠平均体长 /cm	吸收胎 /只	死胎 /只
实验组	5.00	22	16	72.73	166	10.4 ± 2.13	3.78 ± 0.38	3.72 ± 0.34	1	0
	2.50	20	16	80.00	155	9.7 ± 2.50	3.83 ± 0.42	3.65 ± 0.32	2	0
	1.25	20	16	80.00	170	10.6 ± 2.99	3.86 ± 0.33	3.69 ± 0.29	1	0
溶剂对照组	0	21	16	76.19	149	9.4 ± 3.50	3.86 ± 0.50	3.59 ± 0.38	1	0

注：实验组与溶剂对照组比较，$P>0.05$。

（三）麦冬块根对胎鼠内脏的影响

由表 7-8 可见，麦冬块根各剂量组的胎鼠内脏与溶剂对照组比较未发现明显的异常变化。

表 7-8　麦冬块根对胎鼠内脏的影响

组别	麦冬剂量 /(g·kg^{-1})	受检胎鼠数 / 只	内脏正常胎鼠数 / 只	内脏异常胎鼠数 / 只
实验组	5.00	83	83	0
	2.50	77	77	0
	1.25	85	85	0
溶剂对照组	0	75	75	0

（四）麦冬块根对胎鼠骨骼发育的影响

由表 7-9 可见，麦冬块根各剂量组的胎鼠骨骼与溶剂对照组比较未发现明显的异常变化。

表 7-9　麦冬块根对胎鼠骨骼发育的影响

组别	麦冬剂量 /(g·kg^{-1})	例数 / 只	肋骨 / 对		胸骨 / 只		头顶骨骨化不全 / 只	四肢、趾骨缺失 / 只
			13	12	≥5	≤4		
实验组	5.00	83	80	3	80	3	0	0
	2.50	78	73	5	74	4	0	0
	1.25	85	81	4	82	3	0	0
溶剂对照组	0	74	70	4	70	4	0	0

三、实验结论

设麦冬块根 5.00g/kg、2.50g/kg、12.5g/kg（分别相当于人体推荐用量的 100 倍、50 倍、25 倍）3 个剂量组，另设溶剂对照组，对大鼠进行试验。试验期间孕鼠临床观察，生长良好、未见明显中毒体征，各剂量组的孕鼠体重及增重与溶剂对照组比较，均无显著性差异（$P>0.05$）；胎仔外观、活胎总数、胎鼠体重、体长、骨骼、内脏检查与溶剂对照组比较，均无显著性差异（$P>0.05$），在 1.25~5.00g/kg 剂量范围内对试验大鼠胎鼠未发现致畸作用。

第四节　90 天喂养试验

一、实验方法

选用离乳 SD 大鼠 100 只，雌雄各半，体重为 60~90g，试验设 5.00g/kg、2.50g/kg、1.25g/kg（相当于人体推荐量的 100 倍、50 倍、25 倍）三个剂量组，设溶剂（蒸馏水）对照组，每组20只大鼠，雌雄各半，另设（卫星组）5.00g/kg作为高剂量组和溶剂（蒸馏水）对照组，每组10只大鼠，雌雄各半，用于试验中期血液学检测。灌胃体积按10ml/kg每日经口灌胃1次，分别称量样品50.0g、25.0g、12.5g并分别加蒸馏水至100ml，混合均匀，即配成浓度分别为50.0%、25.0%、12.5%的混悬液，备用。连续灌胃90天，每天观察动物的一般表现、行为、中毒症状及死亡，每周计算一次进食量并称一次体重，根据食物摄入量计算食物利用率。在试验前对所有动物、试验结束时对高剂量组和溶剂对照组进行眼部检查，于试验结束时禁食16小时后称重并处死动物，采用BC-2800 vet血细胞分析仪测定血液学指标，用深圳迈瑞BS-420全自动生化分析仪及试剂盒测定血液生化学指标，用Uritest-200B尿液分析仪测定尿液指标，解剖动物观察内脏改变，肝、脾、肾、肾上腺、脑、心脏、胸腺、子宫、卵巢、睾丸、附睾称重，计算其脏/体比值，取脑、垂体、甲状腺、胸腺、肺、心脏、肝、脾、肾、肾上腺、胃、十二指肠、空肠、回肠、结肠、直肠、胰、肠系膜淋巴结、卵巢、子宫、睾丸、附睾、前列腺、膀胱等做组织病理学检查。试验期间动物自由进食、饮水。

二、实验结果

试验期间动物健康状况良好，体重持续增长，各剂量组大鼠每天经口给予不同剂量的样品后均未出现明显中毒症状，也未见动物死亡。

（一）麦冬块根对大鼠体重的影响

由表7-10、表7-11和表7-12可见，各剂量组雌雄大鼠的初始体重、每周末体重、空腹体重与溶剂对照组比较，均无显著性差异（$P>0.05$）。

表7-10 麦冬块根对大鼠1~4周体重的影响（$\bar{x} \pm s$）

性别	剂量/(g·kg^{-1})	动物数/只	始重/g	第1周重/g	第2周重/g	第3周重/g	第4周重/g
雌	5	10	78.9 ± 7.4	115.1 ± 8.5	147.5 ± 9.1	169.9 ± 13.8	187.2 ± 15.5
	2.5	10	78.6 ± 7.2	114.6 ± 7.6	145.2 ± 8.2	167.5 ± 9.5	188.8 ± 11.3
	1.25	10	79.0 ± 7.0	114.1 ± 9.3	145.5 ± 13.5	168.2 ± 15.2	186.8 ± 16.8
	0	10	78.8 ± 7.2	118.1 ± 12.0	152.2 ± 15.9	174.6 ± 15.1	194.9 ± 33.4
雄	5	10	82.2 ± 8.8	128.5 ± 12.7	197.1 ± 14.6	249.1 ± 19.3	298.0 ± 19.9
	2.5	10	82.0 ± 9.2	124.3 ± 13.0	184.2 ± 16.3	233.8 ± 21.5	285.0 ± 25.2
	1.25	10	82.0 ± 9.0	150.1 ± 12.0	185.2 ± 16.8	231.6 ± 24.6	276.7 ± 29.6
	0	10	81.4 ± 8.5	129.8 ± 9.9	194.7 ± 13.4	246.8 ± 21.3	295.1 ± 30.2

注：与溶剂对照组比较，$P>0.05$。

表 7-11　麦冬块根对大鼠 5~9 周体重的影响（$\bar{x} \pm s$）

性别	剂量 /(g·kg⁻¹)	动物数 / 只	第 5 周重 /g	第 6 周重 /g	第 7 周重 /g	第 8 周重 /g	第 9 周重 /g
雌	5	10	203.3 ± 20.4	219.0 ± 24.7	232.2 ± 26.7	243.2 ± 26.2	250.9 ± 26.9
	2.5	10	202.4 ± 14.1	216.9 ± 15.9	230.4 ± 33.4	242.5 ± 19.2	250.0 ± 19.6
	1.25	10	199.9 ± 16.0	210.7 ± 17.4	223.3 ± 19.2	234.6 ± 18.7	240.4 ± 18.4
	0	10	210.6 ± 17.9	226.9 ± 22.7	237.3 ± 22.6	248.2 ± 22.3	257.4 ± 22.4
雄	5	10	335.2 ± 19.8	368.0 ± 22.4	395.4 ± 24.5	411.8 ± 27.9	450.1 ± 31.9
	2.5	10	319.3 ± 27.4	350.4 ± 31.1	375.2 ± 32.8	392.7 ± 37.7	406.9 ± 40.3
	1.25	10	307.4 ± 36.8	337.4 ± 36.8	363.7 ± 34.9	385.0 ± 38.7	400.1 ± 42.7
	0	10	329.1 ± 33.2	357.9 ± 34.1	381.9 ± 37.4	399.7 ± 41.9	412.3 ± 41.7

注：与溶剂对照组比较，$P>0.05$。

表 7-12　麦冬块根对大鼠 10~12 周体重及空腹体重的影响（$\bar{x} \pm s$）

性别	剂量 /(g·kg⁻¹)	动物数 / 只	第 10 周重 /g	第 11 周重 /g	第 12 周重 /g	空腹体重 /g	总增重 /g
雌	5	10	258.1 ± 25.6	262.0 ± 26.5	265.9 ± 27.4	245.6 ± 26.0	187.0 ± 27.8
	2.5	10	256.8 ± 19.3	261.7 ± 21.5	265.3 ± 22.5	243.3 ± 24.2	186.7 ± 19.3
	1.25	10	246.7 ± 18.7	251.9 ± 19.5	256.2 ± 19.7	236.8 ± 20.8	177.2 ± 17.6
	0	10	263.9 ± 23.9	268.9 ± 23.3	272.8 ± 23.1	253.2 ± 50.1	194.0 ± 19.2
雄	5	10	435.3 ± 33.9	441.9 ± 34.2	449.1 ± 32.9	420.5 ± 31.1	368.9 ± 27.2
	2.5	10	419.3 ± 41.7	427.3 ± 38.0	434.7 ± 38.0	408.0 ± 33.2	354.7 ± 41.3
	1.25	10	412.8 ± 41.2	420.4 ± 41.3	429.2 ± 39.6	404.6 ± 36.5	349.2 ± 38.0
	0	10	425.8 ± 45.6	433.9 ± 43.5	442.1 ± 42.7	416.5 ± 44.1	362.7 ± 43.7

注：与溶剂对照组比较，$P>0.05$。

（二）麦冬块根对大鼠每周进食量的影响

由表 7-13、表 7-14 和表 7-15 可见，各剂量组雌雄大鼠的每周进食量、总进食量与溶剂对照组比较，均无显著性差异（$P>0.05$）。

（三）麦冬块根对大鼠食物利用率的影响

由表 7-16、表 7-17 和表 7-18 可见，各剂量组雌雄大鼠的每周食物利用率以及总食物利用率与溶剂对照组比较，均无显著性差异（$P>0.05$）。

表 7-13　麦冬块根对大鼠 1~4 周进食量的影响（$\bar{x}\pm s$）

性别	剂量 /（g·kg^{-1}）	动物数 / 只	第 1 周重 /g	第 2 周重 /g	第 3 周重 /g	第 4 周重 /g
雌	5	10	81.6 ± 6.8	107.3 ± 12.8	120.2 ± 12.7	133.5 ± 11.6
	2.5	10	79.7 ± 6.3	106.6 ± 18.1	122.2 ± 10.5	143.7 ± 11.1
	1.25	10	79.4 ± 6.1	112.2 ± 14.4	119.3 ± 8.0	144.6 ± 12.2
	0	10	86.5 ± 6.7	116.0 ± 17.9	119.9 ± 8.5	143.1 ± 10.7
雄	5	10	94.8 ± 11.1	158.3 ± 12.7	166.5 ± 13.1	204.3 ± 19.7
	2.5	10	91.9 ± 11.6	145.1 ± 12.2	159.2 ± 9.1	206.4 ± 12.4
	1.25	10	92.0 ± 9.1	146.9 ± 11.7	156.0 ± 15.9	201.5 ± 12.6
	0	10	96.5 ± 11.0	155.3 ± 9.9	165.8 ± 11.2	202.0 ± 16.3

注：与溶剂对照组比较，P>0.05。

表 7-14　麦冬块根对大鼠 5~8 周进食量的影响（$\bar{x}\pm s$）

性别	剂量 /（g·kg^{-1}）	动物数 / 只	第 5 周重 /g	第 6 周重 /g	第 7 周重 /g	第 8 周重 /g
雌	5	10	139.4 ± 17.8	146.1 ± 15.6	147.7 ± 12.7	154.3 ± 15.4
	2.5	10	134.7 ± 12.9	141.6 ± 10.2	144.3 ± 16.0	156.6 ± 12.2
	1.25	10	135.1 ± 12.6	137.9 ± 10.1	140.3 ± 16.5	152.4 ± 12.6
	0	10	137.6 ± 11.4	145.2 ± 15.3	147.0 ± 15.1	150.3 ± 12.2
雄	5	10	203.4 ± 18.0	217.8 ± 7.6	217.0 ± 17.3	234.6 ± 15.1
	2.5	10	207.6 ± 16.0	220.2 ± 12.8	219.8 ± 19.6	226.2 ± 18.1
	1.25	10	194.4 ± 15.5	214.0 ± 8.0	218.2 ± 16.5	230.2 ± 17.9
	0	10	206.2 ± 15.6	216.9 ± 10.9	219.9 ± 11.9	227.2 ± 16.1

注：与溶剂对照组比较，P>0.05。

表 7-15　麦冬块根对大鼠 9~12 周进食量及总进食量的影响（$\bar{x}\pm s$）

性别	剂量 /（g·kg^{-1}）	动物数 / 只	第 9 周重 /g	第 10 周重 /g	第 11 周重 /g	第 12 周重 /g	总进食量 /g
雌	5	10	154.9 ± 9.1	162.8 ± 11.1	166.1 ± 11.9	178.4 ± 10.7	1 692.3 ± 62.8
	2.5	10	150.5 ± 7.8	156.2 ± 14.1	161.7 ± 13.9	171.1 ± 11.3	1 668.9 ± 58.2
	1.25	10	151.8 ± 7.7	164.1 ± 12.7	169.0 ± 11.6	174.3 ± 12.8	1 680.4 ± 35.7
	0	10	149.6 ± 7.7	155.8 ± 14.1	156.5 ± 13.4	174.1 ± 12.6	1 681.6 ± 53.4

续表

性别	剂量/(g·kg^{-1})	动物数/只	第9周重/g	第10周重/g	第11周重/g	第12周重/g	总进食量/g
雄	5	10	228.6 ± 20.2	238.6 ± 20.7	237.7 ± 11.6	254.0 ± 12.7	2 455.6 ± 85.1
	2.5	10	232.4 ± 17.0	242.4 ± 13.6	243.0 ± 15.0	253.5 ± 9.6	2 447.7 ± 64.6
	1.25	10	232.3 ± 15.7	244.5 ± 14.3	245.9 ± 10.6	263.2 ± 11.0	2 439.1 ± 63.3
	0	10	231.9 ± 17.7	241.4 ± 16.8	247.8 ± 13.2	262.6 ± 15.4	2 473.5 ± 73.7

注:与溶剂对照组比较,$P>0.05$。

表 7-16 麦冬块根对大鼠 1~4 周食物利用率的影响($\bar{x} \pm s$)

性别	剂量/(g·kg^{-1})	动物数/只	食物利用率/%			
			第1周	第2周	第3周	第4周
雌	5	10	44.3 ± 2.5	30.0 ± 3.2	18.5 ± 2.8	12.8 ± 2.6
	2.5	10	45.3 ± 3.7	29.5 ± 5.5	18.1 ± 2.6	14.7 ± 1.9
	1.25	10	44.1 ± 3.6	27.8 ± 5.1	18.9 ± 1.8	12.8 ± 2.0
	0	10	45.3 ± 3.4	29.7 ± 5.4	18.6 ± 1.6	14.0 ± 3.7
雄	5	10	50.9 ± 4.0	43.4 ± 2.3	31.1 ± 3.0	23.9 ± 2.2
	2.5	10	48.1 ± 6.1	41.3 ± 4.4	31.1 ± 4.3	24.6 ± 3.9
	1.25	10	48.6 ± 4.2	41.1 ± 3.4	29.4 ± 4.5	22.4 ± 3.4
	0	10	51.9 ± 4.3	41.8 ± 3.6	31.3 ± 3.7	23.7 ± 3.7

注:与溶剂对照组比较,$P>0.05$。

表 7-17 麦冬块根对大鼠 5~8 周食物利用率的影响($\bar{x} \pm s$)

性别	剂量/(g·kg^{-1})	动物数/只	食物利用率/%			
			第5周	第6周	第7周	第8周
雌	5	10	11.2 ± 3.6	10.5 ± 3.1	8.8 ± 2.3	7.1 ± 1.6
	2.5	10	10.0 ± 2.8	10.1 ± 2.6	9.1 ± 3.7	7.6 ± 2.3
	1.25	10	9.6 ± 2.0	7.7 ± 2.6	8.6 ± 4.7	7.2 ± 3.0
	0	10	11.2 ± 2.7	10.9 ± 3.9	6.9 ± 3.1	7.1 ± 3.4
雄	5	10	16.7 ± 2.2	15.0 ± 2.1	12.5 ± 1.8	6.8 ± 3.6
	2.5	10	16.3 ± 3.8	14.1 ± 2.4	11.1 ± 3.0	7.4 ± 4.1
	1.25	10	15.5 ± 4.3	14.0 ± 1.4	11.9 ± 2.1	9.1 ± 2.9
	0	10	16.3 ± 3.0	13.2 ± 1.4	10.9 ± 1.7	7.7 ± 2.8

注:与溶剂对照组比较,$P>0.05$。

表 7-18　麦冬块根对大鼠 9~12 周食物利用率及总食物利用率的影响（$\bar{x} \pm s$）

性别	剂量 /(g·kg^{-1})	动物数 / 只	食物利用率 /%				总利用率 /%
			第 9 周	第 10 周	第 11 周	第 12 周	
雌	5	10	4.9 ± 1.9	4.4 ± 1.5	2.3 ± 1.1	2.1 ± 1.6	11.0 ± 1.2
	2.5	10	5.0 ± 1.8	4.2 ± 2.8	2.9 ± 1.8	2.0 ± 1.6	11.2 ± 0.8
	1.25	10	3.8 ± 1.8	3.7 ± 2.7	3.0 ± 1.9	2.4 ± 1.5	10.5 ± 0.9
	0	10	6.1 ± 2.2	4.1 ± 2.0	3.2 ± 1.4	2.2 ± 1.4	11.5 ± 1.0
雄	5	10	5.6 ± 2.5	4.3 ± 1.8	2.7 ± 1.2	2.8 ± 1.2	15.0 ± 0.6
	2.5	10	5.9 ± 1.8	5.2 ± 2.1	3.2 ± 1.8	2.9 ± 1.1	14.5 ± 1.3
	1.25	10	6.4 ± 2.3	5.2 ± 2.3	3.1 ± 1.1	3.3 ± 1.0	14.3 ± 1.3
	0	10	5.3 ± 2.5	5.5 ± 2.2	3.2 ± 2.1	3.1 ± 1.1	14.6 ± 1.4

注：与溶剂对照组比较，$P>0.05$。

（四）麦冬块根对大鼠血液学的影响

由表 7-19 可见，各剂量组雌雄大鼠的末期血液学检测结果与溶剂对照组比较，均无显著性差异（$P>0.05$）。

表 7-19　麦冬块根对大鼠血液学指标的影响（$\bar{x} \pm s$）

性别	剂量 /(g·kg^{-1})	动物数 / 只	白细胞计数 /（$\times 10^9$·L^{-1}）	红细胞计数 /（$\times 10^{12}$·L^{-1}）	血红蛋白 /（g·L^{-1}）	粒细胞 /%	淋巴细胞 /%	单核细胞 /%
雌	5	10	7.3 ± 1.2	8.8 ± 0.5	162.0 ± 6.4	26.4 ± 5.8	70.9 ± 5.9	2.7 ± 0.4***
	2.5	10	6.4 ± 1.1	8.6 ± 0.4	159.0 ± 7.3	29.3 ± 3.8	68.1 ± 3.9	2.6 ± 0.4
	1.25	10	5.7 ± 1.2	8.8 ± 0.4	162.5 ± 6.2	27.8 ± 3.1	69.9 ± 3.2	2.3 ± 0.2
	0	10	6.2 ± 1.8	8.2 ± 2.2	162.6 ± 4.6	28.0 ± 3.3	69.8 ± 3.4	2.3 ± 0.4
雄	5	10	6.5 ± 1.2	10.0 ± 0.4	180.0 ± 6.4	31.1 ± 4.8	66.2 ± 5.1	2.7 ± 0.5
	2.5	10	6.6 ± 1.4	9.6 ± 0.5	175.8 ± 16.7	32.4 ± 5.8	64.8 ± 5.7	2.8 ± 0.4
	1.25	10	7.2 ± 1.0	9.3 ± 0.6	170.1 ± 9.4	34.9 ± 6.1	62.3 ± 6.3	2.9 ± 0.3
	0	10	7.1 ± 1.3	9.6 ± 0.5	175.4 ± 10.4	28.9 ± 6.7	616.7 ± 6.7	2.9 ± 0.3

注：与溶剂对照组比较，$P>0.05$。*** 表示 $P<0.01$

（五）麦冬块根对大鼠血液生化的影响

由表 7-20、表 7-21 和表 7-22 可见，各剂量组雌雄大鼠的末期血液生化学检测结果与溶剂对照组相比较，均无显著性差异（$P>0.05$）。

表 7-20　麦冬块根对大鼠血液生化学指标的影响（$\bar{x}\pm s$）（1）

性别	剂量 /（$g\cdot kg^{-1}$）	动物数 / 只	谷丙转氨酶 /（$U\cdot L^{-1}$）	谷草转氨酶 /（$U\cdot L^{-1}$）	总蛋白 /（$g\cdot L^{-1}$）	白蛋白 /（$g\cdot L^{-1}$）	白 / 球比值
雌	5	10	51.2 ± 11.0	129.8 ± 12.1	83.9 ± 5.3	41.5 ± 3.1	0.98 ± 0.08
	2.5	10	51.1 ± 7.5	133.6 ± 16.2	78.0 ± 3.7	38.5 ± 2.5	0.98 ± 0.06
	1.25	10	55.5 ± 7.7	126.2 ± 16.2	81.5 ± 4.5	40.4 ± 2.8	0.99 ± 0.07
	0	10	55.6 ± 9.0	135.8 ± 23.9	83.0 ± 5.1	41.3 ± 2.0	1.00 ± 0.05
雄	5	10	56.1 ± 6.7	149.8 ± 18.2	73.2 ± 3.3	36.3 ± 1.3	0.99 ± 0.09
	2.5	10	60.3 ± 10.4	144.8 ± 15.0	72.8 ± 3.3	36.1 ± 1.4	0.99 ± 0.05
	1.25	10	54.2 ± 7.9	148.1 ± 18.8	70.4 ± 2.5	34.8 ± 1.0	0.98 ± 0.04
	0	10	52.8 ± 8.7	147.7 ± 27.0	72.1 ± 3.0	35.7 ± 1.2	0.98 ± 0.05

注：与溶剂对照组比较，$P>0.05$。

表 7-21　麦冬块根对大鼠血液生化学指标的影响（$\bar{x}\pm s$）（2）

性别	剂量 /（$g\cdot kg^{-1}$）	动物数 / 只	肌酐 /（$\mu mol\cdot L^{-1}$）	血清尿素 /（$mmol\cdot L^{-1}$）	胆固醇 /（$mmol\cdot L^{-1}$）	甘油三酯 /（$mmol\cdot L^{-1}$）	血糖 /（$mmol\cdot L^{-1}$）
雌	5	10	81.2 ± 8.0	7.80 ± 1.32	1.57 ± 0.33	0.45 ± 0.08	4.54 ± 0.46
	2.5	10	78.2 ± 5.0	7.53 ± 1.27	1.36 ± 0.36	0.41 ± 0.10	4.30 ± 0.37
	1.25	10	79.8 ± 6.5	7.80 ± 1.17	1.57 ± 0.31	0.43 ± 0.13	4.39 ± 0.34
	0	10	80.5 ± 9.0	7.57 ± 1.90	1.36 ± 0.37	0.41 ± 0.11	4.52 ± 0.39
雄	5	10	64.8 ± 4.0	6.79 ± 1.48	1.06 ± 0.11	0.33 ± 0.09	4.19 ± 0.50
	2.5	10	63.8 ± 4.6	6.32 ± 1.17	1.07 ± 0.11	0.31 ± 0.11	4.50 ± 0.41
	1.25	10	60.7 ± 2.5	5.82 ± 1.39	1.09 ± 0.23	0.39 ± 0.11	4.16 ± 0.76
	0	10	60.5 ± 4.7	6.00 ± 1.74	1.10 ± 0.14	0.39 ± 0.08	4.31 ± 0.48

注：与溶剂对照组比较，$P>0.05$。

表 7-22　麦冬块根对大鼠血液生化学指标的影响（$\bar{x}\pm s$）(3)

性别	剂量 /(g·kg⁻¹)	动物数 /只	碱性磷酸酶 /(U·L⁻¹)	谷氨酰转肽酶 /(U·L⁻¹)	氯 /(mmol·L⁻¹)	钾 /(mmol·L⁻¹)	钠 /(mmol·L⁻¹)
雌	5	10	67.5 ± 14.2	1.40 ± 0.72	105.7 ± 1.5	6.47 ± 0.53	156.7 ± 2.5
	2.5	10	66.7 ± 11.2	1.43 ± 0.35	105.9 ± 1.0	6.50 ± 0.31	155.9 ± 2.1
	1.25	10	52.9 ± 12.8	1.84 ± 0.73	106.8 ± 1.3	5.98 ± 0.57	156.9 ± 1.6
	0	10	66.3 ± 25.4	1.60 ± 1.0	106.3 ± 0.8	6.10 ± 0.37	157.5 ± 1.6
雄	5	10	128.8 ± 27.5	1.35 ± 0.33	106.3 ± 1.2	6.37 ± 0.50	158.2 ± 2.3
	2.5	10	103.6 ± 21.3	1.11 ± 0.25	106.2 ± 1.0	6.12 ± 0.36	156.3 ± 3.1
	1.25	10	114.8 ± 33.0	1.14 ± 0.31	105.8 ± 1.3	5.93 ± 0.46	157.9 ± 1.3
	0	10	112.5 ± 18.2	1.14 ± 0.37	105.4 ± 1.5	6.24 ± 0.57	157.3 ± 1.3

注：与溶剂对照组比较，P>0.05。

（六）麦冬块根对大鼠尿液的影响

由表 7-23 可见，各剂量组雌雄大鼠的末期尿液检测结果与溶剂对照组相比较，均无显著性差异（P>0.05）。

表 7-23　麦冬块根对大鼠尿液指标的影响（$\bar{x}\pm s$）

性别	剂量 /(g·kg⁻¹)	动物数 /只	尿蛋白 /(g·L⁻¹)	密度 /(mg·L⁻¹)	pH	葡萄糖 /(mmol·L⁻¹)	潜血细胞 /μl
雌	5	10	0.00 ± 0.00	1 010.5 ± 10.4	6.80 ± 0.59	0.00 ± 0.00	1.00 ± 3.16
	2.5	10	0.00 ± 0.00	1 005.5 ± 3.7	7.00 ± 0.41	0.00 ± 0.00	0.00 ± 0.00
	1.25	10	0.00 ± 0.00	1 010.5 ± 16.7	6.30 ± 0.35	0.00 ± 0.00	1.00 ± 3.16
	0	10	0.02 ± 0.05	1 012.0 ± 8.9	6.45 ± 0.90	0.00 ± 0.00	0.00 ± 0.00
雄	5	10	0.00 ± 0.00	1 012.5 ± 7.2	6.25 ± 0.42	0.00 ± 0.00	1.00 ± 3.16
	2.5	10	0.00 ± 0.00	1 015.0 ± 9.1	6.35 ± 0.24	0.00 ± 0.00	0.00 ± 0.00
	1.25	10	0.00 ± 0.00	1 016.0 ± 7.4	6.05 ± 0.37	0.00 ± 0.00	0.00 ± 0.00
	0	10	0.00 ± 0.00	1 016.5 ± 6.3	6.05 ± 0.28	0.00 ± 0.00	2.00 ± 4.22

注：与溶剂对照组比较，P>0.05。

（七）麦冬块根对大鼠脏体比值的影响

由表 7-24、表 7-25 和表 7-26 可见，各剂量组雌雄大鼠的肝 / 体比值、脾 / 体比值、肾 / 体比值、肾上腺 / 体比值、脑 / 体比值、心脏 / 体比值、胸腺 / 体比值以及雌鼠的子宫 /

体比值、卵巢 / 体比值和雄鼠的睾丸 / 体比值、附睾 / 体比值与溶剂对照组比较，均无显著性差异（$P>0.05$）。

表 7-24　麦冬块根对大鼠脏体比的影响（$\bar{x}\pm s$）（1）

性别	剂量 /（g·kg^{-1}）	动物数 / 只	肝脏湿重 /g	肝 / 体比值 /%	脾脏湿重 /g	脾 / 体比值 /%	肾脏湿重 /g	肾 / 体比值 /%	肾上腺湿重 /g	肾上腺 / 体比值 /‰
雌	5	10	6.34 ± 0.39	2.60 ± 0.23	0.47 ± 0.05	0.19 ± 0.01	1.52 ± 0.12	0.62 ± 0.04	0.07 ± 0.01	0.30 ± 0.05
	2.5	10	6.24 ± 0.67	2.57 ± 0.23	0.46 ± 0.07	0.19 ± 0.02	1.47 ± 0.11	0.61 ± 0.04	0.07 ± 0.02	0.27 ± 0.07
	1.25	10	6.02 ± 0.73	2.54 ± 0.21	0.45 ± 0.06	0.19 ± 0.03	1.55 ± 0.17	0.66 ± 0.06	0.07 ± 0.01	0.30 ± 0.07
	0	10	6.35 ± 0.54	2.52 ± 0.15	0.48 ± 0.07	0.19 ± 0.02	1.56 ± 0.16	0.62 ± 0.02	0.08 ± 0.01	0.29 ± 0.03
雄	5	10	10.60 ± 1.41	2.51 ± 0.21	0.69 ± 0.13	0.16 ± 0.02	2.92 ± 0.27	0.69 ± 0.05	0.08 ± 0.12	0.19 ± 0.03
	2.5	10	10.47 ± 3.34	2.56 ± 0.28	0.68 ± 0.12	0.17 ± 0.03	2.81 ± 0.27	0.69 ± 0.06	0.08 ± 0.18	0.19 ± 0.04
	1.25	10	9.75 ± 1.41	2.41 ± 0.28	0.68 ± 0.16	0.17 ± 0.03	2.75 ± 0.34	0.68 ± 0.07	0.07 ± 0.15	0.16 ± 0.04
	0	10	10.48 ± 1.33	2.51 ± 0.17	0.74 ± 0.17	0.18 ± 0.03	2.83 ± 0.25	0.68 ± 0.04	0.08 ± 0.16	0.19 ± 0.04

注：与溶剂对照组比较，$P>0.05$。

表 7-25　麦冬块根对大鼠脏体比的影响（$\bar{x}\pm s$）（2）

性别	剂量 /（g·kg^{-1}）	动物数 / 只	脑湿重 /g	脑 / 体比值 /%	心脏湿重 /g	心脏 / 体比值 /%	胸腺湿重 /g	胸腺 / 体比值 /%	睾丸湿重 /g	睾丸 / 体比值 /%
雌	5	10	1.75 ± 0.14	0.72 ± 0.03	0.88 ± 0.16	0.36 ± 0.04	0.30 ± 0.07	0.12 ± 0.02	—	—
	2.5	10	1.72 ± 0.18	0.71 ± 0.05	0.84 ± 0.14	0.34 ± 0.03	0.27 ± 0.05	0.12 ± 0.03	—	—
	1.25	10	1.71 ± 0.17	0.72 ± 0.04	0.76 ± 0.13	0.32 ± 0.05	0.28 ± 0.06	0.12 ± 0.03	—	—
	0	10	1.80 ± 0.17	0.71 ± 0.05	0.90 ± 0.13	0.36 ± 0.03	0.32 ± 0.07	0.13 ± 0.03	—	—

续表

性别	剂量 /(g·kg^{-1})	动物数 /只	脑湿重 /g	脑/体比值 /%	心脏湿重 /g	心脏/体比值 /%	胸腺湿重 /g	胸腺/体比值 /%	睾丸湿重 /g	睾丸/体比值 /%
雄	5	10	1.99 ± 0.11	0.47 ± 0.02	1.49 ± 0.16	0.35 ± 0.02	0.33 ± 0.08	0.08 ± 0.02	3.26 ± 0.31	0.77 ± 0.05
	2.5	10	1.89 ± 0.14	0.46 ± 0.03	1.42 ± 0.13	0.35 ± 0.03	0.29 ± 0.05	0.07 ± 0.01	3.07 ± 0.24	0.76 ± 0.06
	1.25	10	1.87 ± 0.15	0.46 ± 0.04	1.38 ± 0.10	0.34 ± 0.03	0.31 ± 0.07	0.08 ± 0.02	3.08 ± 0.18	0.77 ± 0.08
	0	10	1.93 ± 0.13	0.47 ± 0.05	1.45 ± 0.14	0.35 ± 0.02	0.31 ± 0.08	0.07 ± 0.01	3.23 ± 0.27	0.78 ± 0.06

注：与溶剂对照组比较，P>0.05。

表 7-26　麦冬块根对大鼠脏体比的影响($\bar{x} \pm s$)(3)

性别	剂量 /(g·kg^{-1})	动物数 /只	子宫重 /g	子宫/体比值 /%	卵巢湿重 /g	卵巢/体比值 /%	附睾湿重 /g	附睾/体比值 /%
雌	5	10	0.63 ± 0.11	0.26 ± 0.05	0.14 ± 0.03	0.06 ± 0.01	—	—
	2.5	10	0.67 ± 0.12	0.28 ± 0.07	0.13 ± 0.04	0.05 ± 0.01	—	—
	1.25	10	0.61 ± 0.14	0.26 ± 0.05	0.12 ± 0.03	0.06 ± 0.02	—	—
	0	10	0.72 ± 0.10	0.29 ± 0.05	0.15 ± 0.03	0.06 ± 0.01	—	—
雄	5	10	—	—	—	—	1.39 ± 0.11	0.33 ± 0.03
	2.5	10	—	—	—	—	1.34 ± 0.14	0.33 ± 0.02
	1.25	10	—	—	—	—	1.28 ± 0.09	0.32 ± 0.04
	0	10	—	—	—	—	1.37 ± 0.11	0.33 ± 0.03

注：与溶剂对照组比较，P>0.05。

(八) 病理学检查

试验结束后处死动物，进行大体解剖，肉眼未见明显异常改变。组织病理学检查结果显示：样品高剂量组雌性大鼠有 9 例局部肺泡炎症细胞浸润；雄性大鼠有 1 例肝小叶轻度空泡变、9 例局部肺泡炎症细胞浸润、2 例部分肺泡腔内可见红细胞，其余组织均未见异常；溶剂对照组雌性大鼠有 9 例局部肺泡炎症细胞浸润和 1 例多个肺细支气管周围有大量炎症细胞融合成块，雄性大鼠有 8 例局部肺泡炎症细胞浸润和 1 例部分肺泡腔内可见红细胞,其余组织均未见异常;胸腺、心脏、肾上腺、脑、垂体、膀胱、甲状腺、胰腺、十二指肠、空肠、回肠、结肠、直肠、肠系膜淋巴结、前列腺、子宫、附睾其余脏器组织均未见异常。以上组织病变属动物的自发轻型病变,未见样品高剂量组引起动物中毒性损伤改变(表 7-27 至表 7-33)。

表 7-27 麦冬块根对大鼠肝脏的组织学影响

单位:只

指标		高剂量组		溶剂对照组	
		雌	雄	雌	雄
总动物数		10	10	10	10
被膜改变		0	0	0	0
肝小叶	坏死	0	0	0	0
	出血	0	0	0	0
	空泡变	0	1(+)	0	0
	颗粒变	0	0	0	0
	肝细胞索断裂	0	0	0	0
	肝细胞肿胀	0	0	0	0
	炎症细胞浸润	0	0	0	0
	其他	0	0	0	0
汇管区	坏死	0	0	0	0
	出血	0	0	0	0
	胆管增生	0	0	0	0
	炎症细胞浸润	0	0	0	0
	其他	0	0	0	0

表 7-28 麦冬块根对大鼠肾脏的组织学影响

单位:只

指标	高剂量组		溶剂对照组	
	雌	雄	雌	雄
总动物数	10	10	10	10
被膜改变	0	0	0	0

续表

指标			高剂量组		溶剂对照组	
			雌	雄	雌	雄
皮质部	肾小管	坏死	0	0	0	0
		肿胀	0	0	0	0
		空泡变	0	0	0	0
		管型	0	0	0	0
		炎症细胞浸润	0	0	0	0
	肾小球变性		0	0	0	0
	间质内炎症细胞浸润		0	0	0	0
	其他		0	0	0	0
髓质部	曲管上皮	坏死	0	0	0	0
		肿胀	0	0	0	0
		空泡变	0	0	0	0
		管型	0	0	0	0
		炎症细胞浸润	0	0	0	0
	间质内炎症细胞浸润		0	0	0	0
	其他		0	0	0	0
	肾盂部乳头改变		0	0	0	0
	移行上皮细胞改变		0	0	0	0

表 7-29　麦冬块根对大鼠脾脏的组织学影响

单位：只

指标	高剂量组		溶剂对照组	
	雌	雄	雌	雄
总动物数	10	10	10	10
红髓扩张	0	0	0	0
白髓萎缩	0	0	0	0
造血细胞增生	0	0	0	0

续表

指标	高剂量组		溶剂对照组	
	雌	雄	雌	雄
炎症细胞浸润	0	0	0	0
色素沉着	0	0	0	0
其他	0	0	0	0

表 7-30　麦冬块根对大鼠肺的组织学影响

单位：只

指标	高剂量组		溶剂对照组	
	雌	雄	雌	雄
总动物数	10	10	10	10
炎症细胞浸润	9(+)	9(+)	9(+)	8(+)
部分肺泡腔内可见红细胞	0	2(+)	0	1(+)
支气管周围有大量炎症细胞融合成块	0	0	1(+)	0
其他	0	0	0	0

表 7-31　麦冬块根对大鼠胃肠的组织学影响

单位：只

指标	高剂量组		溶剂对照组	
	雌	雄	雌	雄
总动物数	10	10	10	10
黏膜出血	0	0	0	0
水肿	0	0	0	0
炎症细胞浸润	0	0	0	0
坏死	0	0	0	0
萎缩	0	0	0	0
增生	0	0	0	0

表 7-32 麦冬块根对大鼠睾丸的组织学影响

单位：只

指标	高剂量组	溶剂对照组
总动物数	10	10
生精上皮细胞减少	0	0
生精上皮细胞变性	0	0
生精上皮细胞坏死	0	0
多核巨细胞	0	0
间质出血	0	0
间质水肿	0	0

表 7-33 麦冬块根对大鼠卵巢的组织学影响

单位：只

指标	高剂量组	溶剂对照组
总动物数	10	10
萎缩	0	0
变性	0	0
出血	0	0
水肿	0	0
囊肿	0	0
其他	0	0

（九）眼部检查

试验开始前对动物进行眼部检查，肉眼未见明显异常改变；试验结束时对高剂量组和溶剂对照组进行眼部检查，肉眼未见明显异常改变（表 7-34，表 7-35）。

表 7-34 试验前大鼠眼部检查结果

单位：只

指标	高剂量组	中剂量组	低剂量组	溶剂对照组
总动物数	10	10	10	10
角膜损害	0	0	0	0
虹膜损害	0	0	0	0

续表

指标	高剂量组	中剂量组	低剂量组	溶剂对照组
晶状体损害	0	0	0	0
结膜充血	0	0	0	0
结膜水肿	0	0	0	0
其他	0	0	0	0

表 7-35 麦冬块根对大鼠眼部的影响

单位:只

指标	高剂量组	溶剂对照组
总动物数	10	10
角膜损害	0	0
虹膜损害	0	0
晶状体损害	0	0
结膜充血	0	0
结膜水肿	0	0
其他	0	0

三、实验结论

设 5.00g/kg、2.50g/kg、1.25g/kg(分别相当于人体推荐用量的 100 倍、50 倍、25 倍)3 个剂量组,另设溶剂对照组,连续给予大鼠灌胃 90 天。实验期间动物生长发育良好,各剂量组的动物体重、进食量、食物利用率、血液学指标、血液生化学指标、脏器湿重、脏器 / 体重比值与溶剂对照组比较,均无显著性差异(P>0.05)。试验前对所有动物进行眼部检查,试验后对高剂量组和溶剂对照组进行眼部检查,均未见明显异常改变;大体解剖观察和组织病理学检查未见与样品有关的异常改变。在受试剂量范围内均未见该样品对大鼠各项观察指标产生毒副作用。

(注:本章节检测报告由具备第三方检测资质的机构陕西省中医药研究院食品化妆品检验检定中心出具。)

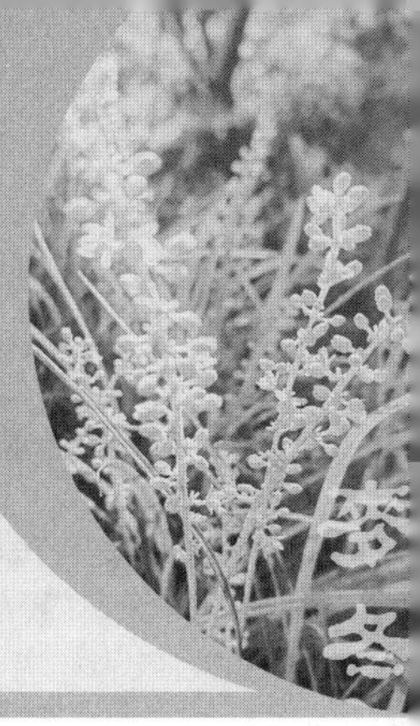

第八章　麦冬安全风险评估报告

麦冬为百合科植物麦冬 *Ophiopogon japonicus*（L.f.）Ker-Gawl. 的干燥块根，为我国大宗常用中药之一，《神农本草经》列之为上品。2002 年，麦冬被卫生部列入《可用于保健食品的物品名单》中，其保健功效得到国家权威部门的认可。据文献考证，在我国唐代就已有麦冬食用的记载，而且在民间食用麦冬酒、麦冬茶、麦冬粥等也已成为广东、四川等地区的习惯。该物质能否以普通食品原料使用，其食用安全性是关键因素，2018 年 10 月，中国中医科学院中药资源中心开展了麦冬块根的健康安全风险评估，以期为该物质的安全使用提供科学依据。

第一节　基本信息

麦冬块根来源于百合科沿阶草属植物麦冬 *Ophiopogon japonicus*（L.f.）Ker-Gawl.，英文名为 Ophiopogonis Radix，被《中国药典》收载，具有重要的药用和医疗保健价值，也是最早列入《可用于保健食品的物品名单》品种之一。麦冬在全国分布广泛，主要集中在四川、浙江、江苏、广西等省，其中以四川、浙江所产为道地药材，分别习称“川麦冬”和“杭麦冬”。2006 年四川省绵阳市三台县的涪城麦冬成功申请为中国国家地理标志产品。麦冬在《神农本草经》中的记载为：“主心腹结气，伤中伤饱，胃络脉绝，羸瘦短气。久服轻身，不老不饥。”

麦冬块根呈纺锤形，两端略尖，长 1.0~3.0cm，直径 0.30~0.65cm。表面淡黄色或灰黄色，有细纵纹。质柔韧，断面黄白色，半透明，中细小。气微香，味甘、微苦。

第二节　成分分析

一、三台麦冬的成分

麦冬的主要成分包括水分、总灰分、蛋白质、游离氨基酸、总氨基酸、脂肪、粗纤维、淀粉和矿物质等（表 8-1）。

表 8-1　麦冬块根的成分分析汇总

类别	分析成分							
一般成分 /%	水分	总灰分	脂肪	粗纤维	粗蛋白	淀粉	总多糖	碳水化合物
	13.69	2.19	0.24	3.94	3.684	15.75	51.6	80.2
矿物质 /(mg/100g)	钾	钙	钠	镁	铁	锰	铜	锌
	542	214.8	12.137	27.3	6.634	0.627 1	0.22	0.570 7
维生素 /(μg/g)	B_2	NA	NAM	B_4	B_5	FA	C	E
	25.43	1.19	2.54	27.05	8.14	0.62	3.4	0.68
主要游离氨基酸 /(mg/g)	Thr	Ser	Glu	Ala	Cys	Arg	Pro	总量
	2.06	1.08	0.39	0.82	0.29	2.68	0.59	9.15
主要总氨基酸 /(mg/g)	Thr	Ser	Glu	Ala	Cys	Arg	Pro	总量
	0.64	1.12	3.69	1.17	0.28	2.42	1.03	15.87

（一）一般成分分析

对 10 个不同区域的三台麦冬块根进行水分、总灰分、脂肪、粗纤维、淀粉、总多糖、蛋白质等成分的测定。结果显示：三台麦冬的含水量 12.50%~14.70%，平均含水量 13.69%；总灰分 1.70%~2.7%，平均灰分含量 2.19%；脂肪含量 0.1%~0.3%，平均脂肪含量 0.24%；粗纤维含量 3.7%~4.3%，平均粗纤维含量 3.94%；淀粉含量 13.0%~22.3%，平均淀粉含量 15.75%；总多糖含量 41.47%~60.17%，平均总多糖含量 51.6%；蛋白质含量 2.2%~5.76%，平均蛋白质含量 3.684%；根据公式：碳水化合物 =100-（水分 + 蛋白质 + 脂肪 + 灰分），计算可得，三台麦冬的碳水化合物平均含量为 80.2%。综上所述，三台麦冬呈现出低脂肪、高多糖的特点。

（二）矿物质含量分析

对 10 个不同地区的三台麦冬块根进行矿物质测定，结果显示：三台麦冬的钾含量 386~702mg/100g，平均为 542mg/100g；钙含量 161~281mg/100g，平均为 214.8mg/100g；镁含量 19.1~35.3mg/100g，平均为 27.3mg/100g；钠含量 6.98~19.9mg/100g，平均为 12.137mg/100g，可见在麦冬的矿物质含量中，含量最高的 3 种矿质元素分别为钾、钙、镁。

在含量最高的 3 种元素中，钙元素含量较常见根茎的含量更具优势。据文献报道，山药中钙元素含量为 22.71mg/100g，马铃薯中钙元素含量为 73.931mg/100g，甘薯的钙元素含量为 56.396mg/100g，温郁金中钙元素平均含量为 44.791mg/100g，刺五加根部的钙元素平均含量为 169.133mg/100g。因此，三台麦冬的钙元素含量较高。

（三）维生素含量分析

对10个不同区域的三台麦冬块根进行维生素和β-胡萝卜素的测定，结果显示：10个区域的样品中维生素B_2含量13.499~34.375μg/g，平均含量为25.43μg/g；烟酸含量0.859~1.519μg/g，平均含量为1.19μg/g；叶酸的含量0.092~1.285μg/g，平均含量为0.62μg/g；维生素C的含量2.651~4.052μg/g，平均含量为3.4μg/g；维生素E的含量0.230~1.548μg/g，平均含量为0.68μg/g。由于β-胡萝卜素的含量低于检测限，故未检出；部分地区的样品未检测到维生素K_1。

据文献报道，广西著名壮药牛大力中维生素B_2的平均含量为1.61mg/100g，国内外对甘薯块根（鲜基）的维生素B_2含量测定的平均值为0.174mg/100g，马铃薯的维生素B_2含量为0.04mg/100g。由此可见，三台麦冬的维生素B_2高于上述其他地下器官的含量。

（四）氨基酸含量分析

对10个不同区域的三台麦冬块根进行游离氨基酸和总氨基酸的含量测定，结果显示：总氨基酸的平均含量为15.87mg/g，其中必需氨基酸含量为3.73mg/g，占总氨基酸含量的23.5%；游离氨基酸的平均含量为9.15mg/g，其中必需氨基酸的含量为2.8mg/g，占游离氨基酸含量的30.6%。在测得的17种总氨基酸中，谷氨酸的含量最高（3.69mg/g），其次是精氨酸（2.4mg/g）。在测得的17种游离氨基酸中，精氨酸的含量最高（2.68mg/g），其次是苏氨酸（2.06mg/g）。

据文献报道，地黄块根的游离氨基酸平均含量为3.17mg/g，杜鹃花根的氨基酸含量为12.74mg/g，人参根的游离氨基酸平均含量为5mg/g，丽江玛咖块根总氨基酸含量为5.3mg/g，芫根的总氨基酸含量为64mg/g。由此可见，麦冬块根富含多种氨基酸，且含量高于大部分根类品种，可作为摄入氨基酸的潜在来源。

二、三台麦冬天然活性成分分析

（一）皂苷

现代研究表明，甾体皂苷类化合物是麦冬的主要活性部位，其具有抗心脑血管疾病、抗衰老、改善学习记忆障碍等作用，目前已分离得到麦冬皂苷A~H、J~S以及麦冬皂苷B′、C′、D′等70余种甾体类化合物。

对10个不同区域的三台麦冬块根进行总皂苷含量测定，其平均含量为0.257%。文献报道的川麦冬总皂苷含量均在0.25%~0.39%，检测结果符合实际情况。

（二）黄酮

根据已有文献报道，麦冬中的高异黄酮类化合物表现出多种生物活性，具有清除氧自由基、心肌保护等药理作用，目前已分离出麦冬高异黄酮A~D，甲基麦冬黄酮A、B，麦冬二氢高异黄酮等36个高异黄酮类化合物。

对10个不同区域的三台麦冬块根进行黄酮类化合物含量测定，其平均含量为

0.131%。文献报道中，麦冬中总黄酮的平均含量分别为 4.19%（RSD=1.85%）、4.31%（RSD=2.16%）、4.26%（RSD=2.39%），还有报道检测的结果为 0.305%（RSD=1.28%），与实际测量结果有一定偏差。

三、三台麦冬污染物和天然有害成分

依据国家相关标准制定了麦冬块根的企业标准，在标准中详细规定了农药残留、重金属和微生物的相关标准。申报材料表明在三台麦冬产区采收的样品经检测全部符合企业标准。

（一）三台麦冬农药残留水平分析

三台麦冬新食品原料共检测六六六（HCH）、滴滴涕（DDT）、五氯硝基苯、黄曲霉毒素共 4 种农残指标，并根据《食品安全国家标准　食品中农药最大残留限量》（GB 2763—2021）和《食品安全国家标准　食品中黄曲霉毒素 B 族和 G 族的测定》（GB 5009.22—2016），规定限量分别为：0.1mg/kg，0.1mg/kg，0.5mg/kg，0.2mg/kg。对三台麦冬的 10 批样品进行农残检测，结果均未检出上述 4 种农药。

（二）三台麦冬重金属含量分析

对 10 个不同区域的麦冬进行重金属的检测，结果显示：依据 GB 5009.17—2021 检测，汞（Hg）平均含量为（0.0142 ± 0.0091）mg/kg；依据 GB 5009.13—2017 检测，铜（Cu）平均含量为（3.16 ± 0.16）mg/kg；依据 GB 5009.11—2024 检测，砷（As）平均含量为（0.267 ± 0.081）mg/kg；依据 GB 5009.15—2023 检测，镉（Cd）平均含量为（0.311 ± 0.038）mg/kg；依据 GB/T 5009.12—2023 检测，铅（Pb）平均含量为（0.367 ± 0.179）mg/kg。上述重金属含量均在安全食用范围之内。

（三）抗营养因子

麦冬块根中的抗营养因子为植物中常见的几类物质，主要包括胰蛋白酶抑制剂、凝集素、植酸、非淀粉多糖、多酚类化合物等。豆类、花生以及谷实类、块根、块茎等食品中都含有微量抗营养因子，在加工、加热等工艺过程中可以消除和破坏大部分的抗营养因子。

1. 胰蛋白酶抑制剂　对 10 批麦冬胰蛋白酶的抑制作用进行检测，结果显示三台麦冬胰蛋白酶抑制剂的抑制率为 67%~89%。

2. 凝集素　对 10 批麦冬凝集素的含量进行检测，结果显示三台麦冬的凝集素含量为 3.56~3.94mg/g。

3. 植酸　对 10 批麦冬植酸的含量进行检测，结果显示三台麦冬的植酸含量为 9.1%~18.2%。

4. 非淀粉多糖　对 10 批麦冬非淀粉多糖含量进行检测，结果显示三台麦冬的非淀粉多糖含量为 4.45%~5.4%。

5. 多酚类化合物 对 10 批麦冬多酚类化合物的含量进行检测，其中槲皮素、没食子酸的平均含量分别为 0.732%、1.450%，未检出阿魏酸。

第三节 毒理学资料

一、三台麦冬的毒理学资料

将三台麦冬块根打成细粉，委托具有中国计量认证（CMA）资质的检测单位（认证编号为 CMA：152700140313）开展急性毒性试验、遗传毒性试验、90 天喂养试验、致畸试验，结果如下。

（一）急性毒性试验

试验按限量法以 17.0g/kg（相当于人体推荐用量的 340 倍）的剂量给予大鼠灌胃后，动物生长良好，未见体重受到影响，未见动物有明显中毒症状，无动物死亡。试验结束解剖动物，大体观察未见明显异常。结果表明，三台麦冬对雌、雄大鼠急性经口毒性 LD_{50} 均 >17.0g/kg。根据急性毒性分级标准，三台麦冬属于无毒级。

（二）遗传毒性试验

三项遗传毒性试验包括细菌回复突变试验、哺乳动物红细胞微核试验和小鼠精原细胞畸变试验。

1. 细菌回复突变试验 以多氯联苯诱导的大鼠肝微粒体酶（S-9）作为体外代谢活化系统，采用 TA97、TA98、TA100、TA102 四种菌株，分别设置每皿 5 000μg、1 000μg、200μg、40μg、8μg 5 个剂量组及溶剂对照组、自发回变组和阳性对照组。结果表明，无论加入 S-9 与否，样品各剂量组的回变菌落数均未超过自发回变菌落数的 2 倍，亦无剂量 - 反应关系，表明三台麦冬细菌回复突变试验结果为阴性。

2. 小鼠骨髓嗜多染红细胞微核试验 采用昆明种小鼠 50 只，雌雄各半，试验设置 10.0g/kg、5.0g/kg 和 2.5g/kg 三个剂量组，另设溶剂（蒸馏水）对照组和环磷酰胺阳性对照组（CP，40mg/kg）。经染色后在油镜下观察计数，每只小鼠计数 1 000 个 PCE 中含微核的千分率。结果表明，各剂量组 PCE 占红细胞总数的比例均不少于溶剂对照组的 20%，说明三台麦冬的哺乳动物红细胞微核试验结果为阴性，三台麦冬对小鼠骨髓嗜多染红细胞微核率无影响。

3. 小鼠精原细胞畸变试验 采用雄性昆明种小鼠 50 只并随机分 5 组，试验设置 10.0g/kg、5.0g/kg 和 2.5g/kg 三个剂量组，另设溶剂（蒸馏水）对照组和环磷酰胺阳性对照组（CP，40mg/kg）染色后观察计数。结果表明，样品 3 个剂量组畸变细胞率与溶剂对照组比较，经二项分布统计无显著性差异（$P>0.05$），而环磷酰胺阳性对照组显著高于溶剂对照组（$P<0.01$），说明小鼠精原细胞畸变试验结果呈阴性。

上述资料表明，在该剂量下三台麦冬无遗传毒性。

（三）90 天喂养试验

90 天喂养试验显示，分别设 5.00g/kg、2.50g/kg、1.25g/kg 三个剂量组，另设溶剂对照组，连续给予大鼠灌胃 90 天。结果表明，三台麦冬剂量组对大鼠体重增长、进食量、食物利用率、血液学指标、血液生化学指标、脏器湿重、脏器 / 体重比值与溶剂对照组比较，均无显著性差异（$P>0.05$）；试验前对所有动物进行眼部检查，试验后对高剂量组和溶剂对照组进行眼部检查，均未见明显异常改变；大体解剖观察和组织病理学检查未见与样品有关的异常改变。在受试剂量范围内均未见该样品对大鼠各项观察指标产生毒副作用。

（四）致畸试验

致畸试验显示，分别设 5.00g/kg、2.50g/kg、1.25g/kg 三个剂量组，另设溶剂对照组，对大鼠进行试验。结果表明，三台麦冬剂量组对孕鼠体重及增重与溶剂对照组比较，均无显著性差异（$P>0.05$）；胎仔外观、活胎总数、胎鼠体重、体长、骨骼、内脏检查与溶剂对照组相比，均无显著性差异（$P>0.05$）。致畸试验结果判定，三台麦冬在此剂量范围内对大鼠无致畸作用。

二、抗营养因子的毒理学资料

（一）胰蛋白酶抑制剂

三台麦冬的胰蛋白酶抑制剂的平均抑制率为 35.189%，据文献报道，三七茎叶中胰蛋白酶抑制剂的平均抑制率在 14.41%；另有文献研究显示，在 60 种中药配方颗粒浓度为 100mg/ml 时，麻黄的胰蛋白酶抑制率最大为 37.95%，其次是大黄 36.35%。甘薯的 sporamin 胰蛋白酶的平均抑制率 46.25%。胰蛋白酶抑制剂（TI）普遍存在于自然界的动物、植物和微生物中，一方面可以与生物的胰蛋白酶结合，抑制生物对蛋白质的消化、吸收和利用等能力，因此被称为抗营养因子；另一方面胰蛋白酶抑制剂还具有重要的药用价值，可用于 HIV 和肿瘤治疗中。因此目前对于胰蛋白酶生理活性的利弊还有待进一步研究。

（二）植酸

三台麦冬的植酸平均含量为 0.120mg/g。据文献报道，植酸在豆制品如腐竹、青豆、黄豆等食物中含量分别为 20.78mg/g、14.27mg/g、13.74mg/g，均高于三台麦冬的植酸含量。因此，三台麦冬中植酸带来的风险较低，不需要关注。

（三）凝集素

三台麦冬的凝集素平均含量为 2.737mg/g，凝集素含量在大豆中最高为 37.5mg/g，最低为 1.88mg/g，大部分都集中在 4.22~13.13mg/g，由此可见，三台麦冬的凝集素含量远低于大豆凝集素含量。因此，三台麦冬中凝集素带来的风险较低，不需要关注。

(四) 非淀粉多糖

三台麦冬的非淀粉多糖含量为0.115%,文献显示,在几种常用中草药的非淀粉多糖含量研究中,芦荟的非淀粉多糖总量为41.55g/kg,黄芪中甚至高达610.6g/kg,远高于三台麦冬的含量。因此,三台麦冬中非淀粉多糖带来的风险较低,不需要关注。

三、多酚类化合物

本研究测定了槲皮素、没食子酸和阿魏酸,其中三台麦冬槲皮素、没食子酸的平均含量分别为0.732%、1.450%,未检出阿魏酸。

槲皮素属于类黄酮物质,该类物质的医疗保健功效日益得到人们的认可和重视,如茴香中槲皮素含量丰富,春夏和秋冬两季均超过15mg/100g鲜重,洋葱中槲皮素含量在28.4~48.6mg/100g鲜重,甘薯为(12.88 ± 0.08)g/100g干重,紫苏籽总黄酮可达0.7%,苦荞的总黄酮含量1.367%~2.156%,高于麦冬。因此,三台麦冬中黄酮带来的风险较低,不需要关注。

多酚类物质是一类含有多个酚羟基并具有多种生物学活性的次生代谢产物,广泛分布于植物中,具有抗氧化、降血压、抗肿瘤等多种健康效应。藜麦中多酚类物质含量可达到1.013%,荠菜多酚可达到2.833%,藜麦和荠菜均为常用食品。因此,麦冬多酚类物质约2.1%,三台麦冬中多酚带来的风险较低,不需要关注。

第四节 人群不良反应

在现代食用和使用中未见人群不良反应报道。在食用禁忌方面,古文记载如下。《景岳全书》:便滑中寒者勿设。《药鉴》:诸症便滑者忌之。《得配本草》:畏苦参、青葙、木耳。恶款冬、苦芙、苦瓠。忌鲫鱼。因此,脾胃虚寒腹泻者不宜服用麦冬。

第五节 食用和使用情况

麦冬栽培始于元末明初,有记载的人工种植历史约700年。据文献考证,唐代就出现有关麦冬食用的记载,而且在民间,食用麦冬酒、麦冬茶、麦冬粥等也已成为广东、四川等地区的习惯。三台作为川麦冬的主产区,其食用历史至少有230余年,如《潼川府志》(潼川即现今三台)中记载,麦门冬有余粮之名。现代书籍中,如《中国食疗名方300首》收载了包括“麦门冬粥”“乌梅麦冬饮”等在内的12首食疗方。在民间,麦冬多被制成茶酒饮品、糕点、主菜等,如在四川三台地区,麦冬被开发成名为“浪牌”的麦冬酒;又如在广东地区,麦冬常被做成“花旗参石斛麦冬汤”“海底椰麦冬炖瘦肉”等独具特色的靓汤食用。麦冬在民间食用剂量较大且食用周期较长,如山楂麦冬茶使用麦冬

25g，枸杞麦冬饮使用麦冬 15g，麦冬粥使用麦冬 15g 且早晚食用，均未见有食用麦冬中毒或不良反应的报道。

第六节 暴露评估

结果显示，按限量法以 17.0g/kg（相当于人体推荐用量 340 倍）的剂量给予大鼠灌胃后，动物生长良好，未见体重受到影响，未见动物有明显中毒症状，无动物死亡。试验结束解剖动物，大体观察未见明显异常。结果表明，三台麦冬对雌、雄大鼠急性经口毒性 LD_{50} 均 >17.0g/kg。根据急性毒性分级标准，三台麦冬属于无毒级。

90 天喂养试验结果显示，三台麦冬分别以人体每日推荐剂量 100 倍、50 倍、25 倍的制备饲料连续给予大鼠灌胃 90 天，在受试剂量范围内均未见三台麦冬对大鼠各项观察指标产生毒副作用。

遗传毒性试验包括细菌回复突变试验、哺乳动物红细胞微核试验和小鼠精原细胞畸变试验，三台麦冬试验结果均呈阴性。

致畸试验显示，分别以人体每日推荐剂量的 100 倍、50 倍、25 倍制备饲料喂饲孕鼠，三台麦冬在此剂量范围内对大鼠无致畸作用。

麦冬日推荐剂量 9g/d，小于《中国药典》中的日允许最高摄入量（《中国药典》规定：6~12g），另外，地理标志产品涪城麦冬的日推荐剂量为 6~15g，因此以日推荐剂量引起的健康风险不需要关注。麦冬中主要的活性成分为多糖、皂苷和黄酮，在国内外都未设定日允许摄入量或限值，因此选取可比较的总多糖、总皂苷、总黄酮与已上市食品的暴露进行比较。

一、皂苷暴露评估

现代研究表明，麦冬块根中富含多糖、皂苷、黄酮等有效成分。对 10 个不同地区的麦冬块根进行总皂苷含量测定，其平均含量为 0.257%。由于麦冬皂苷尚未有暴露限值，参考人参皂苷的限值分析麦冬皂苷，人参（人工种植 5 年以下）推荐量为 3g/d，人参皂苷评价含量为 6.5%，则皂苷每日摄入量为 0.195g，成人（按平均体重 60kg 计算）食用人参每日皂苷暴露量为 3.25mg/kg。

《中国药典》规定：作为药用的麦冬推荐剂量为 6~12g，根据麦冬实地检测结果，麦冬皂苷的平均含量 0.257%，则成人通过食用药物麦冬，皂苷每日暴露范围 0.257~0.514mg/kg。

参照地理标志产品涪城麦冬的日推荐量 6~15g，结合当地多数人群每天作为食品使用麦冬的调查量，最终认为麦冬每日推荐量为 9g，采用急性暴露评估模型法，则人群每日从食品麦冬中摄入的总皂苷量为 0.023g。成人（按平均体重 60kg 计算）皂苷的每日最大暴露量为 0.383mg/kg。

二、黄酮暴露评估

《中国药典》规定:作为药用的麦冬推荐剂量为 6~12g,根据麦冬实地检测结果,麦冬黄酮的平均含量 0.131%,则成人通过食用药物麦冬,黄酮每日暴露范围 0.131~0.262mg/kg。

对 10 个不同地区的麦冬块根进行黄酮类化合物含量测定,其平均含量为 0.131%。麦冬黄酮尚未有暴露限值,按照调查过程中急性暴露评估模型法计算,成人按平均体重 60kg 计算,则黄酮每日暴露量为 0.197mg/kg。综合考虑,麦冬作为原料或膳食补充剂时,还应考虑同时食用其他富含皂苷和黄酮的食物或补充剂(如海参),则需要综合考虑皂苷和黄酮的暴露量。

三、抗营养因子暴露评估

麦冬中主要抗营养因子包括胰蛋白酶抑制剂、凝集素、植酸、非淀粉多糖、多酚化合物等,整体含量较低,部分常用蔬菜此类物质含量高于麦冬,同时麦冬的消费量远低于蔬菜的消费量。因此该部分风险较低,引起健康损害的可能性较小。

第七节　安全性评估意见

麦冬为百合科植物麦冬 *Ophiopogon japonicus*(L.f.) Ker-Gawl. 的干燥块根。其主要营养成分包括蛋白质、维生素、氨基酸和矿物质,其中脂肪平均含量 0.2%、粗纤维平均含量 3.9%、淀粉平均含量 15.8%、总多糖平均含量 51.6%、蛋白质平均含量 3.68%,呈现低脂肪、高多糖、营养素均衡的特点。此外,麦冬的氨基酸种类丰富、含量较高,可作为补充氨基酸的潜在来源。麦冬的矿物质含量较为丰富,其中钙元素含量较同类块根的含量高。麦冬的维生素 B_2 含量较高,且高于其他块根类含量。麦冬的天然活性成分主要是总皂苷和总黄酮,总皂苷的平均含量为 0.257%,黄酮类化合物平均含量为 0.131%。

麦冬为《中国药典》收载品种,在主产区有多年的食用历史,经口途径使用麦冬未见不良反应的报道。麦冬在加工过程中仅作清洗、拣选、干燥等工艺,未使用加工助剂。麦冬重金属和农残检测结果符合国家标准,且农药在规定范围内使用,不影响产品的安全性。有资料显示,按限量法以 17.0g/kg(相当于人体推荐用量 340 倍)的剂量给予大鼠灌胃后,未见动物有明显中毒症状,无动物死亡。麦冬经口毒性属于无毒级,无遗传毒性,亦未见致畸作用。90 天喂养试验结果表明,在受试剂量范围内均未见麦冬块根对大鼠各项观察指标产生毒副作用。

目前,在四川等地已有多种形式的麦冬产品销售和使用,调查资料表明,成人每日摄入 9g 麦冬不会引起不良反应。从该产品的主要成分皂苷和黄酮分析，按照急性暴露评估模型法计算，成人消费麦冬导致的总皂苷和总黄酮每日暴露量分别为 0.383mg/kg 和 0.197mg/kg。麦冬皂苷和黄酮的每日暴露量低于已经批准的多种普通食品和药食同源品种。

在经口途径时，未发现麦冬产生不良反应的报道。因此，提示在改变麦冬服用途径和提纯高浓度皂苷时，可能因其生理活性而引起健康风险。

参考文献

[1] 杨月欣．王光亚．潘兴昌．中国食物成分表（第二版）[M]．北京：北京大学医学出版社，2009：8.

[2] 杨继，陆智明，陆国权，等．几种特色根茎植物的矿物质成分分析[J]．食品工业科技，2009（5）：312-314.

[3] 翁金月，肖玉燕，陈茜茜，等．不同产地温郁金块根与茎叶中微量元素的含量测定[J]．中华中医药学刊，2017（12）：3068-3070.

[4] 姜英，李昌禹．人工栽培刺五加不同生长期不同部位矿物质的含量对比分析[J]．特产研究，2012，34（1）：55-57.

[5] 方草，王德立，陈德力，等．不同产地牛大力块根的营养品质与药用品质分析[J]．中国现代中药，2015，17（8）：808-811.

[6] 张立明，王庆美，王荫墀．甘薯的主要营养成分和保健作用[J]．中国食物与营养，2003，23（7）：162-166.

[7] 陈燕，姜迪，张飞，等．温 9302 地黄块根中化学成分动态积累规律研究[J]．中国现代中药，2014，16（5）：395-398.

[8] 王辉宪，张辉．湘西杜鹃花根和茎中氨基酸含量测定[J]．吉首大学学报（自科版），2000，21（4）：1-2.

[9] 张今，赵宗健．人参中氨基酸及多肽的研究[J]．高等学校化学学报，1985（4）：95-96.

[10] 蒋寒林．外来物种玛咖主要化学成分研究[D]．广州：华南理工大学，2014.

[11] 刘晔峰．以西藏芫根为主成分的抗缺氧功能食品研究[D]．杭州：浙江大学，2012.

[12] 彭婉，马骁，王建，等．麦冬化学成分及药理作用研究进展[J]．中草药，2018（2）：477-488.

[13] 林秋霞，李敏，周海玉，等．植物生长调节剂对川麦冬总皂苷和总多糖含量的影响研究[J]．中国现代中药，2014，16（5）：399-401.

[14] 魏明．麦冬提取物中总黄酮的含量测定[J]．中国医药科学，2015（9）：58-59.

[15] 林秋霞．植物生长调节剂对川麦冬质量的影响研究[D]．成都：成都中医药大学，2014.

[16] 高永清，秦树阳，阙惠芬，等．常见食物中植酸的含量[J]．中国学校卫生，1995（1）：57-58.

[17] 杨明亮，王继安．大豆凝集素含量测定及聚类分析[J]．大豆科技，2009（5）：20-23.

[18] 许辉，田福利，张雪梅，等．几种中草药的非淀粉多糖的含量研究[J]．内蒙古农业大学学报（自然科学版），2005，26（1）：112-114.

[19] 王静霞，黄艳菲，赵小燕，等．荞麦和商品苦荞茶中总黄酮的含量测定[J]．食品工业科技，2013，34（2）：58-60.

[20] 赵保堂，杨富民，朱秀萍，等．藜麦多酚的超声辅助提取工艺优化及体外抗氧化活性研究[J]．食品与发酵科技，2018，54（04）：8-15.

[21] 杨海涛，曹小燕．响应面法优化超声辅助提取荠菜多酚工艺及其抗氧活性研究[J]．食品工业科技，2019，40（2）：223-228，232.

[22] 任思嘉．麦冬皂苷 D′ 致心脏毒性的发现及其机制研究[D]．南宁，广西医科大学，2018.

[23] 任思嘉，徐焕华，李明，等．麦冬皂苷 D′ 对大鼠心肌细胞 H9c2 的细胞毒性[J]．中国药理学与毒理学杂志，2017，31（4）：325-331.

[24] 姚令文，王钢力，王峰，等.HPLC-ELSD 法测定川麦冬中麦冬皂苷 D′ 的含量[J]．中草药，2004，35（12）：1419-1420.

[25] 贾诚，叶正良，姜秀晶，等.ELSD-HPLC 法测定麦冬药材中麦冬皂苷 D、D′ 含量[J]．现代中药研究与实践，2012（3）：79-81.

[26] 凌一揆，方显树．中国食疗名方 300 首[M]．成都：四川科学技术出版社，1992.

[27] 于学康．麦冬的药理作用研究进展[J]．天津药学，2012，24（04）：69-70.

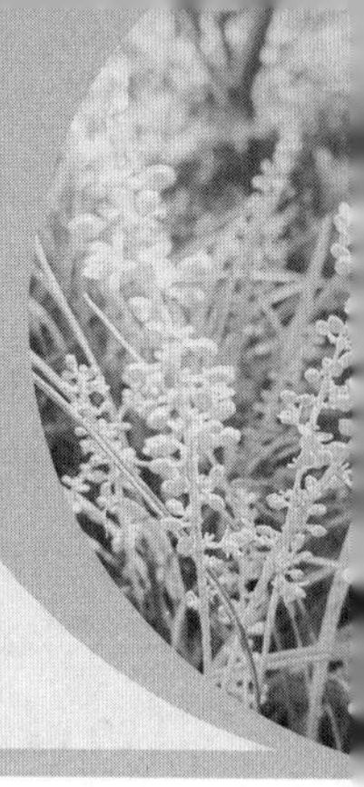

第九章　麦冬药膳

药膳是在中医药理论指导下，将不同药物与食物进行合理组合，采用传统和现代科学加工技术制作具有独特色、香、味、形、效的膳食品。“药膳”一词最早出现在《后汉书·列女传》中，有“母亲调药膳思情笃密”的记载，其发展脉络可概括为起源于上古时期，至商周已具雏形，形成于秦汉，发展于晋唐，兴盛于宋元，成熟于明清。药膳作为中医学的组成部分，是中医药“上工治未病”康养哲学的实践，一直备受人们喜爱，相关的药膳著作亦数不胜数。

第一节　麦冬药膳基本知识

麦冬为百合科植物麦冬 *Ophiopogon japonicus*（L.f.）Ker-Gawl. 的干燥块根。夏季采挖，洗净，反复暴晒、堆置，至七八成干，除去须根，干燥。甘、微苦，微寒。归心、肺、胃经，具有养阴生津，润肺清心的功效，中医古籍中亦载为“麦门冬”。

一、麦冬药膳的起源和发展

（一）药膳起源与发展

西周时期，朝廷设置有食医的官职，主要职责是调和饮食并兼用药物防疾治病。《周礼·天官》中提出了初步的食养食疗理论，肯定了食疗与药治相辅相成的作用。先秦时期的《黄帝内经》记载有乌贼骨丸等药膳方剂 6 首，且明确了食治食养的原则和实施的方法。成书于东汉时期的《神农本草经》《伤寒论》《金匮要略》等著作中都载有许多药膳方剂，如猪肤汤、当归生姜羊肉汤等。

晋、南北朝时期，药膳的理论与应用得到了较大发展，到隋唐时期食疗（药膳）已成为一门独立的学科。孙思邈的《备急千金要方》中有食治专篇，其后孟诜集前人之大成编成了《食疗本草》，这是我国第一部集食物、中药为一体的药膳学专著，其中详细记载了食物的性味、功效、加工、烹调方法等。除此之外，还有昝殷编著的《食医心鉴》、南唐陈仕良的《食性本草》等。

宋元时期食疗（药膳）学全面发展，宋代官方修订的《太平圣惠方》专设“食治门”，记载药膳方剂 160 首。元朝忽思慧所著的药膳专书《饮膳正要》是我国现存最早的营养学专书，该书从健康人的饮食方面立论，对每一种食品都同时注重其养生和医疗效果，且对所载各种食品均详述其制作方法、烹调细则。

明清时期我国食疗（药膳）学达到鼎盛阶段，食疗（药膳）从理论到实践均发生了巨大变化。李时珍所著《本草纲目》中专门列有服药与饮食的禁忌等；朱橚的《救荒本草》记载了可供荒年救饥食用的植物 414 种，并详细讲述其产地、名称、性味及烹调方法；除此之外，还有贾铭的《饮食须知》、徐春甫的《古今医统大全》、宁原的《食鉴本草》、卢和的《食物本草》、王孟英的《随息居饮食谱》等。

改革开放后，众多普及食疗（药膳）的书籍和杂志出版，如翁维健编著的《药膳食谱集锦》、梁剑辉编著的《古方饮食疗法》、王者悦编著的《中国药膳大辞典》、项平编著的《中医食疗方全录》、张嘉俊编著的《食物与治病》以及由湖南省药膳食疗研究会主办的《东方食疗与保健》杂志和湖南中医药大学与中华中医药学会营养药膳分会主办的《药膳食疗》杂志等。

（二）麦冬药膳起源与发展

麦冬始载于《神农本草经》，列为上品，记载“味甘，平。主心腹，结气伤中伤饱，胃络脉绝，羸瘦短气。久服轻身，不老，不饥。”《神农本草经》的上药，均属“无毒，多服久服不伤人”“岁月常服，必获大益”的药材品种。因此在东汉时期麦冬就是养生食疗的药材之一。《名医别录》记载麦冬“疗身重目黄，心下支满，虚劳客热，口干燥渴，止呕吐，愈痿蹶，强阴益精，消谷调中，保神，定肺气，安五脏，令人肥健，美颜色，有子”。在此麦冬除有养阴润肺止渴的功效外，还有美颜的功效。《千金翼方》的“退居·饮食”一节提到：“中食后……啜半升以下人参、茯苓、甘草等饮，觉似少热，即吃麦门冬、竹叶、茅根等饮。”明确提出麦冬可食用。

《本草纲目》记载麦冬的功效为“令人头不白，补髓，通肾气，定喘促，令人肌体滑泽，除身上一切恶气不洁之疾”。其附方中记载麦冬有治疗消渴［把大苦瓜捣成汁，泡麦门冬二两，过一夜，麦门冬去心、捣烂，加黄连（去皮毛）研末，做成丸子］、吐血［用麦门冬（去心）一斤，捣烂取汁，加蜜三合，调匀，分二次服下］、齿缝出血（用麦门冬煎汤漱口）、喉疮（用麦门冬一两、黄连半两，共研为末，加炼蜜做成丸子，麦门冬煎汤送下）、下痢口渴［用麦门冬（去心）三两、乌梅肉二十个，锉细，加水一升，煮成七合，细细饮下］的功效。

《潼川府志》中记载“麦门冬”有余粮之名。《中国食疗名方 300 首》收载了包括“麦门冬粥”“乌梅麦冬饮”等在内的 12 首食疗方。《中国药膳大辞典》载方 7 368 首，其中有麦冬药膳方 105 首，包括粥方、糕方、酒方、茶饮方等。

二、麦冬药膳的主要特点

麦冬在我国作为一种应用历史悠久、分布广泛的药食两用品种，主要含有皂苷、黄酮、多糖等活性成分，具有抗血栓、抗心肌缺血、保护心血管系统、降血糖、降血脂等作用。日常养生药膳中，麦冬多以水为溶出介质，极性大的皂苷和多糖成分的功效对于养生更具指导意义。

《中国药膳大辞典》中指出麦冬味甘、微苦，性寒，入肺、胃、心经。功能养阴润肺，清心除烦，益胃生津。主治肺燥干咳，吐血，咯血肺痿，肺痈，虚劳烦热，消渴、热病津伤、咽干口燥，便秘。用量 5~15g。日常调理中可根据具体需要选择合理的药膳或煮粥或饮汤、茶，也可以麦冬泡水饮，以起到养阴生津、润肺清心，甚至调节免疫、抗衰老等功效。

麦冬因其药用价值和保健作用被列为可用于保健品的中药材，已被开发成多种保健药品和饮品。通过保健食品处方数据库（https://db.yaozh.com/，检索日期 2022 年 1 月 31 日）检索到含有麦冬的国产保健食品，如朗悦片、仁爱口服液、汉草堂牌缓解体力疲劳片等，其中以增强免疫力（64 种）和缓解体力疲劳（5 种）功能为主；其他作用有清咽（45 种）、辅助降血压（31 种）、通便（16 种）、改善睡眠（14 种）、延缓衰老（11 种）、耐缺氧（6 种）等。

三、麦冬药膳的应用原则

麦冬食用方法包括麦冬茶（饮）、麦冬粥、麦冬汤、麦冬酒等。

比较典型的麦冬食用记载包括：

《寿亲养老新书》：麦门冬粥，使用鲜麦冬（去心）60g。

《温病条辨》：五汁饮，使用麦冬适量。

《圣济总录》：乌梅麦冬方，使用麦冬 30g。

《太平圣惠方》：枸杞煎，使用麦冬 50g。

《医学从众录》：雪梨膏，使用麦冬 100g。

《寿世保元》：造酒乌须方和长生固本酒。

《药方杂录》：百岁酒。

《万病回春》：神仙延寿酒。

《同寿录》：养神酒。

《家庭常用药酒选编》：英雄酒。

此外，《中国食疗名方 300 首》《中国药膳学》《中国药膳烹饪大全》《中国二十四节气药膳》等记载了麦冬的多种食用方法。来自 18 个省，2 个自治区，3 个直辖市的报纸报道过麦冬食用信息。文献资料显示麦冬的日推荐剂量为 6~15g，根据经验建议将 9~10g 作为日推荐剂量较为合适。

第二节　麦冬药膳方剂

麦冬加工炮制方法简便，食疗方剂中主要有茶饮方、粥方、汤方、酒方、膏方等，本节主要介绍《中国药膳大辞典》中收录的麦冬药膳方。

一、麦冬茶饮方

方名：麦冬茶

材料：麦冬、党参、北沙参、玉竹、天花粉各9g，乌梅、知母、甘草各6g。

做法：上药共为粗末。当茶饮，每服1剂，日1次，白开水冲服。

功效：适用于胃酸减少的萎缩性胃炎，症见形体消瘦，面色萎黄，身倦肢乏，纳谷不香，食后饱胀，心烦口干，舌质光红苔少，脉细者。

方名：乌梅麦冬汤

材料：乌梅30g，麦冬15g。

做法：加水煎汤，徐徐饮服。

功效：涩肠止泻，生津止渴。适用于泻痢而口干渴，或无泻痢而口干渴等症。

备注：见《食疗本草学》。

方名：玉竹乌梅饮

材料：玉竹、北沙参、石斛、麦冬各9g，乌梅5枚，冰糖适量。

做法：煎汤，代茶饮。

功效：养阴清热，生津止渴。适用于热病后期，阴液伤损，烦热口渴；或夏季炎热多汗口渴等症。

备注：见《中国药膳学》。

方名：玉竹乌梅茶

材料：玉竹、北沙参、石斛、麦冬各9g，乌梅5枚，冰糖适量。

做法：上药共研粗末，水煎，取汁，加冰糖合溶。代茶饮。

功效：适用于上中消及热病伤阴烦渴，夏季汗多口渴等症。

备注：见《中国药膳学》。

方名：石斛甘蔗饮

材料：鲜石斛、北沙参各15g，玉竹、麦冬各12g，山药10g，甘蔗汁250g。

做法：前5味水煎取汁，合甘蔗汁搅匀。代茶饮。

功效：益胃生津，养阴清热。适用于热病伤津，口干思饮，恶心欲吐，纳呆食少，舌绛少津等症。

备注：见《中国药膳学》。

方名:生津茶

材料:青果(研)5个,金石斛、甘菊、竹茹各6g,麦冬、桑叶各9g,鲜藕10片,黄梨(去皮)2个,荸荠(去皮)5个,鲜芦根(切碎)2支。

做法:共捣为细末,水煎,代茶饮。日1剂。

功效:养阴清热。适用于肺胃阴伤,口渴咽干,咳吐痰涎,黏滞不爽,痰中带血,手足烦热,舌红少苔,脉细数者。

备注:见《慈禧光绪医方选议》。

方名:麦草汤

材料:麦冬15g,夏枯草15~25g,白糖50g。

做法:前2味水煎10~15min,加白糖煮片刻。代茶饮。

功效:养阴清肺,祛痰散结。适用于硅肺干咳,咯少量黏痰或痰中带血,气短;或咳嗽气促,胸紧闷痛,盗汗,咽干口渴,尿赤便燥,舌质光红少苔等。

备注:见《疾病的食疗与验方》。

方名:麦冬茅根饮

材料:麦冬、百合各15g,白茅根12g。

做法:水煎。代茶饮。

功效:养阴润肺,清热凉血。适用于肺阴虚,干咳少痰,痰中带血或咯血等症。

备注:见《中国药膳学》。

方名:茅根麦冬茶

材料:白茅根、麦冬各30g,冰糖适量。

做法:前2味洗净,捣烂,熬水,去渣,加入冰糖令溶。代茶饮。

功效:适用于肺燥吐血,干咳。

方名:润肺止咳茶

材料:玄参、麦冬各60g,乌梅24g,桔梗30g,甘草15g。

做法:上药拣去杂质,干燥后共研碎,混匀,分装,每袋18g。开水冲泡代茶饮。每服1袋,日2次。

功效:清肺化痰,理气止咳。适用于阴虚内热,津黏口渴,燥咳痰少,黏稠难咯,咽喉不利,声音嘶哑或咯血,气逆等症。

备注:见《中草药制剂方法》。

方名:三汁饮

材料:麦冬10g,生地黄15g,藕200g。洗净,后2味切片。

做法:麦冬、生地黄置一锅内,藕放另锅内,分别加水,烧沸,文火煎。前者煎20min,后者煎30min,取汁混合,酌加白糖。代茶饮,不拘次数。

功效:生津润燥。适用于咽干口燥,咽食艰难,反胃呕逆等症。脾虚便溏者不宜用。

备注：见《中国药膳学》。

方名：五汁饮

材料：梨汁、荸荠汁、藕汁（或蔗汁）、麦冬汁、鲜苇根汁各适量。

做法：同置锅内，加清水适量，沸后文火熬煮30分钟。代茶饮。

功效：生津止渴，清热解毒。适用于热证伤津，烦热口渴，口吐白沫等症。

备注：见《温病条辨》。

方名：玄麦甘桔茶（1）

材料：玄参、麦冬各15g，生甘草5g，桔梗、甘丁茶、桑白皮各10g。

做法：将上药水煎，或置温水瓶内以鲜开水泡30min，入冰糖少许调味。代茶饮。

功效：适用于麻疹后期声音嘶哑，伴有咳嗽，唇红舌燥，舌苔白滑或苔白少津。

备注：见《中药成药制剂手册》。

方名：玄麦甘桔茶（2）

材料：玄参15~30g，麦冬6~12g，甘草6~9g，桔梗6~12g。

做法：共研粗末，煎汤，取汁。代茶频饮。

功效：适用于急、慢性咽炎，扁桃体炎。

备注：见《千家妙方》。

方名：玄麦甘桔茶（3）

材料：玄参、麦冬、桔梗、甘草各3g。

做法：水煎、滤汁，去渣。代茶饮。

功效：养阴清热。适用于肺阴不足所致喉痒、咳嗽、无痰、口渴咽干等症。

备注：见《实用中成药手册》。

方名：玄参麦冬茶

材料：玄参、麦冬、山豆根、白茅根各5g，生地黄、金银花、黄芩、沙参各9g，白毛藤、藕片、白花蛇舌草各30g。

做法：共研细末，加水煎，取汁，去渣。代茶温饮。

功效：适用于鼻咽癌放疗后出现热性反应之辅助治疗。

备注：见《抗癌中草药制剂》。

方名：防疫清咽茶

材料：金银花15g，杭菊花10g，板蓝根20g，麦冬10g，桔梗15g，甘草3g，茶叶6g，冰糖适量。

做法：共为细末，纱布袋分装成3包。每服1包，沸水冲泡，放入冰糖令溶。代茶频饮。

功效：清热解毒。适用于急慢性咽炎。

备注：见《北京中医》杂志。

方名:麦冬乌梅饮

材料:麦冬 20g,炒乌梅 6g。

做法:水煎取汁。冰糖调味,分 3 次服。

功效:养阴生津。适用于消渴,口渴欲饮,饮不解渴等症。

备注:见《中国药膳学》。

方名:麦冬地黄茶

材料:麦冬 10g,生地黄 15g,藕汁 32g。

做法:共煎汤,取汁,去渣。代茶饮。

功效:适用于噎膈日久,形体消瘦,皮肤干燥,面色苍白者。

方名:麦冬梅枝茶

材料:麦冬、梅枝各 10g。

做法:水煎,取汁。代茶饮,日 1 剂。

功效:用于预防麻疹。

备注:见《绍兴中医验方单方秘方集》。

方名:连心茶

材料:连翘 10g,莲子心 2g,麦冬 10g。

做法:共研粗末,沸水冲泡。代茶频饮。

功效:适用于麻疹后心火炽盛,引起口疮症。

备注:见《百病中医自我疗养丛书》。

方名:利咽茶

材料:玄参 25g,山豆根、苦栀子、麦冬、僵蚕(炒)各 10g,青果(压扁)6 枚。

做法:水煎,取汁。代茶饮。

功效:适用于咽干少津,咽喉肿痛之症。

备注:见《中国当代名医验方大全》。

方名:沙参麦冬饮

材料:沙参、麦冬、扁豆各 10g,梨汁、冰糖适量。

做法:前 3 味水煎取汁,调入梨汁和冰糖。日 3 服。

功效:滋阴养液。适用于热病后期,肺胃阴伤,身热未净,干咳少痰,口舌干燥,不思饮食,大便干结,干呕等症。

备注:见《百病饮食自疗》。

方名:诃子麦冬茶

材料:诃子 3g,麦冬 6g,木蝴蝶 2g,胖大海 2 枚。

做法:开水冲泡。代茶饮。

功效:适用于肺热阴虚所致的失音。

方名:养胃茶

材料:北沙参、麦冬、生地黄各15g,玉竹5g,冰糖适量。

做法:上药共为粗末,煎水,取汁,入糖令溶。代茶饮。

功效:清热解毒。适用于上消症及热病伤阴烦渴等症。

备注:见《中国药膳学》。

方名:祛烦养胃茶

材料:鲜石斛15g,熟石膏12g,天花粉10g,南沙参12g,麦冬6g,玉竹12g,山药、茯苓各10g,半夏5g,甘蔗100g。

做法:水煎,去渣,取汁。代茶频饮。

功效:适用于中消。

方名:祛暑清心茶

材料:鲜竹叶心、麦冬心、莲子心、鲜佩兰各6g。

做法:水煎取汁。代茶饮。

功效:清热解暑。适用于预防和治疗暑热所致的胸闷汗多,心烦口干,疲倦纳差等症。

备注:见《卫生科普》。

方名:银麦甘桔茶

材料:金银花、麦冬各5g,桔梗、甘草各6g。

做法:共为粗末,沸水冲泡。代茶频饮。

功效:适用于咽喉疼痛,口干,口渴。

备注:见《中国药膳学》。

方名:健胃茶(1)

材料:徐长卿4g,麦冬、青橘叶、白芍各3g,生甘草2g,玫瑰花1.5g,绿茶1.5g。

做法:共为粗末,沸水冲泡。代茶饮。日1剂,连服3个月为1疗程。

功效:适用于虚热型浅表性胃炎。症见胃脘灼痛,嘈杂似饥,饥而不欲食,便干等症。

备注:见《新中医》杂志。

方名:健胃茶(2)

材料:徐长卿、麦冬、丹参各3g,黄芪4.5g,乌梅、生甘草、绿茶各1.5g。

做法:共为粗末,沸水冲泡。代茶饮,日1剂,连服3个月为1疗程。

功效:适用于虚热型萎缩性胃炎。

备注:见《新中医》杂志。

方名:参果茶

材料:丹参、红果片(山楂片)各10g,麦冬5g。

做法：沸水浸泡，焖30分钟，代茶频饮。

功效：活血化瘀，软化血管。适用于防治冠心病及高血压。

备注：见《防治心血管病的饮食》。

方名：清淋茶

材料：野葡萄藤、竹园荽、淡竹叶、麦冬、灯心草、乌梅、当归各10~15g，红枣10枚。

做法：共为粗末，煎水，取汁。代茶频饮，日1剂。

功效：适用于血淋。

备注：见《本草纲目》。

方名：清热理气茶

材料：甘菊、霜桑叶各10g，羚羊角1.5g，带心麦冬10g，云苓12g，炒枳壳、泽泻各4.5g，炒谷芽10g。

做法：水煎，取汁。代茶饮。

功效：清热解毒。适用于咽喉肿痛，咳嗽痰黄，虚烦不眠，腹胀胁痛等症。

备注：见《慈禧光绪医方选议》。

方名：生脉饮

材料：人参5~10g，麦冬（连心）6g，五味子3g，梨汁、西瓜汁、白糖各适量。

做法：人参切薄片，冷水浸泡半小时，与麦冬、五味子入锅，加水适量，煮沸后改文火煮取浓汁，与西瓜汁、梨汁和匀，调入白糖。频饮，日内服完。

功效：益气敛津，生脉固脱。适用于暑伤气津，气虚欲脱，汗出不止，身热下降，喘咳不止等。

备注：见《百病饮食自疗》。

方名：代茶汤

材料：白术4.5g，麦冬（去心）3g。

做法：将上药同煎作汤。夏日代茶饮。

功效：益气补脾。适用于老年脾虚，津少口渴，久服延年耐衰。

二、麦冬粥方

方名：麦冬糯米粥

材料：麦冬10g，糯米半杯，高丽参、甘草各2.5g，红枣3粒，蜂蜜适量。

做法：将诸药先煎，取汁；糯米用水稍浸泡后，下锅，加入水与药汁煮粥服用。可与麦冬、红枣同食。

功效：益气养阴，润肺生津。适用于气阴不足，阴虚内热，口干少津，阴虚咳嗽，倦怠少气等症。

备注：见《养生康复粥谱》。

方名:沙麦粥

材料:沙参 20g,麦冬 15g,粳米 100g,冰糖 6g。

做法:沙参、麦冬去净灰渣,温水洗净;沙参切片,将二药入锅中煎取汁。粳米淘净,与药同煮成稀粥,加冰糖。趁热服食。3~5 天为 1 疗程。

功效:润肺清胃,养阴生津。适用于肺热肺燥所致干咳少痰,或肺胃阴虚所致久咳无痰,咽干或热病伤津所致口渴等症。

备注:见《养生食疗菜谱》。

方名:洋参粥

材料:西洋参 3g,麦冬 5g,淡竹叶 10g,粳米 50g,冰糖少许。

做法:前 4 味共洗净,煮粥后入冰糖,或加调味品服食,日 2 次,早晚餐服。

功效:益气滋阴。适用于热病后气阴不足,气促乏力,口干口渴等症。

备注:见《良药佳馐》。

方名:茯苓粥

材料:赤茯苓 30g,麦冬 15g(去心),粟米 100g。

做法:水煎茯苓、麦冬,去渣,入米作粥。温食。

功效:滋阴,宁神,除烦。适用于阴津不足,心胸烦热,惊悸不安,口干舌燥等症。

备注:见《太平圣惠方》。

方名:养心粥

材料:人参 10g(或党参 30g),麦冬、茯神各 10g,红枣 10 个,糯米 100~150g,红糖适量。

做法:前 4 味水煎取汁,与糯米煮粥,调入红糖。早晚食。

功效:养血安神。适用于心血不足,心悸,健忘,失眠,多梦等症。

备注:见《百病饮食自疗》。

方名:门冬粥

材料:麦冬适量。

做法:煎汁加米煮粥。

功效:适用于咳嗽反胃,妊娠呕吐等症。

备注:见《寿世青编》。

方名:二冬粥

材料:天冬、麦冬各 10g,粳米 100g。

做法:前 2 药水煎取汁,与粳米煮粥食。

功效:养阴清热,保津益胃。适用于消渴,多食易饥,形体消瘦,便秘烦渴,小便频数等症。

备注:见《百病饮食自疗》。

方名：二冬阿胶粥

材料：天冬、麦冬各30g，阿胶15g，糯米30g。

做法：二冬水熬取汁，糯米熬粥，八成熟时兑入药汁煮至熟，趁热入捣碎之阿胶，烊化。日1剂，连服5日。

功效：养阴清热，润肺止咳，补血止血。适用于肺阴虚之干咳、咯血及小儿顿咳等症。

备注：见《百病饮食自疗》。

方名：二冬枣仁粥

材料：天冬、麦冬（连心）、酸枣仁各10g，粳米10g，白蜜适量。

做法：酸枣仁微炒，同二冬水煎取汁，与粳米煮粥，熟后调入白蜜再稍煮。分2次1日内服完，可连服数天。

功效：滋阴清热，养心安神。适用于阴虚火旺之心悸不宁，头晕目眩，烦热少寐，多梦耳鸣，手足心热等症。

备注：见《百病饮食自疗》。

方名：地骨皮粥

材料：地骨皮30g，桑白皮15g，麦冬15g，面粉100g。

做法：先煎前3味药，去渣，取汁，与面粉煮稀粥。

功效：清肺，生津，止渴。适用于消渴，多饮，身体消瘦。

备注：见《食医心鉴》。

方名：西洋参粥

材料：西洋参3g，麦冬10g，淡竹叶6g，粳米30g。

做法：麦冬、淡竹叶煎汤，去渣取汁，同粳米煮粥；粥将熟，加西洋参（切薄片），煮至粥熟。

功效：益气，养阴清热。适用于阴气不足而有虚热之烦渴，口干，气短，乏力等症。

备注：见《中国药膳学》。

方名：麦冬竹叶粥

材料：麦门冬30g，炙甘草10g，淡竹叶15g，粳米100g，大枣6枚。

做法：麦门冬、炙甘草、淡竹叶、大枣煎水，去渣取汁，入粳米煮粥。随意食。

功效：甘淡清热，益气和胃。适用于胃热口渴，气短乏力，不思纳食等症。

备注：见《活人书》。

方名：洋参粳米粥

材料：西洋参3g，粳米50g，麦冬10g，淡竹叶10g。

做法：西洋参研末，水煎麦冬、淡竹叶，去渣取汁，再入洋参末、粳米，慢火煮稀粥。任意食。

功效:益气,清热,生津。适用于热病后气阴不足所致的口干,烦渴,气短,乏力。

方名:葛根粥

材料:鲜葛根适量,粳米 60g,沙参、麦冬各 20g。

做法:葛根洗净切片,与沙参、麦冬经水磨后澄取淀粉,晒干。每次取葛根、沙参、麦冬 30g,与粳米煮粥。日 1 剂,常食。

功效:适用于阴阳两虚所致的高血压。

备注:见《常见病食疗食补大全》。

方名:增液粥

材料:鲜生地黄汁 50ml(或干生地黄 60g 煎汁),麦冬 15~20g,粳米 100g,生姜汁少许,蜂蜜 30g。

做法:粳米淘净,麦冬先煎去渣取汁,下粳米煮沸后,兑入生地黄汁、生姜汁,煮稀粥。服时调入蜂蜜。

功效:生津养液,润燥通便。适用于热病,邪热基本解除,阴伤未复,津枯肠燥,大便秘结,口燥咽干,舌红而干,或习惯性便秘等症。

备注:见《百病饮食自疗》。

三、麦冬汤方

方名:二冬甲鱼汤

材料:甲鱼 1 只,天冬、麦冬各 15g,枸杞子 5g,百合 10g,火腿 50g,调料适量。

做法:将甲鱼去头及内脏、爪、尾,洗净入锅,加水煮沸后用文火煮 20min 取出,剔去上壳和腹甲,切成小块,与诸药同放锅内,加清汤、火腿及绍酒、葱、姜炖煮至甲鱼烂熟。饮汤食肉。

功效:滋阴养血,补益肝肾。适用于肝肾阴虚的头晕目眩,两颧潮红,咽喉干痛,健忘耳鸣,五心烦热,低热盗汗,男子遗精,女子月经量少等症。

备注:见《疾病的食疗与验方》。

方名:沃雪汤

材料:生山药 45g,麦冬 15g,牛蒡子 12g,柿霜饼 18g。

做法:牛蒡子炒捣,与生山药、麦冬同煎汤,去渣,再入柿霜饼泡溶。随意饮。

功效:养阴润肺。适用于声音嘶哑,时而干咳,口渴心烦,食欲不佳,舌红少津等肺胃阴虚证。

备注:见《疾病的食疗与验方》。

方名:冬瓜子麦冬汤

材料:冬瓜子、麦冬各 30g。

做法:水煎服,日 2 次。

功效:养阴润肺,消痰止嗽。适用于慢性支气管炎属肺阴不足者,见干咳少痰,手足心热等症。

备注:见《疾病的食疗与验方》。

方名:百合梨汤

材料:大雪梨1个,百合10g,麦冬10g,胖大海5枚。

做法:梨洗净切小块与后3味同煎,待梨八成熟时,放入适量冰糖(亦可不用)。食时饮汤吃梨,余药不吃。

功效:养阴生津润肺。适用于肺阴亏虚,咽喉干燥,干咳少痰,鼻腔干燥,声音嘶哑等症。

备注:见《疾病的食疗与验方》。

方名:简化清燥救肺汤

材料:桑叶、生石膏(捣碎)各20g,沙参、麦冬、杏仁(去皮尖、捣碎)各15g,甘草10g,白糖或鲜梨汁适量。

做法:生石膏加水500ml煮30min,再入余药同煎取汁,调入白糖或梨汁。代茶饮。

功效:养阴润肺,清热止咳。适用于燥热伤肺,发热烦躁,咽干口渴,干咳无痰,或有痰稠黏,难以咯出,大便干燥,小便短赤等症。风寒咳嗽及痰湿内盛咳嗽者不宜用。

备注:见《常见病的饮食疗法》。

方名:白及豆腐汤

材料:白及50g,麦冬、甘草各15g,豆腐500g。

做法:前三味水煎取汁,再煮豆腐。调味服食。

功效:清热解毒,止血生肌。适用于热毒肺痈,咳吐脓血,胸痛烦渴等症。肺痈初期不宜用。

备注:见《中国药膳学》。

方名:荸荠麦冬莱菔汤

材料:鲜荸荠12g,鲜萝卜250g,麦冬15g。

做法:鲜荸荠、鲜萝卜,去皮、洗净、捣烂、绞取汁液,加麦冬,煎汤服。

功效:养阴润肺,清热化痰。适用于阴虚肺热,咳嗽痰多等。

备注:见《食疗本草学》。

方名:莲子百合麦冬汤

材料:莲子(带心)、百合各30g,麦冬12g。

做法:水煎服。

功效:清心宁神。适用于热病后余热未尽,心阴不足,心烦口干,心悸不眠等症。

备注:见《食疗本草学》。

方名:益胃汤

材料:北沙参、麦冬、生地黄各15g,玉竹5g,冰糖3g。

做法:诸药水煎取汁,调入冰糖。日1剂,分2次服或代茶饮。

功效:益胃生津润肺。适用于热病伤阴,口渴症。脾胃虚者不宜用。

备注:见《温病条辨》。

四、麦冬酒方

方名:仙传药酒

材料:茯神、陈皮、枳壳、青皮、牛膝、熟地黄、肉苁蓉、茯苓、当归、山药、吴茱萸、防风、人参、沉香、木香、丁香、乳香各30g,没药、缩砂、小茴香、大茴香、红豆、白术、草果、黄芩、杏仁、甘草、猪苓、黄芪、三棱、莪术、半夏、天南星、牡丹皮、槟榔、青木香、肉桂、大腹皮、泽泻、天冬、栀子、红曲、白花蛇(砂土炒)各20g,荆芥穗、苍术、川乌(火炮)、白芍、桂皮、知母、细辛、贝母(去心)、麻黄、麦冬、草乌(火炮)各15g,藿香、山楂、白芷、白附子、石膏、羌活、薄荷、木瓜、木通、葛根、山茱萸、独活各18g,香附、补骨脂(炒)、虎胫骨(酥炙)、天麻、枸杞子、川芎各28g,良姜12g,川椒10g,黄酒5kg。

做法:上药共捣碎、用绢袋或纱布盛贮,同酒共装入1大坛内,竹叶封固,7日后下锅煮,经3炷香取出,土埋10日去火毒。

功效:每早饮1小杯,久服便有良效。40岁以下者不宜用。适用于左瘫右痪,口眼歪斜,手足顽麻,筋骨疼痛,痔漏,寒湿脚气,疝气,子宫虚冷,赤白带下,经水不调,气滞痞块等症。

备注:见《万病回春》。

方名:却老酒

材料:甘菊花、麦冬(去心焙)、枸杞子、焦白术、石菖蒲、远志(去心)各60g,白茯苓(去黑皮)70g,熟地黄60g,人参30g,肉桂25g,何首乌50g,醇酒2 000ml。

做法:将上11味共捣为粗末,用酒浸,封口,春夏5日、秋冬7日开取,去渣取汁备用。每日饭前温饮1小杯。

功效:适用于精血不足,身体衰弱,容颜无华,毛发憔悴等症。

方名:定风酒

材料:天冬、麦冬、生地黄、熟地黄、川芎、五加皮、牛膝、秦艽各15g,川桂枝9g。

做法:上药绢袋盛之。以滴花烧酒1 000ml,净白蜜、赤砂糖、陈米醋各500g,搅匀,浸入瓷坛,豆腐皮封口,压以巨砖,安水锅内,蒸3炷香(坛须宽大,防蒸时酒沸溢出),取起埋土中7日。适量饮。

功效:补血息风,健筋骨。凡患虚风病者,饮之辄愈。药味平和。衰年频服,极有裨益,并无流弊。按酒性皆热,而烧酒更烈,韧如羊肠,润如猪脂,并能消化,故不但耗谷麦，亦最损人，尤宜禁之。然治病养老之功，亦不可没。

备注：见《随息居饮食谱》。

方名：宫方定风酒

材料：天冬、麦冬、生地黄、熟地黄、川芎、五加皮、牛膝、秦艽各20g，川桂枝12g。

做法：上以绢袋盛之，白酒10L，净白蜜、赤砂糖、陈米醋各600g搅匀，浸以瓷坛，豆腐皮封口，压以巨砖，安水锅内蒸3炷香取起。埋土中7日饮。饮时贵微醺，不过恣耳。

功效：补血息风，甚有奇效。凡患虚风病者，饮之辄愈。且药味平和，衰老者频服，极有裨益而无弊。

备注：见《杨氏家藏方》。

方名：大补中当归酒

材料：当归、续断、肉桂、川芎、干姜、麦冬各40g，芍药60g，吴茱萸、干地黄各10g，甘草、白芷各30g，黄芪40g，大枣20个，酒2 000ml。

做法：将上药共碎细，布包，用酒浸于净器中，经1宿，加水100ml煮取150ml。备用。每饭前温饮15~20ml，日3次。

功效：适用于治疗产后虚损，小腹疼痛。

方名：百岁酒

材料：黄芪（蜜炙）60g，当归60g，茯神60g，党参30g，麦冬30g，茯苓30g，白术30g，熟地黄40g、肉桂20g，五味子25g，枣皮30g，川芎30g，龟甲胶30g，羌活25g，防风30g，枸杞子30g，广陈皮30g，红枣1 000g，冰糖1 000g。

做法：上药泡高粱烧酒10L，煮1炷香时，或埋土中7日。随量饮。

功效：久服可使人长寿。

备注：见《药方杂录》。

方名：百药长酒

材料：当归30g，川芎15g，白芍30g，怀地黄120g，白术、白茯苓各30g，天冬、麦冬各60g，牛膝、杜仲、补骨脂、茴香、五味子各30g，枸杞子120g，陈皮、半夏、苍术、厚朴、枳壳、香附各30g，砂仁1.5g，官桂、羌活、独活、白芷、防风、乌药、秦艽各30g，红枣500g，烧酒3 000ml。

做法：将上药制为粗末，绢袋盛，悬于坛中，再将酒倾入，封固半个月。适量饮用。

功效：治疗由肝肾不足、脾胃不和、风湿痹阻经络等所引起的身体虚弱，腰膝无力，食少腹满，胸闷恶心，筋骨疼痛等症。

备注：见《摄生总要》。

方名：周公百岁酒

材料：黄芪（蜜炙）、茯神各60g，肉桂18g，当归、生地黄、熟地黄各36g，党参、白术、麦冬、茯苓各30g，五味子24g，陈皮、山茱萸（净萸肉）、枸杞子、川芎、防风、龟甲胶各

30g，羌活 24g，白酒 10L。

做法：将上药装入布袋（亦可加入冰糖 1 000g，大枣适量），浸于酒中，装坛封好，再用热水隔坛加热，煮沸 2 小时，然后将坛取出，静置 7 天后饮用。每次温服 15~30ml。

功效：适用于气血衰减，亡血失精的四肢无力，面色无华，食少消瘦，须发早白，头眩等症。对气血虚弱又感受风湿的肢体麻木，活动不遂的病证也有治疗作用。孕妇忌服。

备注：见《中国医学大辞典》。

方名：养神酒

材料：地黄 90g，甘枸杞、茯苓、山药、当归身各 60g，薏苡仁 30g，木香 15g，酸枣仁、续断、麦冬各 30g，丁香 6g，建莲 60g，大茴香 15g，桂圆肉 250g，白酒 10L。

做法：将茯苓、山药、薏苡仁、建莲制为细末；其余的药制成饮片，共装入细绢袋内。浸入酒内，容器封固，隔水加热至药材浸透，取出静置数日。适量饮用。

功效：益气补血。适用于心脾两虚，精血不足的神志不安，心悸失眠等症。平素气怯血弱者，亦可服用。

备注：见《同寿录》。

方名：延寿获嗣酒

材料：生地黄（用益智仁 60g 同蒸半小时，去益智仁）360g，覆盆子、山药、芡实、茯神、柏子仁、沙苑子、山萸肉、肉苁蓉、麦冬、牛膝各 120g，鹿茸 1 对，龙眼肉、核桃肉各 250g，酒 4 500ml。

做法：上药同酒一起入缸内，封固，隔水加热 3.5h，埋入土中 7d 后取出。每晚服 4~5 杯，勿饮至醉。

功效：适用于肾阳虚弱，肾精不固，遗精阳痿，婚后无嗣或妇女受孕易流产，以及须发早白，耳目失聪等症。阴虚火旺者及孕妇禁用。

备注：见《惠直堂经验方》。

方名：枸杞菊花酒

材料：枸杞子 500g，甘菊花 20g，麦冬 100g，曲 250g，糯米 7 500g。

做法：上药煮烂，连汁和曲、米酿酒。酒熟，压去糟，收贮备用。每饭前饮 1~2 小杯，早晚各 1 次。

功效：适用于治疗虚劳精损，阳痿遗精，肾虚消渴，腰背疼痛，足膝酸软，头晕目暗，视物模糊，迎风流泪，肺燥咳嗽。

方名：延龄聚宝酒

材料：何首乌（赤白兼用）、生地黄（酒炒）、槐角（炒黄色）、干菊花、茯苓、熟地黄、莲子心、桑根子各 240g，天冬（去心）、石菖蒲、五加皮、苍术（米泔浸 1 宿）、枸杞子、黄精、细辛、白术、防风、人参、麦冬（去心）、苍耳子（炒）、肉苁蓉（酒浸）、沙苑子、天麻、白蒺藜、甘草（炙）、牛膝、杜仲（姜汁炒）各 120g，当归 60g。

做法：上药入绢袋内，用无灰好酒10L浸渍，春10日，夏7日，冬14日。每服15ml，五更空心服，午间再服。忌生冷、生葱、生韭腥、白萝卜。将药渣取出后晒干研末，炼蜜丸如梧桐子大。每服50丸，空心无灰酒送服。

功效：益智耐老，清心明目，乌须黑发。

备注：见《济阳纲目》。

方名：补心酒

材料：麦冬60g，柏子仁、白茯苓、当归身、龙眼肉各30g，生地黄45g，无灰酒5L。

做法：上药切碎，盛绢袋中，酒浸泡，容器密封7天。随个人酒量饮用。

功效：功能养血安神。适用于阴血不足，心神失养所致的心烦，心悸，睡眠不安，精神疲倦，健忘等症。

方名：补气养血酒

材料：熟地黄、生地黄、天冬、麦冬、人参、当归、川芎、白芍、云苓、柏子仁、砂仁、石菖蒲、远志各30g，木香15g，好酒2L。

做法：上药捣碎，用白布袋盛，置于瓦器中，注入酒，煮熟，去渣、候冷、收贮备用。每日温饮10~20ml，不拘时候。

功效：适用于气血不足，脾胃虚弱，怔忡健忘，头目昏花等症。

方名：参茸三七酒

材料：人参、鹿茸各15g，三七（熟）150g，白术（麸炒）90g，茯苓（蒸）60g，五味子（蒸）90g，枸杞子60g，肉苁蓉90g，补骨脂（盐制）90g，麦冬90g，巴戟天（盐制）60g，淮牛膝（酒制）30g，白酒10L，蔗糖45g。

做法：酒浸诸药，蔗糖调服。口服1次10ml，日2~3次。

功效：益气补血，养心安神。适用于气血不足，病后虚弱，阳痿遗精，失眠健忘等症。高血压及感冒热证忌用，孕妇慎用。

备注：见《新编中成药》。

方名：神仙延寿酒

材料：生地黄、熟地黄、天冬、麦冬、当归、牛膝、杜仲、小茴香、巴戟天、枸杞子、肉苁蓉各60g，补骨脂30g，木香15g，砂仁30g，川芎、白芍各60g，人参15g，白术30g，茯苓60g，黄柏90g，知母60g，石菖蒲、柏子仁各15g，远志30g，白酒30L。

做法：上药装入绢袋，浸酒中。封固，隔水加热1.5小时，取出酒坛，埋土中3昼夜、去火毒，静置待用。每饮10ml，日1~2次。

功效：益智安神。适用于气血虚弱，阴阳两亏，夹有虚热而出现的腰酸腿软，乏力，气短，头眩目暗，食少消瘦，心悸失眠等症。

备注：见《万病回春》。

方名:绿元酒

材料:绿栀豆、怀山药各66g,黄柏、牛膝、玄参、沙参、白芍、山栀子、麦冬、天花粉、蜂蜜各25g,当归21g,黄连9g,甘草6g,白酒适量。

做法:将诸药浸于白酒内,密封,1个月后启用。每次15~20ml。

功效:清热养阴祛痰。适用于阴虚痰火诸疾。

备注:见《华夏药膳保健顾问》。

方名:牛膝肉桂酒

材料:牛膝、秦艽、川芎、防风、肉桂、独活、丹参、云苓各30g,杜仲、制附子、石斛、干姜、麦冬、地骨皮各25g,五加皮40g,薏苡仁15g,火麻仁10g,清酒1 500ml。

做法:将上药共捣细,酒浸于净瓶中,春夏3日,秋冬7日后开取,去渣备用。每服15ml,空心温服,日3次。

功效:适用于腰膝酸痛,阳痿滑泄,大便溏,腿脚虚肿,关节疼痛,四肢不温,腹部冷痛。

备注:见《圣济总录》。

方名:还童酒

材料:熟地黄90g,生地黄、全当归各120g,川萆薢60g,羌活、独活各30g,怀牛膝60g,秦艽90g,苍术、陈皮、川续断各60g,麦冬90g,枸杞子60g,川桂皮15g,小茴香、乌药各30g,牡丹皮、宣木瓜各60g,五加皮120g,陈酒25L。

做法:上药绢袋盛,浸加酒中,封固,隔水加热1.5小时,晾凉,再将酒坛埋入地下7日,每日早、晚各2小盅。

功效:适用于风湿筋骨不利,兼有面色不华等阴血不足者。

备注:见《回生集》。

方名:秦艽酒

材料:秦艽、牛膝、川芎、防风、杜仲、赤苓、丹参、独活、地骨皮、薏苡仁、火麻仁各30g,肉桂25g,石斛、干姜各20g,五加皮50g,制附子24g,麦冬25g,酒1 500ml。

做法:上药碎细,入夏白布袋,酒浸净瓶中,春夏5日,秋冬7日开封。每日空腹温饮10~20ml,以愈为度。

功效:适用于小腹满,疼痛拒按,小便痛涩不利,大便不通,鼻流清涕等症。

备注:见《圣济总录》。

五、麦冬膏方

方名:莲子茯苓糕

材料:莲子、茯苓、麦冬各500g,白糖、桂花各适量。

做法:莲子用温水泡后去皮、心;茯苓切片,与麦冬共研细粉,加白糖、桂花拌匀,再加适量水揉和后制成糕坯，上笼蒸 20 分钟。早晚餐服或作点心用。每服 100g。

功效：功能健脾宁心。适用于脾气虚弱，心阴不足之消渴，心悸，怔忡，食少乏力等症。

备注：见《中国药膳学》。

方名：三子麦冬膏

材料：海松子、枸杞子、金樱子各 120g，麦冬 150g，炼蜜适量。

做法：前 4 味加水同煎，取汁浓缩，少加炼蜜收膏。每日早晚用开水调服 4~5 汤匙。

功效：养阴润燥，收涩固精。适用于虚羸少气，咳嗽咽干，虚烦盗汗，遗精滑泄等。

备注：见《食疗本草学》。

方名：红枣龟胶冻

材料：生地黄、麦冬、阿胶、龟甲胶、冰糖各 50g，黄酒 20g，红枣 100g。

做法：生地黄、麦冬、红枣水煎取浓汁 500ml，阿胶、龟甲胶加水 100ml，隔水蒸化，倾入药汁中，加入冰糖、黄酒，慢火收膏。每服 20ml，日 3 次。

功效：滋阴潜阳，养血止血。适用于阴血不足，骨蒸劳热，血小板减少性紫癜。脾胃虚寒泄泻，外感实寒未清者不宜食用。

备注：见《常见病的饮食疗法》。

方名：秋梨膏

材料：秋梨 3 200g，麦冬 32g，款冬花 24g，百合、贝母各 32g，冰糖 640g。

做法：梨切碎，榨取汁，梨渣加清水再煎煮 1 次，过滤取汁，二汁合并备用；麦冬、款冬花、百合、贝母加 10 倍量水煮沸 1 小时，滤出药液，再加 6 倍量水煮沸 30 分钟，滤出药汁，二液混合，并兑入梨汁，文火浓缩至稀流膏时，加入捣碎之冰糖末，搅拌令溶，再煮片刻。每服 10~15ml，日 2 次，温开水冲服。

功效：润肺止咳，利咽生津。适用于阴虚肺热，咳嗽无痰，或痰少黏稠，甚则胸闷喘促，口干咽燥，心烦音哑等症。

方名：两地膏

材料：生地黄、地骨皮各 30g，玄参、麦冬、白芍各 15g，阿胶 30g，白蜜 40ml。

做法：前 5 味水煎取浓汁 300ml，加用 60ml 白开水将阿胶烊化，兑入药汁内，加白蜜，置文火上调，候凉，装瓶。每服 20ml，日 3 次。

功效：滋阴养血，清虚热。适用于阴虚血热，月经先期，量少，心烦口干，手足心热，或肺结核低热、咳血等症。

备注：见《常见病的饮食疗法》。

方名：复方夏枯草膏

材料：夏枯草 100g，沙参、麦冬、生地黄、玄参各 30g，海藻 50g，白糖 100g。

做法：白糖留出备用，余药水煎 2 次，共取汁 500ml，加白糖收膏。每服 20ml，日

3 次。

功效：泻肝疏郁，软坚散结。适用于甲状腺肿（气瘿），颈部弥漫性肿大，肿势渐增，边缘不清，皮色如常，无痛，按之皮宽而软等症。

备注：见《疾病的食疗与验方》。

方名：雪梨膏

材料：大雪梨 1 个，菊花、麦冬各 25g，白糖适量。

做法：前 3 味洗净，梨切块，水煮沸 10 分钟，离火，入白糖搅匀。随意食。

功效：滋阴润燥，消暑。适用于肺胃津伤，口干咽燥，或干咳少痰，舌红少津。为清凉防暑饮料。

备注：见《百病饮食自疗》。

方名：二冬膏

材料：天冬、麦冬各 25g，川贝母粉 60g，蜂蜜适量。

做法：二冬水煎取汁，加川贝母粉，炼蜜收膏。每服 10ml，日 3 次。

功效：滋润肺肾，清热止咳。适用于肺肾阴虚或有热，干咳少痰，咽喉疼痛，声哑失音，虚劳咳嗽，咯血，骨蒸潮红等症。外感及非阴虚咳嗽不宜用。

备注：见《慈禧光绪医方选议》。

方名：二冬二母膏

材料：天冬、麦冬各 150g，知母 100g，贝母 50g，冰糖 200g。

做法：前 4 味水煎 3 次，取汁 2L，入冰糖，文火收膏，加防腐剂。每服 15~20g，日 3 次。

功效：滋阴、清肺、凉血。适用于肺阴虚之干咳，经期及经前有规律的吐血，血红量多，头晕耳鸣，烦躁易怒，两胁胀痛等症。

备注：见《脉因证治》。

六、其他

方名：生脉糖浆

材料：党参、麦冬各 15g，五味子 5g，生地黄、熟地黄、酸枣仁、阿胶各 10g，冰糖适量。

做法：前 6 味加水煎汁去渣，浓缩至 500ml；阿胶隔水蒸化兑入，加冰糖溶化。每服 100ml，日 3 次。

功效：功能益气养血。适用于热病后期，气耗津伤，体倦气短，咽干口渴；久咳肺虚，气阴两伤，呛咳少痰，气短自汗，及慢性肺源性心脏病心力衰竭，心悸气喘，夜有盗汗，心烦失眠属气阴两伤者。阳虚体乏，浮肿瘀血者不宜用。

备注：见《常见病的饮食疗法》。

方名:麦冬煎

材料:鲜麦冬500g,白蜜适量。

做法:麦冬捣茸绞汁,入白蜜,隔水加热至饴糖状。每服2~3匙,用温酒或白开水化服。

功效:养阴润肺,补中强身。适用于体虚肺燥咳嗽,咳血,咽干口渴等症。

备注:见《中国药膳学》。

方名:枸杞麦冬蛋丁

材料:鸡蛋5个,枸杞子、花生米、猪瘦肉各30g,麦冬10g。

做法:将花生煎脆;枸杞子洗净,入沸水略氽捞出;鸡蛋打碗中,加盐打匀,倒进另一涂油之碗中,隔水蒸熟后切成粒状;锅置旺火上,放花生油、猪肉炒熟后,倒进蛋粒、枸杞子、麦冬碎末炒匀,放盐、味精、湿淀粉勾芡,盛盘后脆花生米铺在上面即成。佐餐服食,日2次。

功效:滋补肝肾。适用于慢性肝炎,早期肝硬化等症。

备注:见《家庭药膳手册》。

方名:黄精烧鸭

材料:鸭1只(约1 500g),炙黄精20g,麦冬10g,北沙参、生姜、葱各15g,冬笋60g,精盐5g,料酒30g,胡椒粉、味精各3g。

做法:将鸭宰杀后去毛桩、内脏,剁去脚爪,洗净入沸水中氽透,捞出砍成骨牌块;生姜洗净拍破;葱洗净切长段;黄精洗净切厚片;北沙参洗净切成5cm长段。取蒸碗1个,鸭块摆入碗内,再放诸药及调料,注入肉汤、料酒,上笼大火蒸3小时,取出蒸碗,拣去葱、姜不用,入味精调味。

功效:补阴润肺。适用于阴虚骨蒸潮热,咳嗽痰少,或干咳无痰,痰中带血等症。

备注:见《家庭药膳》。

方名:麦冬黑芝麻糖

材料:麦冬100g,黑芝麻300g,蜂蜜、冰糖或白糖各500g。

做法:黑芝麻淘洗干净,沥去水,旺火炒至噼啪响声,即离火,仍翻炒几下,倒出冷却,研碎;麦冬去心洗净,加水半碗浸1小时,切碎,复浸入水中,将麦冬及浸液、黑芝麻、蜂蜜、冰糖同倒入瓷盆内,加盖,旺火隔水蒸3小时,离火。每周蒸热1次。每次1匙,日2次,慢嚼极细,食后饮开水半杯。

功效:润肺宁咳,养阴清热,补脾益肾,润肠除燥。适用于阴虚肺燥,干咳少痰,便秘等症。

备注:见《常见慢性病食物疗养法》。

方名:肺露

材料:太子参、天冬、麦冬、阿胶珠、丝瓜络、川贝母、百合各6g,北沙参、冬瓜子、黛蛤散、生玉竹、生茯苓各 9g，炙款冬花、地骨皮、炙桑白皮、知母、牡丹皮各 4.5g，炙马兜铃、炙葶苈子各 3g，炙枇杷叶 120g，芦根 60g，雄猪肺 1 具。

做法：猪肺漂洗净。诸药为粗末，一半灌入肺内，一半撒在肺上，蒸露。每服 60g，隔水炖温服。日 2 次。

功效：润肺化痰，养阴清热。适用于吐血，鼻出血，干咳无痰，久咳肺痿等症。外感未解者不宜服用。

备注：见《全国中药成药处方集》。

方名：二仁炖猪瘦肉

材料：白果（去心）、玉竹、沙参各 15g，甜杏仁、麦冬各 9g，猪瘦肉 60g。

做法：玉竹、麦冬、沙参水煎去渣，入白果、甜杏仁、猪瘦肉块炖熟，调味。饮汤食肉。2~3 天 1 剂，常食。

功效：养阴清热解毒。适用于肺肾阴虚之鼻咽癌患者。

备注：见《疾病的食疗与验方》。

方名：沙参藕粉

材料：藕粉 2 匙，冰糖 5g，沙参、麦冬、桑叶各 10g，生地黄 5g。

做法：诸药煮 30 分钟，取药液 150ml，冷后放入冰箱底层，充分沉淀，数小时后取出，澄清液倒入锅中，加冰糖，烧沸糖溶时，用沸液冲藕粉成糊状食。

功效：养阴生津，益胃清热。适用于干燥综合征咽喉干燥，口渴，唾液减少，舌面光滑无苔，舌红干燥，口角皲裂疼痛，脱落皮屑等。

备注：见《疾病的食疗与验方》。

方名：沙参麦冬蜜

材料：北沙参、麦冬各 100g，五味子 50g，蜂蜜 500g。

做法：前 3 味洗净，倒入砂锅内，加水 3~4 大碗，浸泡 1 小时，小火煎 1 小时，取汁大半碗，再加冷水 1 大碗半，煎取药液半碗。将药液与蜂蜜同倒入瓷盆内，加盖，旺火蒸 2 小时，冷却，装瓶。每次 1 匙。饭后开水送服，日 2 次。

功效：养阴润肺，生津止咳，收敛肺气。适用于阴虚火旺，浸润型肺结核或纤维空洞肺结核患者。

备注：见《百病饮食自疗》。

方名：黄连猪肚丸（1）

材料：黄连、粱米、天花粉、茯神各 120g，知母、麦冬各 60g，猪肚 1 个。

做法：猪肚洗净；诸药共为末，纳入猪肚内，用线缝合，煮至极烂，捞出，去缝合线，药末另放，猪肚研为膏，干则加蜜少许，与药末相和为丸，如梧桐子大。每服 50 丸，日 3 次。

功效：养阴清热，健脾胃，补虚损。适用于强中消渴。

备注:见《三因极一病证方论》。

方名:黄连猪肚丸(2)

材料:猪肚 1 具,黄连 30g,天花粉、知母、麦冬各 90g,乌梅 15g。

做法:猪肚洗净;诸药共为末,纳入猪肚内,用线缝合,上笼蒸烂,取出,捣丸如梧桐子大。每服 30 丸,米汤送下。

功效:健脾益胃,清热生津。适用于脾胃燥热的中消证,多食善饥,形体消瘦,小便频多,大便坚硬等症。

备注:见《中国药膳学》。

方名:清胃兔冻

材料:熟兔肉 400g,雪梨汁 200g,石膏 30g,麦冬 10g,琼脂 8g,精盐 2g,味精 1g,酱油 20g,麻油 15g。

做法:兔肉切薄片;琼脂洗净,切短节;精盐、味精、酱油、麻油兑成汁;石膏、麦冬同煎取汁。锅置小火上,倾入药汁,加入兔肉,烧沸,捞起兔肉,装盘。将雪梨汁、琼脂倒入药汁锅内,待琼脂全部溶化,出锅,淋入兔肉片上,晾凉,放冰箱内冷凝成冻备用。食用时淋上酱油、麻油汁。佐餐服。

功效:清热养阴,益胃健脾。适用于温病邪热未净,阴液已伤,发热口渴,心烦,舌红苔黄燥等症。

备注:见《百病饮食自疗》。

方名:增液肉糕

材料:猪肥瘦肉 500g,玄参 10g,麦冬 10g,生地黄 15g,鸡蛋 6 个,干淀粉 70g,姜 15g,葱 15g,花椒面 0.5g,绍酒 15g,精盐 3g,熟猪油 100g,味精 1g,清汤 300g。

做法:将中药去净灰渣,烘干,研粉末;猪肉洗净,剁成肉茸;鸡蛋去壳,蛋黄、蛋清分别搅散;葱、姜洗净研成末。将肉茸、盐、姜、葱、花椒、干淀粉、中药末、味精,与一个蛋清拌匀成馅。方瓷盘底抹上猪油,放上方木框架,倒入其余蛋清入笼内蒸 3~4 分钟,放馅料抹平,再倒入蛋黄抹平,蒸熟翻入盘内。炒锅置中火上,下油烧至五成热,倒入清汤,加精盐、绍酒、味精、湿淀粉,勾成白汁,淋肉糕上。

功效:增液养阴,润肠通便,生津止渴。适用于热病后津液不足,大便秘结,口渴等症。

备注:见《养生食疗菜谱》。

第三节　麦冬药膳的禁忌

麦冬既为中医常用中药,也是日常可泡、可煮之养生药膳之材,既可养阴生津、润肺清心,也有驻颜益寿之功。但是物极必反,日常食用麦冬需随时注意身体是否有异,并需注意饮食禁忌,还当掌握量的适度,不可过之。

一、推荐摄入量和适宜人群

2006 年申请的地理标志产品涪城麦冬的日推荐剂量为 6~15g，其作为麦冬茶饮食用的剂量范围在 4.5~25g，而作为烹饪的食用剂量为 10~20g。麦冬原料用于煮粥、煲汤、茶饮等，使用量为 6~150g。

麦冬适用于所有人群。尤其适用于阴虚群体，在《中国食疗名方 300 首》《中国药膳烹饪大全》等药膳著作中有记载。平时脾胃虚寒、咳嗽痰多或容易着凉腹泻的人群和虚寒上火者不宜饮用麦冬茶饮。

二、临证应用注意事项

麦冬性寒凉，故外感风寒，内伤生冷，脾胃虚寒，肾阳虚衰等证者不宜单味药大量长期服用；麦冬功效养阴生津，有助湿之弊，故脾虚湿盛，大便滑泻者不宜单味药大量长期服用；痰饮湿浊咳嗽者忌服；肺气肿早期者忌单独大量服用；麦冬有降低血糖的作用，故低血糖患者不宜大量长期服用。

参考文献

[1] 陈静 . 中医药膳学[M]. 北京：中国中医药出版社，2006.

[2] 谭芳，陈雅林，彭勇 . 药膳源流及药膳常用中药的归类分析[J]. 湖南中医药大学学报，2017，37(9)：1021-1029.

[3] 孙思邈 . 千金翼方[M]. 沈阳：辽宁科学技术出版社，1997.

[4] 凌一揆，方显树 . 中国食疗名方 300 首[M]. 成都：四川科学技术出版社，1992.

第十章　麦冬保健食品

保健食品是《中华人民共和国食品安全法》规定的一类特殊食品，麦冬是一种保健食品的常用原料，广泛用于多种功能的保健食品，其中“增强免疫力”和“缓解体力疲劳”是麦冬保健品最常用的两个功能，麦冬保健食品的剂型涵盖了胶囊、片剂、颗粒剂等十余个剂型。

第一节　保健食品的发展情况

国家对保健食品的内涵、功能、剂型等做了相应规定，随着时代发展也在调整有关内容。中药保健食品是中药大健康产业的重要组成部分，历经了不同发展阶段和特点。如今的保健食品和中药保健食品，除了保健功能外，都更加注重消费者体验。

一、保健食品的内涵和功能

保健食品，是指具有特定保健功能或者以补充维生素、矿物质为目的的食品：即适于特定人群食用，具有调节机体功能，不以治疗疾病为目的，并且对人体不产生任何急性、亚急性或者慢性危害的食品。

原国家食品药品监督管理局针对保健食品主要审批的功能项目共有 27 种：增强免疫力、辅助降血脂、辅助降血糖、抗氧化、辅助改善记忆、缓解视疲劳、促进排铅、清咽、辅助降血压、改善睡眠、促进泌乳、缓解体力疲劳、提高缺氧耐受力、对辐射危害有辅助保护作用、减肥、改善生长发育、增加骨密度、改善营养性贫血、对化学性肝损伤的辅助保护作用、祛痤疮、祛黄褐斑、改善皮肤水分、改善皮肤油分、调节肠道菌群、促进消化、通便、对胃黏膜损伤有辅助保护作用。上述 27 种功能已经沿用了近 20 年，随着公众认知和科学技术的进步，其名称和标签内容一定程度上已经不能得到社会认同，在科学上也存在落后和欠缺。2020 年 11 月，根据《中华人民共和国食品安全法》及《保健食品原料目录与保健功能目录管理办法》（以下简称《办法》），国家市场监督管理总局组织起草了《允许保健食品声称的保健功能目录　非营养素补充剂（2020 年版）（征求意见稿）》（以下简称《目录》）。市场监督管理总局向社会公开征求功能调整方案的意见，能够看到原有的“促进泌乳功能、改善生长发育功能、改善皮肤油分功能”与现有《办法》规定的保健功能定位不符，上述功能不再纳入允许保健食品声称的保健功能目录。

为进一步推进和规范保健食品备案管理工作，根据相关食品安全国家标准及注册产品情况，国家市场监督管理总局制订了配套的《保健食品备案产品可用辅料及其使用规定（2021 年版）》和《保健食品备案产品剂型及技术要求（2021 年版）》，将粉剂、凝胶糖果纳入保健食品备案剂型，自 2021 年 6 月 1 日起施行。

二、我国中药类保健食品发展概述

随着经济社会的发展、人民群众对健康生活的重视，保健食品行业获得快速发展。随着《“健康中国 2030”规划纲要》的提出，《中华人民共和国中医药法》《中医药健康服务发展规划（2015—2020 年）》《中医药发展战略规划纲要（2016—2030 年）》等一系列法规及相关政策的出台，保健食品行业的发展获得了有力的政策保障。有学者梳理了我国 30 年来中药类保健食品的发展历程，将其发展分为五代（表 10-1）。

表 10-1　中药类保健食品发展概况

分类	特点	代表性产品
第一代	①基本不破坏原来的形态，消费者或专家可以根据产品外形辨别；②使用时以煲汤、泡酒等为主要方式；③稍作加工，如切片等	同仁堂参茸等
第二代	①在没有确切科学依据的情况下，过分夸大产品功效；②品牌扩张度和产品的品质不能达到同步；③产品的功效没有一个科学确切的评价体系；④口服液形式的保健品开始在市场出现	太阳神口服液、中华鳖精等
第三代	①产品的功效有一定的科学依据；②产品功效因子的基础功效没有更加确切的实验数据；③保健食品的种类繁多	排毒养颜胶囊、海王金牡蛎、延生护宝液等
第四代	①建立科学、正规的评价体系；②提取及检测技术的发展促进了产品的成熟度；③从业人员的专业程度保证了产品品质；④各种与药物剂型形态相同的产品大量出现	硫酸软骨素胶囊、葡萄籽胶囊等
第五代	①产品确定的安全性；②产品成分明确；③产品得到科学的功效验证；④产品在外观、口感及服用的方便性都有本质性提高；⑤解除了人们在服用产品时不良的心理暗示；⑥产品的形态多样	猴菇饼干、常润茶袋泡茶等

第二节　麦冬保健食品

麦冬有滋阴生津、润肺清心的功能，古人曾以其可代粮食充饥。麦冬属于可用于保健食品的中药，已被开发成多种保健食品，以“增强免疫力”和“缓解体力疲劳”功能为主，剂型以胶囊、片剂居多。

一、麦冬使用历史

麦冬在我国使用历史悠久，最早可追溯到东汉时期，《神农本草经》中记载麦门冬："味甘、平，无毒，主心腹结气，伤中伤饱，胃络脉绝，羸瘦短气。久服轻身，不老，不饥。"古人在与自然相处过程中，发现一些可代粮食的药用植物，甚至食用后可断谷，其中就包括麦冬。《本草纲目》载："可以服食断谷。"《名医别录》记载麦冬："保神，定肺气，安五脏，令人肥健。"《本草拾遗》："治寒热体劳，下痰饮。"唐代开始出现了麦冬代茶饮的配方和食疗方，《备急千金要方》"解五石毒"中就有"麦门冬汤""生麦门冬汤"，都是对付"烦热"等症状。宋代《太平圣惠方》中记载的"茯苓粥方""人参粥方"等食疗方中也有麦冬。

上述古籍及《金匮要略》《食鉴本草》《本草备要》《温病条辨》等古医书中记载约有36种含有麦门冬的食疗方，这些配方作为茶饮或食疗方剂在民间广泛流传。可见民间食用麦冬历史悠久，古人在长期的实践中发掘了麦冬的保健效果。

二、麦冬保健食品开发

现代研究表明，麦冬具有多种药理活性，具有抗炎、抗菌、抗氧化、抗肿瘤、增强免疫等作用。此外，麦冬在治疗心血管疾病、糖尿病、久咳不愈等方面也有显著效果。

卫生部2002年公布的《关于进一步规范保健食品原料管理的通知》中，对药食同源物品、可用于保健食品的物品和保健食品禁用物品做出具体规定，麦冬在可用于保健食品的物品名单中。如今麦冬已被开发成多种保健食品，通过保健食品处方数据库（https://db.yaozh.com/bjsp）检索到200余种含有麦冬的国产保健食品。

三、麦冬保健食品的种类

目前已注册的麦冬保健食品按保健功能分类，以"增强免疫力"和"缓解体力疲劳"功能为主；其他作用有"清咽""辅助降血压""通便""改善睡眠""延缓衰老""耐缺氧"等。

麦冬保健食品的功能与其传统功效、产品配方相关。药理研究表明，麦冬多糖为麦冬发挥增强免疫作用的有效部位，另外麦冬多糖能通过调节单胺氧化酶B、白细胞介素-2、TNF-α、IL-6、γ-干扰素及IL-10 mRNA的表达增强免疫力。

四、麦冬保健食品的常用剂型

麦冬保健食品剂型有10余种，其中胶囊（75个）、片剂（42个）占比最高，其次还有药酒、口服液、茶剂、颗粒等，另外还有饮品、膏、丸等剂型。胶囊、片剂携带方便，使用简单，是中成药和保健食品中常见的剂型，民间常见麦冬酒、麦冬茶，麦冬保健食品也多有各种冲服饮品的形式。

五、麦冬保健食品的使用方法

麦冬是一种民间常用的食用中药，具有悠久的食用历史和十分广阔的食用范围。前文中提到，多本古籍中记载有麦冬的食疗方。研究表明，麦冬块根的营养成分含量呈现出低脂肪、高钾、高多糖、高维生素 B_2 等特点，可以作为新食品原料进行开发。麦冬须根的营养成分及活性物质与麦冬块根近似，经食用安全性研究，有学者认为麦冬须根可作为普通食品原料应用于各类食品，成年人摄入麦冬须根 3g/d 对其健康造成潜在风险的可能性很低。现代关于麦冬的养生食谱也很多，如《〈黄帝内经〉四季饮食调养智慧》《国医精华药膳》《养生菜谱 1388》《经典养生菜》等食谱中均收载了含有麦冬的各种膳食。在四川、广东一带还有将麦冬作为茶剂或制成含有麦冬的各种膳食的民间习俗，如麦冬纤维胶囊、麦冬保健茶、麦冬饮料、麦冬果脯、麦冬酒、麦冬泡菜等。由此可知，麦冬保健食品使用方法不拘一格，日常代餐、泡茶，作为原料加工成食品等多种形式都有应用，对于已经注册的含有麦冬的保健食品，推荐参考产品规定的使用方法。

参考文献

[1] 孙蓉，齐晓甜，陈广耀，等．中药保健食品研发、评价和产业现状及发展策略[J]. 中国中药杂志，2019，44(5)：861-864.

[2] 於洪建，吴春福．我国中药类保健食品的发展趋势[J]. 中草药，2016，47(18)：3342-3345.

[3] 贾春伶，王锦燕，赵奎君，等．《本草纲目》草部药食同源药用植物的记载及启示[J]. 中国现代中药，2020，22(11)：1769-1777.

[4] 孙晓媛，于凡，肖伟，等．麦冬现代应用的研究进展[J]. 中国现代中药，2018，20(11)：1453-1458.

[5] 彭婉，马骁，王建，等．麦冬化学成分及药理作用研究进展[J]. 中草药，2018，49(2)：477-488.

[6] 金安琪，杨光，陈敏，等．三台麦冬块根营养成分分析与评价[J]. 中国中药杂志，2019，44(15)：3226-3232.

[7] 游一屏，李延霞，钟少琦，等．麦冬须根的食用安全性研究[J]. 现代预防医学，2019，46(9)：1591-1594.

[8] 吴发明，刘莎，李敏．四川麦冬产业现状与发展前景分析[J]. 北方园艺，2019(17)：151-157.

第十一章　麦冬现代药用情况

麦冬是我国传统常用中药材，其味甘、微苦，性微寒，归心、肺、胃经，有养阴生津，润肺清心的功效，传统上常用于肺燥干咳、虚痨咳嗽、津伤口渴、心烦失眠、内热消渴、肠燥便秘、咽白喉等。现代药理研究表明，麦冬在保护心脑血管、抗血栓、改善微循环、降血糖、抗氧化、抗衰老、保护胃黏膜、调节肠道菌群、抗肿瘤、抗炎、耐缺氧、抗疲劳等方面具有重要药理作用，广泛应用于心脑血管疾病、糖尿病、呼吸系统疾病、胃肠道疾病、肿瘤及皮肤病等的治疗。本章详细梳理了麦冬的药理学和现代药用情况，为临床治疗提供药理依据和应用参考。

第一节　麦冬的药理作用研究进展

一、对心脑血管系统的作用

（一）对心肌系统的作用

心肌营养血流量反映心肌细胞和心脏微循环内实际血流量，它直接提供心脏所需的营养物质，以保证心肌代谢的正常进行。周跃华等研究证明麦冬总多糖和麦冬总皂苷均可不同程度地增加小鼠心肌营养血流量，并显示出一定的量效关系。沈晓红等采用小鼠 ^{86}Rb 心肌营养血流量实验方法考察不同麦冬提取物对小鼠心肌营养血流量的影响，结果表明总皂苷及总多糖可增加小鼠心肌营养血流量，提示麦冬皂苷、麦冬多糖可能是麦冬中抗心肌缺血的主要有效成分。

对于心肌缺血，现代医学多采取经皮冠状动脉腔内成形术、支架置入术等疗法，能取得最有效的临床效果，但心肌缺血一段时间再灌注后将导致缺血性心肌再次损伤，加重病情，发生心肌缺血再灌注损伤。研究表明，相对分子量低于 10 000 的麦冬多糖能够有效对抗心肌缺血引起的血管损伤。对从麦冬中分离得到的麦冬多糖 MDG-1 的研究表明，MDG-1 具有拮抗豚鼠离体心脏缺血再灌注损伤的作用，口服 MDG-1 对异丙肾上腺素所致大鼠心肌缺血损伤具有一定的保护作用。沈晓红等观察了不同剂量组麦冬注射液对心肌梗死后心力衰竭大鼠血流动力学的影响，结果显示麦冬注射液大剂量组能引起心肌梗死后心力衰竭大鼠血流动力学变化,对左室功能进行调节而且起效快。程金波等实验表明麦冬提取物可使结扎冠脉所致心肌缺血犬的心外膜心电图、心肌酶谱急性心肌梗死范围(梗死区的绝对重量、梗死区占心肌的百分比)、心肌超微结构(线粒体、细胞核、肌原纤维核浆的改变及增生活跃间质细胞所分泌的胶原等)均有明显改善,并呈现出量效关系。

在作用机制方面,缺血修饰白蛋白是心肌缺血特异性指标,能够敏感地反映心肌缺血。内皮祖细胞是维持正常内皮功能并能增殖分化为血管内皮细胞的前体细胞,具有修复受损血管内皮,改善心肌缺血再灌注损伤的血管内皮。通过医学实验证明麦冬多糖 MDG-1 能够增强心肌对缺血缺氧的耐受能力,增加冠脉流量,保护缺血的心肌细胞,并能与机体协同促进心肌缺血再灌注大鼠内皮祖细胞的增殖和分化,降低血中缺血修饰白蛋白含量,最大程度地修复缺血损伤的心肌,恢复心脏功能。也有研究发现,麦冬多糖缓解心肌缺血再灌注损伤,其作用机制与抑制脂质过氧化、降低一氧化氮合酶(NOS)水平相关。徐德生等研究发现,麦冬多糖保护心肌的同时,还具有抑制心肌缺血造成的自由基生成增加和清除氧自由基的作用。也有研究表明麦冬总皂苷能够使损伤的心肌细胞活力及细胞搏动频率提高,心肌细胞培养液上清中 LDH 含量降低,推测其是麦冬总皂苷改善能量代谢的继发结果,但具体机制还需深入研究。

(二) 抗血栓形成和改善微循环

心脑血管疾病的发生、发展和变化与中医血瘀证紧密相关。中医传统理论认为,血瘀证的出现与机体阴液不足致血液黏稠、血脉失于濡养或阳气虚弱、血行无力有关。因而对血瘀证的治疗除活血化瘀药外,使用养阴生津药有“增水行舟”之功效。

血瘀证在细胞生物学上表现为血管内皮细胞(VEC)受损;血管平滑肌细胞增殖;血小板的形态及功能改变;红细胞与白细胞流变性改变等。张小燕以血管内皮细胞体外培养模型为基础,以 VEC 凋亡为研究靶点,发现麦冬不同提取部位(正丁醇提取部位、水提取部位、三氯甲烷提取部位)均对受损 VEC 有不同程度的保护作用,还能减缓过氧化氢引起 VEC 的细胞周期改变,其中正丁醇提取部位作用最强。麦冬单体成分的药效学研究发现,豆甾醇、薯蓣皂苷元及麦冬皂苷 D 进行血管内皮细胞抗凋亡实验,结果显示均具有很好的保护作用。

血管平滑肌细胞(VSMC)的增殖在许多心血管系统疾病(如高血压、动脉粥样硬化)的发生起重要作用。周惠芳等研究发现,麦冬药物血清有明显的抗 VSMC 增殖作用,对高胰岛素、高脂血清等生长刺激因素引起的细胞形态学改变有一定的缓解作用。李民等研究发现,麦冬药物血清能明显促进人脐静脉内皮细胞(HU-VEC)线粒体代谢四甲基偶氮唑盐(MTT),具有良好的促 HU-VEC 增殖作用,其机制与减少自由基、增加 SOD 活性、稳定细胞膜、促进 VEC 能量代谢、调节 VEC 的分泌功能等有关。VEC 的增殖可增加毛细血管的密度,增加组织细胞的供氧量。可见,麦冬能改善微循环、抗血栓形成,可有效防治血栓性疾病。

实验表明，麦冬石油醚提取液、乙醇提取液和水提取液均可显著降低大鼠血小板的聚集率，且麦冬水、醇、石油醚提取物降低血小板聚集率的效果优于阿司匹林，能显著缩短血栓持续时间，有效抑制血栓症，有明显的活血化瘀作用。麦冬还能明显扩张小鼠耳廓微动脉、微静脉，改善血液流态，加快血流速度，尤其是乙醇提取液的作用更明显。刘云平等研究也发现，麦冬皂苷可抑制血栓形成和炎症反应，缩小梗死面积，保护缺血性脑损伤。

二、降血糖作用

（一）麦冬提取物和总皂苷的降糖作用

糖尿病是一种以高血糖水平为特征的慢性疾病，分为 1 型和 2 型。2 型糖尿病是由血糖吸收和胰岛素分泌之间的不平衡引起的，被认为是可预防的。有效预防和治疗 2 型糖尿病及其并发症的方法是通过延迟葡萄糖在小肠内的吸收来降低餐后高血糖水平。α- 葡萄糖苷酶和 α- 淀粉酶是肠内水解碳水化合物的两个关键酶。通过抑制 α- 葡萄糖苷酶和 α- 淀粉酶，可延缓碳水化合物的消化与吸收，达到抑制餐后高血糖的目的。阿卡波糖是一个广泛使用的通过影响血糖水平来治疗糖尿病的 α- 葡萄糖苷酶和 α- 淀粉酶抑制剂，虽然有效，但通常会表现出一定的副作用，如胃肠胀气、腹胀和腹泻等。因此，开发具有抑制 α- 葡萄糖苷酶和 α- 淀粉酶活性并且没有副作用的功能食品或天然抑制剂对糖尿病治疗非常重要。

对麦冬的体外酶抑制活性测定发现，麦冬的正丁醇萃取物和三氯甲烷 / 甲醇提取物有较强的 α- 葡萄糖苷酶抑制活性，并且正丁醇萃取物的抑制率要高于阳性对照阿卡波糖，说明正丁醇萃取物可作为 α- 葡萄糖苷酶的潜在抑制剂来源。另有研究表明麦冬总皂苷具有降血糖作用，麦冬总皂苷（100mg/kg、200mg/kg、400mg/kg）小鼠灌胃，对四氧嘧啶、肾上腺素及葡萄糖引起的小鼠高血糖均有抑制作用。

（二）麦冬多糖的降糖作用

王智杰等通过分别给予小鼠麦冬多糖 150mg/kg 和 300mg/kg，测定各组的血糖水平以及对葡萄糖（2.0g/kg）、肾上腺素（0.2mg/kg）、四氧嘧啶（50mg/kg）所致高血糖模型小鼠的血糖水平影响。结果显示麦冬多糖 2 个剂量组对葡萄糖、肾上腺素、四氧嘧啶 3 种高血糖模型小鼠的高血糖均有抑制作用，对正常小鼠也有明显降血糖作用，且在某些时段作用与剂量呈正相关，其作用可能与促进胰岛 β 细胞增加胰岛素分泌的作用有关。丘保华等采用四氧嘧啶法复制妊娠大鼠糖尿病模型，灌胃给予麦冬多糖 0.2g/kg，连续给药 14 天，分别于给药第 0、7、14 天测定大鼠空腹血糖；给药第 0、14 天测定大鼠血清胰岛素水平与体重，结果表明口服麦冬多糖第 7、14 天可降低妊娠糖尿病大鼠的空腹血糖，与模型组比较有显著性差异（$P<0.01$），但对血清胰岛素水平及体重无明显影响，并推测其

机制可能与增加肝细胞对葡萄糖的摄取及增加肝糖原合成有关。对从麦冬中分离得到的麦冬多糖 MDG-1 对体外培养的人微血管内皮细胞（HMEC-1）瘦素表达的影响研究，显示 0.2mmol/L、1mmol/L、10mmol/L MDG-1 对瘦素 mRNA 和蛋白质表达均有明显抑制作用，这也为 MDG-1 治疗冠心病和糖尿病的作用机制研究提供了依据。

天然的多糖药物绝大多数都是水溶性药物，存在着稳定性较差、生物利用度不高以及对某些细胞穿透能力不强等缺点，限制了麦冬多糖的临床应用。朱菁等以复乳法制备麦冬多糖多囊脂质体，旨在增加麦冬多糖在体内的稳定性，并且多囊脂质体有着良好的缓释效果，能提高药物在体循环时间，提高生物利用度，进而提高药效。实验证实，麦冬多糖多囊脂质体能加速葡萄糖氧化代谢和抑制糖异生反应，并增强肝脏将血糖转化为糖原的能力。肝脏是脂代谢与糖代谢的主要器官和重要场所，因此功能良好的肝脏对 2 型糖尿病的治疗也是至关重要的。肝组织的切片结果表明，麦冬多糖多囊脂质体比原料药能更好地修复因链脲佐菌素诱导的 2 型糖尿病而受损的肝组织，有效缓解糖尿病型肝脏病变。

（三）麦冬单味药及其配伍后降糖作用通路研究

席啸虎通过网络药理学研究探讨麦冬及其不同配伍治疗糖尿病的物质基础和作用机制，研究发现麦冬单味药有 22 个化学成分可直接作用于 20 种糖尿病相关靶点，主要靶点包括蛋白激酶 B1（Akt1）、大麻素受体 1（CNR1）、多巴胺受体 D_2（DRD_2），主要成分为麦冬甲基高异黄酮 A 和麦冬甲基高异黄酮 B；麦冬单味药靶标基因主要富集在 58 个生物学过程（BP）、19 种细胞组分（CC）和 6 种分子功能（MF），具有显著意义的通路 14 条。麦冬与山药 - 五味子、黄芪、北沙参、丹参、黄连配伍后作用靶点依次增至 48、33、22、51、24 个，共涉及靶点 58 个；BP、CC、MF 条目依次增至 206、18、31 个；KEGG 通路增至 63 条，新增通路包括磷脂酰肌醇 3- 激酶（PI3K）-Akt、癌症、肿瘤坏死因子信号通路等。麦冬单味药有效成分可直接作用于相关靶点，发挥治疗糖尿病活性。麦冬配伍、组方后作用靶点范围扩大，与成分之间相互作用及靶点蛋白之间相互作用有关。

三、抗氧化、抗衰老作用

（一）抗氧化作用

食用和药用植物中存在的天然抗氧化物可以帮助减少机体内的氧化损伤。近年来，对天然产物抗氧化活性的研究日益增加。一些植物提取物中含有丰富的黄酮类和酚类化合物，其特点是具有较高的抗氧化活性，甚至高于许多单体抗氧化化合物，因此越来越多的学者对植物的抗氧化活性进行评价。

由于多数黄酮类都具有抗氧化活性，且麦冬中含有较多的黄酮类成分，夏道宗等对麦冬总黄酮、麦冬总黄酮乙酸乙酯萃取物和麦冬总黄酮正丁醇萃取物抗氧化作用的研究中发现，三者均可有效清除 DPPH、$ABTS^+$ 自由基，其中麦冬总黄酮正丁醇萃取物的抗氧化效果较优，结果提示麦冬中黄酮类化合物具有良好的自由基清除能力，可显著改善小鼠氧化损伤。王艳翠通过实验比较和相关系数分析说明，麦冬提取物的抗氧化活性与其总酚和总黄酮的含量显著相关。

王昭晶利用超氧阴离子清除实验和羟自由基清除实验，比较麦冬 3 种提取物的抗氧化活性，发现麦冬热水提取物和稀碱提取物均有较强的抗氧化作用。其中稀碱提取物对羟自由基的清除作用最强，其次是热水提取物，同时两者的羟自由基清除能力均高于维生素 C 的清除能力。在对麦冬与维生素 C、何首乌、延龄草等抗氧化能力的对比实验中，发现麦冬、维生素 C、何首乌和延龄草都有提高抗氧化酶表达的作用，且在上调超氧化物歧化酶和谷胱甘肽过氧化物酶的表达值上，麦冬比维生素 C 的作用更强，而何首乌和延龄草作用要强于麦冬。

此外，有研究证实麦冬中多糖类成分同样具有抗氧化作用。从均一组分来看，对从麦冬中分离纯化得到均一组分多糖 OPA 的抗氧化活性实验中，显示 OPA 有较强的羟自由基抑制作用，在反应体系含样品量 1.25mg 时，OPA 和维生素 C 对羟自由基的抑制作用分别是 40.99% 和 20.03%。

（二）抗衰老作用

衰老的自由基学说认为，自由基和脂质过氧化物引起的机体一系列氧化损伤是导致衰老的重要原因。大剂量 *D*- 半乳糖可引起动物的糖、蛋白质、脂肪代谢障碍，从而导致机体脂质过氧化物含量增加，红细胞免疫功能下降等，导致衰老。张易水等实验证明麦冬水煎剂能提高 *D*- 半乳糖模型大鼠红细胞的超氧化物歧化酶活性，降低血清丙二醛含量，增强机体总抗氧化能力，拮抗自由基对生物膜的损伤，并能提高衰老大鼠红细胞 C3b 受体花环率及肿瘤红细胞花环率，降低免疫复合物花环率，提高机体的免疫力，延缓衰老。陶站华等研究也显示麦冬水煎剂还可显著提高大鼠肝组织谷胱甘肽过氧化物酶的活性，显著降低肝细胞丙二醛的含量，表明麦冬水煎剂可间接提高机体抵御自由基对生物膜的脂质过氧化损伤，从而发挥抗衰延寿作用。刘杰书等对麦冬注射液延缓衰老的作用机制进行了研究，与模型组比较，实验组大鼠学习记忆功能得到改善，多种组织中超氧化物歧化酶、谷胱甘肽过氧化物酶含量升高（$P<0.05\sim0.001$），得出麦冬注射液可能通过提高抗氧化酶的表达而发挥抗衰老作用。史建勋等研究发现麦冬多糖能够呈剂量依赖性地延长家蚕及果蝇的寿命，降低 *D*- 半乳糖所致衰老小鼠脑内 B 型单胺氧化酶（MAO-B）活力，增加血清溶血素，提高衰老小鼠的体液免疫功能，提示麦冬多糖具有延缓衰老的作用，该作用可能与增强机体免疫系统功能有关。

四、对胃肠系统的作用

（一）保护胃黏膜作用

胃黏膜屏障是一层碳酸氢盐黏液，是胃表面上皮分泌的 HCO_3^- 中和胃酸，分泌黏液

能使 H^+ 在胃中的扩散明显变慢，从而保护胃内上皮细胞的完整。现代医学发现，麦冬多糖一方面可抑制胃酸、增强胃蛋白酶原合成，促进胃黏膜分泌，使胃黏膜增厚，从而增强胃黏膜屏障；另一方面，胃黏膜损伤指数与胃黏膜电位差（PD）值下降程度呈正相关，麦冬多糖具有拮抗 PD 值下降，减少攻击因子的作用，对药物吲哚美辛和乙醇引起的胃黏膜损伤可以起到保护作用。

临床上治疗胃肠平滑肌过度收缩的西药不良反应很大，张建武等用麦冬皂苷 D 探索治疗十二指肠平滑肌收缩的中药新途径。该试验以家兔离体十二指肠平滑肌为研究对象，研究麦冬皂苷 D 对兔离体十二指肠平滑肌收缩的影响，并探讨作用机制。研究发现麦冬皂苷 D 可抑制自发性十二指肠平滑肌的收缩作用，从而诱导平滑肌舒张，其作用机制可能与麦冬皂苷 D 抑制平滑肌细胞的外钙内流，或激活鸟苷酸环化有关。

（二）调节肠道菌群作用

在近年的研究中，肠道菌群对机体健康的调节作用受到广泛关注，成为学术研究热点。人体的肠道内寄生着数量繁多、功能复杂的肠道菌群，肠道菌群大致可分为有益菌、致病菌和条件性致病菌 3 种，有益菌包括双歧杆菌和乳酸杆菌等益生菌，它们维持着肠道健康；致病菌是指会损害人体健康的菌群；条件性致病菌是指如大肠埃希菌等具有双重作用的菌群，在正常情况下有益于人体健康，但一旦增殖失控就会引起病理状况。益生元是一种膳食补充剂，本身不易被宿主（如人体小肠）代谢吸收，但能选择性地促进肠道某些有益菌群或抑制有害菌群的生长，从而达到改善宿主健康目的，常见的如低聚果糖、低聚半乳糖等低聚糖、植物多糖（膳食纤维）等。目前认为，很多功能食品、中药材中的植物多糖类物质作为常见的膳食纤维，通过益生元作用而发挥功效。

蔡周权通过麦冬多糖 MDP-E 体外培养正常大鼠肠道菌群，和空白对照组对照比较乳酸杆菌、双歧杆菌、肠球菌和大肠埃希菌数目，结果发现：川麦冬多糖对有益菌双歧杆菌、乳酸杆菌的生长表现为显著促进作用；对条件性致病菌大肠埃希菌、肠球菌的生长无显著影响；以 B/E（双歧杆菌和大肠埃希菌数的 log 比值）和 L/E 值（乳酸杆菌和大肠埃希菌数的 log 比值）为指标，进一步证明川麦冬多糖对大鼠肠道内双歧杆菌、乳酸杆菌菌群比重有显著提高。结合文献研究结果，麦冬多糖中富含的果聚糖具有益生元作用，主要通过促进乳酸杆菌和双歧杆菌增殖发挥作用；对大肠埃希菌和链球菌无直接影响，但可通过体内的竞争性调节作用（B/E、L/E）发挥降糖、调脂等作用，调节疾病状态的微生态恢复正常。麦冬多糖可能是麦冬生津润肺、养阴清热的主要药效物质之一。

五、其他作用

（一）抗肿瘤作用

中药麦冬中的标志性成分高异黄酮具有良好的抗肿瘤活性，是抗肿瘤的药效物质。麦冬多糖能抑制 S180 肉瘤和腹水瘤的生长，对小鼠原发性肝癌实体瘤也有一定的抑制作用。朱玉琢等观察麦冬对雄性小鼠生殖细胞遗传物质损伤的防护作用，结果显示麦冬各剂量组诱导的非程序 DNA 合成与正常对照组比较差异无统计学意义（$P>0.05$），对甲基磺酸甲酯所诱导的非程序 DNA 合成有明显抑制作用（$P<0.01$），这说明麦冬对小鼠生殖细胞遗传物质损伤具有防护作用。

（二）抗炎作用

林以凝等研究了不同种麦冬类药材的总皂苷元含量与其对中性粒细胞呼吸爆发的抑制作用，证明麦冬中总皂苷元含量与抑制中性粒细胞呼吸爆发作用呈相关性，其含量是反映药材抗炎活性的一个很好的综合指标。曹春琪等研究麦冬各提取物组对脂多糖诱导的巨噬细胞 RAW 264.7 中炎症介质的影响，结果表明，麦冬各提取物组可通过抑制脂多糖诱导的 RAW 264.7 巨噬细胞 NO 的分泌与 TNF-α 的表达，从而发挥抗炎作用，实验结果表明麦冬水与正丁醇提取部位对炎症因子的抑制作用最强。

（三）耐缺氧、抗疲劳作用

许燕萍等实验证明在大鼠颈总动脉结扎所致脑缺血实验中，结扎前给予麦冬多糖可使给药组结扎后脑内乳酸含量较模型组显著降低（$P<0.05\sim0.01$），从而减轻酸中毒，保护缺血组织，防止细胞损害。提示麦冬多糖对脑缺血损伤有抗缺氧保护作用。莫正纪等通过小鼠游泳实验表明麦冬氨基酸和麦冬多糖具有一定的抗疲劳作用。此外，麦冬能提高皮下注射异丙肾上腺素的小鼠在低压缺血条件下的存活数，且麦冬水提取物、注射液都有提高常压或者减压小鼠的耐缺氧能力。

（四）其他作用

此外，麦冬水煎剂具有明显的镇静催眠作用；麦冬皂苷具有促进体外软骨细胞增殖及对抗 H_2O_2 损害软骨细胞的作用；麦冬多糖为麦冬发挥增强免疫作用的有效部位，现代医学证明川麦冬多糖可增强免疫力。

第二节　麦冬的现代药用研究

在实际应用过程中，由于疾病常表现为数病相兼，或表里同病，或虚实互见，或寒热错杂的复杂病情，因而临床常根据病情的不同需要和药物的不同特点，有选择地将 2 种或 2 种以上药物配伍使用。如麦冬清肺润燥，可配伍阿胶、桑叶、人参（党参）、天冬等，治疗慢性气管炎、肺癌、肺痿（肺纤维化、肺不张、肺硬化等）、口腔黏膜白斑、脑梗死、白血病；配伍半夏等，治疗慢性咽喉炎、食管癌、胃癌；配伍石膏、知母、紫菀等，治疗中暑、癃闭；养阴清心除烦，配伍生地黄、竹叶心、酸枣仁、太子参、知母、牛膝、枸杞子、柏子仁等，治疗卵巢早衰、失眠、难治性口疮、小儿多动症、儿童难治性癫痫、心悸、更年期综合征等；益胃生津，配伍沙参、生地黄、玉竹、石斛等，治疗萎缩性胃炎、糖尿病合并高脂血症；滋阴清热，配伍生地黄、玄参，治疗肠燥便秘、糖尿病津亏便秘、干燥综合征、血精等。

药物的配伍应用是中医用药的主要形式，不仅可以提高药效、扩大药物应用范围、降低毒副作用、适应复杂病情，还对发展配伍理论及遣药组方规律有着重要意义。本节主要从麦冬及麦冬常用配伍方剂方面总结了麦冬的现代药用情况，为麦冬临床应用提供参考。

一、在心脑血管疾病方面的应用研究

（一）治疗心肌梗死

冠状动脉硬化性心脏病又称缺血性心脏病，是一种因单支或多支冠状动脉部分或完全性阻塞引起的心肌供血障碍性心脏病。心肌梗死是指在冠状动脉病变的基础上，冠状动脉供血出现急剧减少或完全中断，导致部分心肌缺血或缺氧坏死症状。近年来发病率不断上升，死亡率跃居首位。硝酸酯类为最有效的抗心肌缺血药，但持续应用硝酸酯类可迅速产生耐药性，使药效减弱或无效。程建华等采用参麦注射液治疗冠心病患者 82 例取得较好的疗效，其中显效 8 例（9.76%）；明显改善 52 例（63.41%）；基本改善 19 例（23.17%）；无效 3 例（3.66%）；总有效率 96.34%。

参麦注射液由人参、麦冬组成，具有大补元气、益气固脱、养阴生津、补心复脉之功，常用于冠心病心肌梗死、心绞痛、心力衰竭、心律失常的治疗。人参、麦冬均有正性肌力作用，能增强心肌收缩力，扩张冠状动脉，增加冠状动脉血流量，改善心肌缺血，提高心肌耐缺氧能力。随着年龄增长，老年人凝血功能增强、纤溶能力下降，血液处于高凝状态，容易诱发血栓形成和心肌缺血。冠心病患者动脉硬化严重，动脉管腔迂曲、狭窄、弹性减低，多数患者又长期服用硝酸酯类药，由于冠脉的病变和硝酸酯类药的易耐药性，用硝酸甘油扩血管治疗收效甚微。滥用抗凝药物，老年人又易致出血。运用参麦注射液治疗冠心病心肌缺血，不良反应少，血流动力学作用可靠、效应高，是一种安全有效、患者乐于接受的治疗方法。

（二）治疗心绞痛

王文霞等对 32 例冠心病心绞痛患者（男 18 例，女 14 例），年龄（75 ± 5）岁，病程（8 ± 5）年进行观察，其中，稳定型劳累性心绞痛 20 例，恶化型劳累性心绞痛 6 例，自发性心绞痛 6 例，均用过地尔硫䓬和单硝酸异山梨酯 2 个月无效后，加用生脉注射液 60ml 于 5% 葡萄糖或 0.9% 氯化钠 250ml 静脉滴注，每天 1 次，连续 14 天。结果症状总有效率 78%，心电图总有效率 66%，对劳累性心绞痛疗效显著。血清高密度脂蛋白胆固醇、SOD 活性显著升高（$P<0.01$），凝血因子 Ⅰ 显著下降（$P<0.01$）。闵桂芳等将 90 例冠心病心绞痛患者随机分为常规药物治疗组（对照组，30 例）和常规药物加参麦注射液治疗组（治疗组，60 例）。结果治疗组总有效率和显效率分别为 96.7% 和 78.3%，对照组总有效率和显效率分别为 76.7% 和 40.0%（$P<0.01$）。

刘军观察参麦注射液治疗冠心病心绞痛 60 例疗效，发现治疗组心绞痛疗效总有效率达到 90.0%，对照组总有效率 75.0%，差异显著（$P<0.05$）；治疗组心电图疗效总有效率 83.3%，对照组总有效率 61.7%，差异显著（$P<0.05$）。

孙晓雯等观察养心活血汤（麦冬、黄芪、丹参、川芎、人参等）治疗稳定型心绞痛（气虚血瘀型）的临床疗效，将符合纳入标准的气虚血瘀型稳定型心绞痛 60 例随机分为 2 组，治疗组 40 例在常规基础治疗上使用养心活血汤，对照组 20 例给予常规西药治疗，均 4 周为一疗程。对心绞痛疗效、心电图疗效、中医证候疗效进行观察。结果表明，治疗组在心绞痛疗效、心电图疗效、中医证候疗效等方面优于对照组，差异显著（$P<0.05$），且无明显毒副作用，养心活血汤治疗稳定型心绞痛（气虚血瘀型）安全有效。

（三）治疗心律失常、心功能不全

心律失常是临床常见的心血管疾病，分为快速型心律失常和缓慢型心律失常，包括心房颤动、心房扑动、房性心动过速、室性心动过速、室颤、房性期前收缩、室性期前收缩、窦性心动过缓、传导阻滞、病态窦房结综合征等。中医学中将心律失常归为心悸、怔忡的范畴。临床观察发现中药汤剂治疗心律失常有较为可观的疗效，目前西医对心律失常尚无疗效持久的特效药物，多以起搏器植入、射频消融、控制心律失常药物等治疗为主，但仍有部分患者在治疗后有心悸症状、出现各种心律失常且毒副作用较大，而中药汤剂在防治心律失常、缓解心慌等不适的症状方面有一定优势。

孙智祎等通过检索数据库中关于中药汤剂治疗心律失常临床疗效的随机对照试验，对纳入文献中的方剂用药进行频数、频率、关联规则分析，总结了治疗心律失常的中药汤剂的用药规律：治疗心律失常所用药物共 167 味，分为 22 大类，1 233 频次；其中用药频数最高的 5 味中药依次为麦冬、炙甘草、丹参、桂枝、五味子；支持度最高的 5 个药组依次为炙甘草 - 桂枝，麦冬 - 五味子，炙甘草 - 桂枝、麦冬，炙甘草 - 生地黄，麦冬 - 生地黄。由此可以看出麦冬在治疗心律失常疾病中具有重要作用，为临床治疗提供了重要参考。

游敏生等对 20 例病态窦房结综合征（SSS）患者进行观察，应用参麦注射液 80~100ml 加入 5% 葡萄糖 250ml 中静脉滴注，每日 1 次，15 天为 1 疗程，治疗 2 疗程。治疗后心率明显加快（$P<0.01$），窦房结恢复时间明显缩短（$P<0.05$），校正窦房结恢复时间明显缩短（$P<0.01$），总窦房传导时间缩短（$P<0.05$），结果表明，参麦注射液治疗 SSS 有效。

邹超英等对 57 例冠心病心律失常、心功能不全患者进行观察，随机分为治疗组和对照组，两组在年龄、性别、合并症及病程方面差异无显著性。治疗组用参麦注射液静脉滴注，每日 1 次，对照组用能量合剂，每日 1 次，均以 15 日为 1 疗程，并均配合使用抗心律失常、抗心力衰竭药。结果临床疗效治疗组总有效率 90.0%；对照组显效 6 例，有效 11 例，总有效率 63.0%（17/27），两组 $P<0.05$。心律失常改善情况：治疗组显效 16 例，有效 10 例，总有效率 86.7%（26/30）；对照组显效 5 例，有效 11 例，总有效率 59.3%

（16/27），两组 $P<0.05$。

二、在治疗糖尿病方面的应用研究

2019 年国际糖尿病联盟（IDF）发布的全球糖尿病数据显示，目前全球共有 4.63 亿成人（20~79 岁）糖尿病患者，而中国成人糖尿病患者数量高达 1.164 亿，位居世界第一，占全球成人糖尿病患者总数的 1/4 以上。目前，西医对糖尿病发病原因和机制的研究尚不完全明确，虽然西医学多采用口服降糖药物及注射胰岛素治疗，但其副作用大，中医具有其独特优势。中医治疗糖尿病已有数千年的历史，具有整体调理、辨证论治的独特优势，中药不仅可以有效缓解糖尿病患者的临床症状，降低血糖，还可以促进人体功能的恢复，从而达到有效预防并延缓糖尿病及其并发症发生的目的。中医药辨证论治，多途径、多靶点治疗消渴，降低血糖、减轻糖尿病对机体损害和控制、延缓糖尿病并发症及最终不良事件发生等优势日渐凸显。

（一）糖尿病治疗的用药规律分析

白万姣等分析了现代滋阴清热方治疗糖尿病的用药规律，得出现代滋阴清热方治疗糖尿病的常用药物及常用药物组合规律，用药频次排序在前 9 味的药物依次是天花粉、生地黄、麦冬、知母、石膏、玄参、山药、黄连、葛根。各高频药物组合模式均具有滋阴清热功效，符合糖尿病阴虚燥热的基本病机。其中，排序在第 1 位的药物组合模式为“天花粉，生地黄”，天花粉具有清热泻火、生津止渴等功效，生地黄具有清热凉血、养阴生津之功，二药合用，共奏滋阴泻火之功。排序在第 2 位的药物组合模式为“麦冬，生地黄”，麦冬具有养阴润肺、益气生津等功效，生地黄具有清热凉血、养阴生津之功，二药合用，共奏滋阴泻火之功。且研究表明，具有清热作用的经典方剂具有很好的降糖作用。

李刘礼通过数据挖掘，分析了张福利教授治疗 2 型糖尿病的用药规律。其在方剂组方规律分析中，通过 K-means 算法得出 6 个核心药物组合，分别为①生姜、生甘草、茯神、生白术、桑寄生、麦冬、葛根、生地黄；②茯神、生姜、生甘草、桑寄生、生地黄、麦冬、生白术、半夏；③麦冬、生甘草、茯神、生姜、半夏、桑寄生、黄芩、生白术；④牡丹皮、郁金、生龙骨、桑叶、生牡蛎、生姜、半夏、川牛膝；⑤茯神、生姜、生甘草、桑寄生、半夏、麦冬、生地黄、生白术；⑥生甘草、生地黄、生姜、麦冬、茯神、生白术、桑寄生、牡丹皮。

周轩研究了李冀教授治疗 2 型糖尿病的 246 条处方的用药规律，发现使用频次排名前 5 的药物有黄芪、麦冬、炙甘草、地黄、山药、五味子、枸杞子。通过上述研究可以看出，麦冬为治疗糖尿病的核心药物。

（二）麦冬在糖尿病治疗方面的临床应用

黄琦等选择 47 例 2 型糖尿病患者进行观察，口服麦冬多糖胶囊（每次 4 粒胶囊，每粒含纯度为 59.93% 麦冬多糖 0.5g），每日 4 次，疗程 1 个月。治疗后，患者空腹血糖和餐后 2 小时血糖较治疗前有明显下降，能使周围组织对胰岛素抵抗降低。陈莉等证明麦冬多糖对胰岛素敏感性增加有很好的促进作用。现代医学也验证了麦冬多糖对降低血糖有较好的促进作用。

作为一种特殊类型的糖尿病，妊娠糖尿病（GDM）是妊娠期间常见的并发内科疾病，是指妊娠期间首次出现的糖代谢异常疾病，与妊娠合并糖尿病相区别，如果妊娠期间血糖不能得到有效控制，将极大威胁胎儿（胎儿宫内窘迫、巨大胎儿、发育畸形甚至胎死宫内）及其母体（产后大出血、早产等）的健康。杨石芳等在传统胰岛素治疗的基础上给予黄芪麦冬汤（黄芪、麦冬、山药、熟地黄、五味子、黄精、茯苓、玉竹、阿胶）治疗 GDM，观察其对氧化 / 抗氧化失衡及其炎性状态的影响，并观察其安全性（副反应及其母婴结局）。结果表明，在常规胰岛素治疗的基础上给予黄芪麦冬汤能很好地改善 GDM 患者糖脂代谢、胰岛素抵抗和氧化与抗氧化物质失衡，临床安全效佳。2 组患者治疗后血糖各项指标均有所降低（$P<0.05$），且观察组低于对照组（$P<0.05$），这说明联合组能更好地改善血糖与胰岛素抵抗，并能更好地改善血脂代谢，加用黄芪麦冬汤后能很好地减少胰岛素用量并缩短血糖达标时间，同时降糖疗效及临床疗效亦均优于单用门冬胰岛素。

谢绮等观察了人参麦冬散加减（西洋参、太子参、黄精、麦冬、生地黄、葛根、竹茹、茯苓、陈皮、黄芩、知母、甘草）对气阴两虚证妊娠糖尿病糖脂代谢和妊娠结局的影响，结果表明治疗后观察组患者空腹血糖（FBG），1 小时血糖（1h PG），2 小时血糖（2h PG），糖化血红蛋白（HbA1c）和稳态模型评估胰岛素抵抗指数（HOMA-IR）均低于对照组，胰岛 β 细胞功能指数（HOMA-β）和胰岛素敏感指数均高于对照组；观察组医学剖宫产、妊娠期高血压、羊水过多、胎膜早破和早产及不良妊娠结局发生率均低于对照组，结果提示了人参麦冬散加减内服用于气阴两虚型 GDM，可控制血糖水平，提高了胰岛素敏感指数和胰岛 β 细胞功能指数，有效调控了糖、脂代谢，改善孕期及围生期不良结局。

三、在呼吸系统疾病中的应用研究

咳嗽是一种高发肺系疾病，发病原因非常复杂，多是内伤或外感共同作用所致，故使患者肺气不清，导致肺气上逆引起咳嗽。咳嗽首见于《黄帝内经》，其认为“肺主咳”，脏腑功能失调或者外邪犯肺，病至肺部，故引起咳嗽。

（一）阴虚燥热型咳嗽

慢性咳嗽是指持续 3 周以上或反复咳嗽。由于引起慢性咳嗽的病因复杂，应多详细询问病史，仔细检查，经各种必要辅助检查以明确病因。而慢性咳嗽临床多见于阴虚燥热证，此类咳嗽经西医止咳化痰抗炎治疗多无效，而致病情迁延。王红玉等选取阴虚燥热型慢性咳嗽患者 92 例，随机分为对照组和试验组各 46 例。对照组给予西医对症治疗，试验组给予加减清燥救肺汤（桑叶，麦冬，沙参，生石膏，苦杏仁，枇杷叶，炙甘草）治疗，以观察清燥救肺汤治疗阴虚燥热型慢性咳嗽的临床疗效。实验结果发现，试验组有效率为 95.6%，对照组有效率 78.3%，试验组优于对照组（$P<0.05$）；治疗后 2 组患者中

医证候积分比较，试验组优于对照组（$P<0.05$），加减清燥救肺汤治疗阴虚燥热型慢性咳嗽疗效显著。

慢性咳嗽属于中医“久咳”范畴，阴虚燥热证久咳多由感受燥邪治疗不当发展而来，常规消炎、止咳、润肺、化痰等治法均不能从病因上解决问题，故患者咳嗽迁延不愈，时轻时重，伴咽干咽痒，痰黏不易咯出等一系列燥邪伤人之象。究其原因，肺为娇脏，主肃降，喜润恶燥，燥热伤肺使肺失宣降，气逆而咳。清燥救肺汤来源于《医门法律》，主要功用为清燥热、养阴液、降肺气。加减清燥救肺汤治疗阴虚燥热证慢性咳嗽疗效肯定，值得临床推广运用。

戴子辰对 142 例久咳不愈患者进行观察，随机分为两组：治疗组给予麦冬补肺汤（党参、沙参、绞股蓝、麦冬、法半夏、炙甘草、炙马兜铃、炒牛蒡子、杏仁、百部、炙紫菀、百合）治疗，每日 1 剂，对照组服氨苄西林胶囊和盐酸溴己新治疗。疗程 7 天，1~2 疗程后复查。结果：治疗组治愈 58 例（55%），好转 41 例（38%），总有效率 93%；对照组总有效率 81%，两组比较，$P<0.05$。故认为麦冬补肺汤治疗多种原因引起的久咳不愈有效。

此外，沙参麦冬汤（沙参，麦冬，玉竹，天花粉，桑叶，白扁豆，甘草）在临床分散用于治疗感染后咳嗽、喉源性咳嗽、咽源性咳嗽、胃食管反流性咳嗽、小儿久咳、妊娠咳嗽等。病名虽多，但其病因病机归为久病邪气入里伤及肺阴，或病初使用解热镇痛药、抗生素等易伤阴亡液之品，肺之气阴耗伤，津不润喉，或因胃阴不足，致肺失滋润而作咳。

（二）阴虚湿热型咳嗽

阴虚湿热证由于病位不同，其临床表现也不同，然其阴虚、湿热的病机相同。阴虚湿热咳嗽的临床表现如下：①咳嗽缠绵不愈，阵发性咳嗽或呛咳，夜间为甚；无痰，或痰黏难咯出，或咳泡沫样痰；②咽干，口干，甚者呕恶；③乏力气短，头身困重，胸闷，脘腹胀满；④小便不利，尿黄或短赤；⑤舌质红，舌苔黄腻，脉细弦或细滑。麦门冬汤始载于《金匮要略·肺痿肺痈咳嗽上气病脉证治》：“大逆上气，咽喉不利，止逆下气者，麦门冬汤主之。”方中总共 6 味药：麦冬、半夏、人参、甘草、大枣和粳米，分析其药物配伍，具有甘润养阴、培土生金、润燥相济的特点，暗合阴虚湿热咳嗽的病机。据报道，有学者将麦门冬汤拓展应用于治疗阴虚湿热咳嗽，取得了较好的疗效。

（三）慢性支气管炎

慢性支气管炎是指气管、支气管黏膜及周围组织的慢性非特异性炎症。临床上以反复发作的慢性咳嗽、咳痰或伴有喘息为特征。每年发病持续 3 个月以上，连续 2 年或 2 年以上，排除具有咳嗽、咳痰、喘息症状的其他疾病。发病季节多在秋冬季。咳嗽以夜间和晨间咳嗽多见，痰液较正常情况增多，多呈白色黏液痰且不易咯出或为浆液性泡沫痰。有学者针对慢性支气管炎患者采用沙参麦门冬汤加减治疗，有利于缓解临床症状，减轻患者不适，提高治疗效果，缩短住院时间。另有学者运用麦门冬汤加减治疗慢性支气管炎临床缓解期肺阴亏耗证，取得满意疗效。

（四）肺间质纤维化

肺间质纤维化是由多种原因造成的肺间质炎症性疾病，以呼吸困难、干咳、全身乏力等为主要临床表现，甚者会诱发呼吸、循环衰竭，从而导致患者死亡，对患者的生命健康造成严重的威胁。目前，西医常采用秋水仙碱、干扰素、糖皮质激素等药物治疗，但上述药物会降低患者免疫功能，影响患者的治疗疗效。朱明亭等选取 120 例肺间质纤维化患者为研究对象，按随机数字表法将其分为研究组和对照组，每组各 60 例。对照组给予乙酰半胱氨酸胶囊治疗，研究组在对照组治疗基础上给予麦门冬汤（麦冬，法半夏，人参，黄芪，白术，炙甘草，大枣，粳米）加减治疗。治疗 3 个月后，观察比较两组患者临床疗效及治疗前后中医证候积分、肺功能、氧化应激水平及血清炎症因子，研究组总有效率 96.67%（58/60），明显高于对照组 80.00%（48/60），两组比较，差异有统计学意义（$P<0.05$）；且研究组咳吐浊唾涎沫、其质较黏稠，或咳痰带血、咳声不扬、甚则音嗄、气急喘促、皮毛干枯、形体消瘦、午后潮热、口渴咽燥、氧化应激水平均较对照组改善明显，差异有统计学意义（$P<0.05$）。麦门冬汤加减能够有效改善肺间质纤维化患者的临床症状，提高肺功能，疗效显著，值得临床推广使用。

四、在胃肠疾病中的应用研究

生活中由于受多种物理和化学因素的影响，特别是饮酒（乙醇）和服用吲哚美辛等刺激胃黏膜的饮品、食品和药物，均可致胃黏膜损伤。临床上，酒精性（乙醇）胃黏膜损伤越来越多。萎缩性胃炎是多病因引起的胃黏膜固有腺体萎缩、黏膜基层变厚、胃黏膜变薄等为病理特征的常见消化系统疾病。萎缩性胃炎是一个多基因、多阶段、漫长的变异和积累过程，是一种癌前病变，但不同时伴有异形增生的萎缩，并无明显的癌变倾向。

沙参麦冬汤可用于治疗气阴两虚型慢性萎缩性胃炎、功能性消化不良、胃阴虚型脓毒症胃肠功能障碍等疾病。杨焰对 32 例经胃镜检查确诊为萎缩性胃炎的患者进行观察，以沙参麦冬方治疗 2~6 个月，结果总有效率 100%。胡茂强研究发现沙参麦冬汤加减治疗慢性萎缩性胃炎气阴两虚证具有理想的临床疗效。袁参等研究表明沙参麦冬汤治疗功能性消化不良有较好疗效。陈冉研究发现沙参麦冬汤治疗胃阴虚型脓毒症胃肠功能障碍患者，可降低患者中医症状总积分、改善胃功能障碍的临床症状，降低患者 28 天死亡率，延长患者生存时间。

有学者对萎缩性胃炎患者进行对比研究，将 85 例患者随机分为治疗组和对照组，治疗组患者使用沙参麦冬汤治疗，而对照组使用常规西药治疗。结果发现治疗组患者症状改善程度明显优于对照组，治疗组疗效（94.32%）高于对照组疗效（78.52%），统计学显示 $P<0.05$。在治疗胃痛患者研究中，在沙参麦冬汤治疗下患者的水肿、胃黏膜充血以及充血性红斑等症状几乎完全消失，总治疗效果达 82%。

此外，在治疗便秘方面，易献春基于肺与大肠相表里的原理，用清燥救肺汤养阴润肺，治疗老年人便秘 36 例疗效满意，总有效率达 83%。

五、其他应用研究

（一）在癌症方面的应用

肺癌属于中医学中的“肺积”“咯血”范畴，中医学认为痰湿、邪毒等邪气会在人体阴阳紊乱、气血不足时侵入机体内，造成血液运输受阻、肺功能失调，最终在肺部形成积块。晚期肺癌是一类全身疾病，中医主张滋阴养肺、益气补血等辨证论治。调和阴阳、补气养血是沙参麦冬汤的主要功效。

张芳选取 54 例晚期肺癌气阴两虚型患者作为研究对象，按照入院编号的单双数将其分为对照组和观察组，每组 27 例。对照组接受常规治疗，观察组在常规治疗的基础上采用沙参麦门冬汤加减进行治疗，对比 2 组患者治疗前后生活质量以及免疫力指标，分析沙参麦门冬汤加减治疗晚期肺癌气阴两虚型的临床应用效果。结果表明，观察组患者的生活质量评分优于对照组，差异有统计学意义（$P<0.05$）；观察组患者的免疫指标优于对照组患者，差异有统计学意义（$P<0.05$）。沙参麦门冬汤加减治疗晚期肺癌气阴两虚型有助于提高患者生活质量及身体免疫力。

逯华等探讨大剂量参麦注射液（红参、麦冬、五味子）在晚期癌症患者治疗中的价值。将 32 例晚期癌症患者作为治疗组，在化疗过程中使用大剂量参麦注射液；同时以单纯化疗 28 例患者作对照组（化疗过程中仍采用除参麦注射液之外的支持对症治疗），观察两组患者化疗完成情况及疗效，并评价大剂量参麦注射液的应用价值。结果表明，治疗组均能如期完成 4 周期的化疗计划，未出现治疗相关性死亡，近期疗效满意（87.5%）；而对照组仅完成 1 周期的化疗治疗。故认为大剂量参麦注射液对恶性肿瘤化疗有增效、减毒作用，并能提高机体免疫功能，是一种良好的恶性肿瘤辅助性治疗药物。

（二）在皮肤类疾病方面的应用

清营汤出自《温病条辨》，是温病学家吴瑭总结叶天士临证医案而创立的名方。方由犀角（水牛角代用品）、生地黄、玄参、麦冬、淡竹叶、丹参、黄连、金银花、连翘九味中药组成，具有清营透热、养阴生津之功效，主治热入营分证，症见身热、神昏、斑疹。近年来不断有文献报道，清营汤在感染性疾病、内科、眼科、伤科、风湿科等应用取得很好的疗效。在皮肤科常见疾病的诊疗中，对于出现的营分热盛证，采用清营汤化裁治疗颇有疗效。

高金凤通过与单纯西药治疗儿童过敏性紫癜对比，得出清营汤能够有效治疗，总有效率比单纯西药治疗高。马吉利等报道清营汤能够有效治疗过敏性紫癜，考虑与其免疫调节、抗炎作用有关。杨程高通过观察 37 例药物性皮炎患者，在西药脱敏治疗效果不佳时给予清营汤治疗，效果显著。刘淑花等使用清营汤治疗各种类型银屑病且包含不同时期，皮损消退在 60% 以下，总有效率高达 80%。李新华等使用清营汤治疗寻常型银屑病,通过远期疗效观察比较,发现清营汤能有效降低银屑病复发率。卢志坚研究结果显示,采用清营汤加减治疗风热血燥型银屑病的临床效果显著,能够改善患者的临床症状,促进其早日康复,减轻痛苦。傅佩骏实验表明清营汤治疗面部激素依赖性皮炎较氯雷他定片口服及3%硼酸溶液湿敷疗效为优,利于临床应用。

随着研究的深入,越来越多的研究者发现了麦冬对心脑血管、内分泌系统、呼吸系统、消化系统等的作用,并利用相关的药理研究实验解答了麦冬的部分作用机制。但多数研究仍停留在含麦冬的经方药效验证、有效部位的确定以及药理研究的初步阶段,对麦冬各单体成分的具体作用机制尚缺乏系统研究。同时,麦冬对冠心病、糖尿病、咳嗽、胃炎等疾病的作用是对其养阴生津、润肺清心等传统功能的现代解释和扩展应用。相信在传统中医药理论与现代科学技术的结合下,麦冬的药用机制研究将更加深入,应用范围和开发前景将更加广阔。

参考文献

[1] 周跃华,徐得生,冯怡,等.麦冬提取物对小鼠心肌营养血流量的影响[J].中国实验方剂学杂志,2003,9(1):22-24.

[2] 沈晓红,董耀荣,吴美平,等.麦冬注射液对心肌梗死后心力衰竭大鼠血流动力学的影响[J].上海中医药杂志,2007,41(7):56-58.

[3] 郑琴,冯怡,徐德生,等.麦冬多糖MDG-1对鼠实验性心肌缺血的保护作用[J].中国中西医结合杂志,2007,27(12):1116-1120.

[4] 程金波,卫洪昌,章忱,等.麦冬提取物抗犬心肌缺血的药效学实验研究[J].中国病理生理杂志,2001,17(8):810.

[5] 李霞.麦冬多糖-1对心肌缺血再灌注大鼠内皮祖细胞与缺血修饰白蛋白变化的影响[J].中国老年学杂志,2015,35(19):5449-5450.

[6] 徐德生,冯怡,周跃华,等.麦冬多糖中抗急性心肌缺血活性部位研究[J].中成药,2004,26(10):832-837.

[7] 何平,代赵明.麦冬总皂苷对培养心肌细胞缺氧再给氧损伤的保护作用[J].微循环学杂志,2005,15(2):45-47.

[8] 张小燕.中药麦冬的活性成分分析[D].南京:南京中医药大学,2007.

[9] 周惠芳,张旭,吴德芹.麦冬对诱导性血管平滑肌细胞增殖的拮抗作用[J].浙江中西医结合杂志,2003,13(9):531-533.

[10] 李民,张旭,朱平,等.麦冬、生地药血清对血管内皮细胞增殖的影响[J].国医论坛,2001,16(5):43-44.

[11] 黄厚才,倪正,蔡雪珠.麦冬对大鼠血小板聚集率的影响[J].上海实验动物科学,2001,21(3):

167-168.

[12] 黄厚才,倪正. 麦冬对小鼠耳廓微循环的影响[J]. 上海实验动物科学,2003,23(1):57-58.

[13] 刘云平,赵洪海,张贺齐,等. 参麦注射液治疗急性缺血性脑卒中早期神经功能恶化的疗效及对血清细胞因子水平的影响[J]. 中国医院用药评价与分析,2020,20(3):286-289.

[14] 王艳翠. 麦冬化学和营养成分及其体外活性的研究[D]. 杨凌:西北农林科技大学,2016.

[15] 高昌琨,高建,徐先祥. 麦冬总皂苷对实验性高血糖小鼠的降糖作用[J]. 中国实验方剂学杂志,2007,13(5):33-34.

[16] 王智杰,苟小林. 麦冬降血糖作用的药效学研究[J]. 中医药学刊,2003,21(6):898-899.

[17] 丘保华,李瑞满. 麦冬多糖对妊娠糖尿病大鼠血糖的影响[J]. 暨南大学学报(自然科学与医学版),2008,29(4):367-369.

[18] 王硕,冯怡,徐德生,等. 麦冬多糖 MDG-1 对内皮细胞瘦素表达的影响[J]. 中国应用生理学杂志,2009,25(2):160-161,232.

[19] 朱菁. 麦冬多糖及其多囊脂质体的抗 2 型糖尿病活性研究[D]. 镇江:江苏大学,2018.

[20] 席啸虎. 基于网络药理学的麦冬治疗糖尿病成分和机制及其配伍后作用通路改变研究[J]. 中国现代中药,2021,23(4):638-644.

[21] 夏道宗,于新芬,王慧铭,等. 麦冬总黄酮提取的响应面法优化及抗氧化性研究[J]. 中华中医药杂志,2009,24(12):1629-1632.

[22] 王昭晶. 麦冬提取物的抗氧化活性和抑菌作用研究[J]. 食品与发酵工业,2007,33(9):57-60.

[23] 崔显念,黄丽亚. 麦冬、VitC 对氟哌啶醇诱导老化大鼠抗氧化酶的影响[J]. 天津医药,2007,35(4):275-277.

[24] 刘杰书,黄丽亚. 麦冬与何首乌上调氟哌啶醇致痴呆大鼠抗氧化酶表达作用的比较研究[J]. 时珍国医国药,2007,18(6):1385-1386.

[25] 黄丽亚,肖本见. 延龄草和麦冬对老化大鼠抗氧化酶表达作用的比较研究[J]. 湖北民族学院学报(医学版),2006,23(2):15-17.

[26] 王昭晶,罗巅辉. 麦冬水溶性多糖 OPA 的分离纯化及其抗氧化活性研究[J]. 现代中医药,2008(5):77-79.

[27] 张易水,刘祥忠,李华. 麦冬对衰老模型大鼠抗衰老作用的研究[J]. 深圳中西医结合杂志,1999,19(6):26-27.

[28] 陶站华,白书阁,白晶. 麦冬对 *D*- 半乳糖衰老模型大鼠的抗衰老作用研究[J]. 黑龙江医药科学,1999,22(4):36-37.

[29] 刘杰书. 麦冬注射液抗衰老作用机制研究[J]. 中国药房,2006(23):1774-1775.

[30] 史建勋,茅海琼,胡卓逸. 麦冬多糖对家蚕、果蝇寿命和对衰老小鼠单胺氧化酶及血清溶血素的影响[J]. 中国中药杂志,2009,34(13):1737-1740.

[31] 曾凡玉,李思瑶,石锴. 麦冬多糖的药理研究进展[J]. 海峡药学,2018,30(1):55-57.

[32] 张建武，孙浪，刘鑫，等 . 麦冬皂苷 D 诱导十二指肠平滑肌舒张作用及机制[J]. 中国老年学杂志，2019，39(12)：3011-3013.

[33] 陈杰，蔡威 . 小肠平滑肌功能紊乱机制研究进展[J]. 临床儿科杂志，2012，30(2)：195.

[34] 蔡周权 . 川麦冬多糖的质量分析及其益生元活性研究[D]. 苏州：苏州大学，2019.

[35] 石林林，王源，冯怡 . 麦冬多糖 MDG-1 对膳食诱导肥胖模型小鼠肠道益生菌群多样性影响的研究[J]. 中国中药杂志，2015，40(4)：716-721.

[36] 马健，龚婕宁，樊巧玲，等 . 沙参麦冬汤对大鼠巨噬细胞功能的调节作用[J]. 中成药，1998，20(1)：33-34.

[37] 陈卫辉，钱华，王慧中 . 麦冬多糖对正常和实验性糖尿病小鼠血糖的影响[J]. 中国现代应用药学，1998，15(4)：21-22.

[38] 朱玉琢，庞慧民，刘念稚 . 麦冬对甲基磺酸甲酯诱发的小鼠精子非程序 DNA 合成的抑制作用[J]. 吉林大学学报(医学版)，2002，28(5)：461-462.

[39] 林以宁，朱丹妮，寇俊萍，等 . 麦冬类药材皂苷元含量与其抑制中性粒细胞呼吸爆发的相关性[J]. 中国药科大学学报，2007，38(6)：549-552.

[40] 曹春琪，赵跃东，张旗，等 . 麦冬不同提取部位对 LPS 诱导的 RAW264.7 细胞分泌炎症因子的影响[J]. 中医药信息，2016，33(2)：11-15.

[41] 许燕萍，陈琪 . 麦冬多糖对大鼠脑缺血损伤的抗缺氧作用[J]. 镇江医学院学报，1996，6(3)：217-218.

[42] 莫正纪，江光池，冉兰，等 . 麦冬有效成分的药理研究[J]. 华西药学杂志，1991，6(1)：13-15.

[43] 李秀挺，廖惠芳，李学慧，等 . 麦冬三种粗提物对耐缺氧及心血管系统药理作用的研究[J]. 广州中医学院学报，1985，2(1)：39-45.

[44] 赵博，吴长健，高鸿，等 . 麦冬对小鼠镇静催眠作用的初步探讨[J]. 咸宁学院学报(医学版)，2008，22(4)：282-284.

[45] 杨仁轩，邓晋丰，卢颂华，等 . 麦冬皂苷对人软骨细胞增殖及其抗氧化作用的影响[J]. 辽宁中医药大学学报，2007，9(5)：36-37.

[46] 郭然，赵林华，王青，等 . 麦冬临床应用及其用量[J]. 吉林中医药，2019，39(9)：1161-1164.

[47] 程建华，陈静 . 参麦注射液治疗冠心病 82 例体会[J]. 实用临床医学，2009，10(9)：16.

[48] 王文霞，严庆惠，胡泰康，等 . 生脉注射液治疗心绞痛[J]. 新药与临床，1997，16(4)：249-250.

[49] 闵桂芳，康宇化 . 参麦注射液治疗冠心病心绞痛的临床观察[J]. 血管康复医学杂志，2003，12(2)：169-170.

[50] 刘军 . 参麦注射液治疗冠心病心绞痛 60 例疗效观察[J]. 中国医药指南，2010，8(6)：169.

[51] 孙晓雯，张赟萍，武雪萍 . 养心活血汤治疗冠心病稳定型心绞痛 40 例[J]. 陕西中医，2014，35(9)：1164-1165.

[52] 孙智祎，王强 . 中药汤剂治疗心律失常用药规律分析[J]. 新中医，2019，51(2)：43-48.

[53] 游敏生，许生锁．参麦注射液治疗病态窦房结综合征 20 例[J]. 中西医结合实用临床急救，1997，4(5):236.

[54] 邹超英，朱燕文，张聘．参麦注射液治疗冠状动脉粥样硬化性心脏病心律失常疗效观察[J]. 中国中西医结合急救杂志，1999，6(12):572.

[55] International Diabetes Federation. IDF Diabetes Atlas[M].9th ed. Brussels:International Diabetes Federation，2019.

[56] 白万姣，路波．现代滋阴清热方治疗糖尿病用药规律分析[J]. 中国医药导报，2021，18(6):153-156.

[57] 李刘礼．基于数据挖掘的张福利教授治疗 2 型糖尿病的用药规律研究[D]. 哈尔滨:黑龙江中医药大学，2021.

[58] 周轩．基于数据挖掘的李冀教授治疗 2 型糖尿病用药规律研究[D]. 哈尔滨:黑龙江中医药大学，2021.

[59] 黄琦，许家骞．麦冬多糖对 2 型糖尿病血糖及胰岛素抵抗的影响[J]. 浙江中西医结合杂志，2002，12(2):81-82.

[60] 陈莉，何立英，金鑫．麦冬多糖对脂肪细胞胰岛素敏感性的作用机制[J]. 武警后勤学院学报(医学版)，2013，22(1):5-8.

[61] 杨石芳，李季滨，陈艳珺，等．黄芪麦冬汤对妊娠期糖尿病患者外周血清氧化相关物质的影响及其临床疗效评估[J]. 河北中医药学报，2021，36(2):17-21，25.

[62] 谢绮，张媛，韦依依．人参麦冬散加减治疗气阴两虚证妊娠期糖尿病的临床观察[J]. 中国实验方剂学杂志，2021，27(12):111-116.

[63] 王红玉．加减清燥救肺汤治疗阴虚燥热型慢性咳嗽 46 例[J]. 河南中医，2015，35(4):823-824.

[64] 戴子辰．麦冬补肺汤治疗肺虚久咳 106 例[J]. 浙江中西医结合杂志，2000，10(6):347-348.

[65] 李玉丽，易腾达，廖小年，等．经典名方沙参麦冬汤的源流及应用探究[J]. 中医药学报，2021，49(11):51-57.

[66] 陈佳慧，张立山，成柳杨，等．麦门冬汤治疗阴虚湿热咳嗽探析[J]. 中华中医药杂志，2021，36(10):5964-5966.

[67] 吴柳明．沙参麦门冬汤加减治疗慢性支气管炎的临床效果观察[J]. 临床合理用药杂志，2017，10(8):26-27.

[68] 罗明．麦门冬汤加减治疗慢性支气管炎临床缓解期肺阴亏耗证 38 例临床观察[J]. 中医药导报，2013，19(11):107-108.

[69] 朱明亭，吴月心，左艳．麦门冬汤加减治疗肺间质纤维化患者的疗效观察[J]. 世界中西医结合杂志，2021，16(10):1869-1873.

[70] 杨焰．沙参麦冬方治疗萎缩性胃炎 32 例[J]. 中国中医药信息杂志，2001，8(12):68.

[71] 胡茂强．慢性萎缩性胃炎气阴两虚证临床观察[J]. 山西中医，2018，34(8):49.

[72] 袁参,张玲玲.沙参麦冬汤加减治疗功能性消化不良的临床研究[J].中西医结合心血管病电子杂志,2018,6(35):169.

[73] 陈冉.沙参麦冬汤治疗脓毒症胃阴虚型胃肠功能障碍的临床研究[D].济南:山东中医药大学,2013.

[74] 魏本玲.铝碳酸镁在伴糜烂的非萎缩性胃炎中应用探讨[J].中国现代医生,2016,54(11):29-31.

[75] 易献春.清燥救肺汤治疗老年便秘 36 例[J].江西中医药,2008(4):48.

[76] 张芳.分析沙参麦门冬汤加减治疗晚期肺癌气阴两虚型的临床应用效果[J].医学食疗与健康,2020,18(17):26-27.

[77] 逯华,陈日新,伍美娟.大剂量参麦注射液在晚期癌症治疗中的价值[J].中成药,2004,26(9):729-731.

[78] 李春艳.清营汤在皮肤科临床应用验案举隅[J].光明中医,2017,32(6):881-882.

[79] 高金凤.清营汤加减治疗儿童单纯性过敏性紫癜 32 例疗效观察[J].中国医药导报,2009,6(34):54-55.

[80] 马吉丽,荣大奇.清营汤化裁治疗过敏性紫癜 66 例[J].长春中医学院学报,2005,21(3):17.

[81] 杨程高.清营汤加减治疗药物性皮炎 37 例[J].中国医药卫生,2005,6(9):104.

[82] 刘淑花,毕俊英.清营汤加减治疗银屑病[J].山东中医杂志,2002,21(4):236.

[83] 李新华,李新文,朱应来.清营汤治疗寻常型银屑病 32 例[J].实用中医药杂志,2001,17(8):18.

[84] 卢志坚.清营汤加减治疗 62 例银屑病患者的临床应用效果[J].内蒙古中医药,2015,34(5):19.

[85] 傅佩骏.清营汤加减治疗面部激素依赖性皮炎 46 例[J].四川中医,2011,29(10):99-100.

[86] 李金娥,张琴,程仕萍,等.清燥救肺汤治疗皮肤病验案 3 则[J].新中医,2008,40(8):85.

第十二章　三台县麦冬发展经验

三台麦冬又称涪城麦冬，是麦冬的著名道地药材，也是麦冬产量最大的品类。历史上，涪城麦冬的发展也面临着一些瓶颈，尤其是膨大剂等问题影响了麦冬质量安全。近年来，为了打造涪城麦冬品牌，三台县政府聚焦麦冬高质量发展，全面统筹麦冬产业链资源，重拳出击治理膨大剂问题，让涪城麦冬金字招牌不变色，不褪色。

第一节　涪城麦冬

三台涪城麦冬是四川省绵阳市三台县的著名特产，又名“川麦冬”“绵麦冬”，具有益精强阴、除烦止咳、美颜悦肤、退虚热、定咳嗽等功能，是纯天然的保健、滋补珍品。

涪城麦冬名字的由来，是因西蜀古都涪城县曾建于今涪江流域三台境内，元末明初，当地人民培育野生麦冬为家麦冬，故得名“涪城麦冬”，又名“川麦冬”“绵麦冬”。其特点：块根呈一线穿珠，干燥后呈纺锤形，两头钝尖，中部肥满，微弯曲，表面乳白色，有光泽，质较坚硬，微香，味甜较浓，嚼之发黏。据《中国常用中药材》《四川省医药卫生志》《三台县志》记载，早在明弘治十八年（1505 年）《本草品汇精要》中即有记载。清嘉庆十九年（1814 年）已在花园河（今芦溪镇）、白衣淹（今芦溪镇）、老马乡等地广为种植，为四川著名川产道地药材之一。现在分布于四川涪江流域和长江嘉陵江交汇的三角地带。因受气候、温度、土质、加工技术的影响，各地所产麦冬品质各有差异。

涪城麦冬含氨基酸、3 种以上寡糖和 1 种以上中性多糖、9 种以上高异黄酮类化合物及葡萄糖苷、7 种以上甾体皂苷和维生素 A、B、C、D 等 30 余种对人体有益的化合物。其具有润肺养阴、益胃生津、清心除烦、凉血止血、美颜益肤、强身健体等功效。入药可治病，入茶可防疾、美颜益肤，还可深度加工配伍针剂、饮片、饮品以满足人们多方面生活的需要，是纯天然保健、滋补珍品。

三台县被誉为“中国麦冬之乡”，是涪城麦冬主产区，目前全县麦冬种植面积已达 2.6 万亩，年产干麦冬 7 000 多吨，于 2006 年 5 月正式批准为国家地理标志产品，2008 年被评为四川名特产和四川名牌农产品，2009 年 10 月又顺利通过“国家级农业标准化示范区”考核验收，同时获得“四川省精品农业标准化示范区”称号。麦冬特色产业的发展，带动了一方百姓持续增收。

作为国家地理标志产品“涪城麦冬”的主产区，如何在传统特色农业产业发展基础上，通过转变发展观念，推进系列配套措施落地实施，进行规模化、标准化、产业化、品牌化升级，对当地政府推进地方特色产业高质量发展具有重要的研究意义与实践价值。

第二节　凝聚力量共同治理

三台县为加强对麦冬产业发展的领导，2014 年中国共产党三台县委员会办公室、三台县人民政府办公室决定成立三台县麦冬产业发展领导小组，由县委书记赵迎春担任领导小组组长；常务副组长由县委副书记、县政府县长谭岗担任；副组长由县委常委、县政府副县长胡晓宇和县政府副县长汤克斌担任。领导小组主要负责组织领导全县麦冬产业政策、发展规划的研究制定并检查督促其落实情况，对全县麦冬建设项目进行宏观决策和指挥。领导小组下设三台县麦冬产业化办公室，其在县科学技术和商务局，由李军兼任办公室主任，杨以明任专职副主任，成员由县科学技术和商务局、县农业局、县食品药品监督管理局、县质量技术监督局抽调专人组成。负责全县麦冬产业发展的日常工作，协调麦冬产业政策、法规和发展规划的研究制定并具体组织实施，指导麦冬产业项目经营管理，指导监督项目实施并组织考核、评定，建立和管理麦冬产业项目库，组织协调麦冬产业项目可行性研究，对上争取和申报项目，完成领导小组交办的有关麦冬产业发展的其他工作任务。2017 年 5 月，领导小组由三台县政府副县长杨炜任组长，三台县农业局局长何清林、农业局副局长吴世忠任副组长，成员由县农业局、县科技局等相关部门负责人组成。负责全县麦冬产业发展的总体规划和重要政策制定，协调解决麦冬发展中的重大问题，强化对麦冬产业发展的领导、组织和协调。

2020 年对三台县麦冬产业发展领导小组组成人员做出了调整，领导小组组长由县委书记马辉，县委副书记、县长李昊天担任；副组长由县委常委、县总工会主席敬勇，县政府副县长汪楠担任。麦冬产业发展领导小组办公室主任由县政府办公室副主任胡永兴兼任。提出领导小组办公室要承担领导小组日常工作，还要负责全面推进麦冬产业融合发展，具体包括：麦冬标准化基地、生态原产地建设规划和发展指导；麦冬精深加工龙头企业筛选储备、培育引进及服务指导等工作；麦冬现代流通体系建设指导，特别是市场准入体制机制建设指导，适时举办麦冬产品和资源推介活动；麦冬产业化项目对上争取、督促实施和项目管理等工作；促进麦冬产学研合作，推动麦冬系列产品研发和推广运用。

三台县麦冬产业发展领导小组的成立，为推动麦冬产业发展提供了强有力的组织保障。三台县农发局、县科技局等相关部门针对三台麦冬发展制定了相应的政策，在提高中药材产业效益、支持技术创新与推广、推进机械化生产、加强质量监管等方面出台了一系列指导性文件。

第三节　协同提升麦冬品质

三台县的麦冬加工企业大多以农副产品收购为主要利润来源。三台麦冬发展早期，随着麦冬栽培面积的扩大，很多农民在选择品种上没有统一标准，导致产量不高，收益不大。同时生产管理也是一种粗放式的管理方式，生产水平低，严重影响了产量和品质。三台县栽培麦冬的经济效益可观，但由于其发展时间短、基础设施和技术力量薄弱等问题所带来的不利因素也逐渐显现出来，必须采取行之有效的措施加以解决和改进，才能进一步提高三台县麦冬的品质和产量，确保三台县麦冬产业能够得到更好更快的发展。为此，三台县相关部门发布通告负责麦冬产业的技术推广及管理工作。贯彻落实《中华人民共和国农产品质量安全法》《中华人民共和国中医药法》，进一步加强麦冬产品质量安全监管，提升麦冬品质，保护“涪城麦冬”品牌，促进麦冬大健康产业科学有序发展。2017 年，三台县人民政府发布麦冬安全生产及规范加工有关事项通知。

1. 致力于大力发展麦冬大健康产业。在涪江流域“涪城麦冬”适宜种植区积极支持发展麦冬规范化种植、贮存、原产地加工和精深开发，加强对麦冬生产流通全过程的质量监督管理，保障麦冬产品质量安全。在大健康产业迎来新时代发展机遇的今天，三台麦冬与大健康产业的有机融合必将进一步推动县域经济转型升级，助力中医药健康产业强省建设。

2. 强化麦冬生产农投物 - 农药使用的监管。根据《四川省农药管理条例》(2021 年版) 的相关规定，严禁在麦冬上使用剧毒、高毒、高残留及国家明令禁止使用的农药。违反本条规定，造成农药中毒、环境污染、药害等事故或其他经济损失的，应当依法赔偿。

3. 麦冬生产农投物 - 肥料三施用的监管。严格执行《无公害农产品生产技术规程　麦冬》(DB51/T 441—2004)，涪城麦冬的用肥应以有机肥为主，以氮、磷、钾复(混)合肥为辅，禁止使用生活、工业垃圾和未经处理的粪便。

4. 麦冬生产农投物 - 生物调节剂施用的监管。用量严格控制在中华人民共和国国家标准《地理标志产品　涪城麦冬》(GB/T 23400—2009) 允许范围内。

5. 强化麦冬采收期监管，麦冬采收期应为 3 月下旬至 4 月上旬。严禁生产者提前采收，影响麦冬品质。

6. 强化麦冬淘洗监管，淘洗麦冬确保选用干净无污染的纯净水源，严禁使用污染水源淘洗麦冬，以免造成麦冬产品的污染。

7. 强化麦冬原产地加工监管，麦冬干燥加工以采用自然晾晒、蒸汽干燥、隔绝煤炭火烘干等无害化方式为主，禁止采用煤炭直接烘烤等对麦冬产生污染的烘干方式。严禁使用硫黄熏蒸麦冬，违反者坚决予以取缔并查处。

8. 强化麦冬贮运监管，麦冬的储存运输必须保持清洁、干燥、阴凉、通风、无异味，严禁与可能造成污染的其他物品混装、混储和混运。

9. 强化入驻企业的监管，在辖区建立良好农业规范（GAP）基地的企业，应按照GAP 相关规定，抓好生产、经营活动，保护"涪城麦冬"品牌。

10. 麦冬产区镇乡人民政府是辖区麦冬产业发展组织领导的行政部门，要加强麦冬安全生产的宣传引导；县农业农村局、县市场监督管理局、县生态环境局、县卫健局是麦冬安全生产和规范加工的责任主管部门，要加大联合执法和对违规违法行为查处力度；县发展和改革局、县交通运输局、县公安局等县级相关职能部门要通力协作，各司其职，加强麦冬安全生产及规范加工的监管，依法查处各种违法违规行为，促进"涪城麦冬"品牌的上档升级。

11. 企业是麦冬生产的组织者、加工与经营的主体，是产业化开发技术的组织与实施者，种植户是麦冬产业化开发质量的把控者，麦冬安全生产及规范加工通告是农户、技术单位、政府相关部门以及中药材用户的平衡点。麦冬安全生产及规范加工通告是对三台县麦冬育种、栽培、施肥、采收、贮存、销售整体流程的硬性标准，从源头保障麦冬的绿色种植，提升麦冬品质，更是对"涪城麦冬"品牌的保护。

第四节　保障麦冬可持续发展

20 世纪 90 年代，三台县当地一位农技人员偶然发现将"多效唑"喷洒在麦冬叶片上可以促进作物矮化、块根膨大，达到增产的效果，后其被广泛应用于麦冬种植。植物生长调节剂多效唑其原理是抑制地上生长，促进地下结实。多效唑本身低毒，对麦冬的食用安全影响较小，但可能危害土壤和地下水，其造成的药物残留对同一块土地上的其他作物有强烈抑制作用，对以麦冬为原料的中药注射剂安全影响尚缺乏研究。多效唑使"三台麦冬"的品质形象蒙上了阴影。从 2018 年开始，三台县政府下定决心对麦冬种植业进行治理，但这条治理之路并非那么简单。

2018 年三台县人民政府发布通知，严禁在麦冬种植过程中使用"多效唑"等植物生长调节剂，包括套种玉米、蔬菜等粮经作物地块；同时三台县农业、食药工质、环保等执法部门加大对麦冬安全生产的日常执法和联合执法力度，随时开展联合督查工作，违规单位和个人受到相关司法机关处罚；建立麦冬种植农户台账管理制、使用药物黑名单公示制，不诚信农户曝光制、经营麦冬管理登记制，加强麦冬生产规范化管理，加大禁用宣传。深入推进三台县麦冬产业持续健康发展，保护"涪城麦冬"地理标志产品品牌。

2019 年，“涪城麦冬”禁止施用多效唑等植物生长调节剂工作推进会安排部署，经请示县委、县政府主要领导，决定由县委目标绩效管理办公室、重点工作督导组牵头，组织县农业农村局、生态环境局、市场监督管理局、麦冬办、供销社及部分乡镇抽派专人组成督查组。督查方式一是通过对每个镇乡 2 个村民小组（由镇乡推荐 1 个、督查组随机抽 1 个村民小组）进行全面督查，了解多效唑禁施工作推进情况；二是检查农资批发企业、农药经营人员进销植物生长调节剂（主要是多效唑）情况；三是以镇乡为单位召开座谈会，听取开展禁施多效唑等植物生长调节剂情况以及意见和建议；四是查阅相关资料。

2020 年，继续加强在全县开展麦冬禁止施用多效唑等植物生长调节剂工作，要求：①各镇乡要成立以主要领导为组长的禁施工作领导小组，制订禁施工作方案，落实专人负责此项工作，并把禁施工作纳入镇、村、社干部年度考核。②各镇乡农药经营者须向社会承诺，不销售多效唑等植物生长调节剂给麦冬生产单位和个人用于麦冬种植过程，并在农资经营店张贴通告。③镇、村要层层组建以主要领导为组长的禁施工作巡查专班，实行镇干部包村、村社干部包社包户的工作机制，并采取定时或不定时、专项整顿或突击抽查等方式，开展农药经营点禁售、麦冬种植户大田禁施巡查。④麦冬产业化龙头企业、农民专业合作社、家庭农场等经营主体要强化基地管控和订单跟踪，确保各种植基地麦冬地块多效唑等生长调节剂零施用，产品质量全面达标。⑤各乡镇要将麦冬多效唑等植物生长调节剂禁施工作开展情况及发现问题情况及时向县麦冬办报送。禁施工作考核为：麦冬禁止施用多效唑等植物调节剂工作将纳入各镇乡和县级相关部门重点工作目标督查，对工作推诿、不作为、慢作为的部门和镇乡将予以通报批评，对违规使用多效唑等植物生长调节剂造成负面影响的镇乡，将追责问责。

在禁用多效唑的同时，三台县还通过优质种苗选育、科学种植模式推广、发展立体生态种植等措施，提高农民的综合收入。现在种麦冬有专家指导，种养循环、不打药，虽然产量低了一点，但品质得到提升。一方面，三台县在进行产业治理时确有一些优势条件，比如麦冬种植集中于三台一县，易于决策和监管，相关工作能够高效执行。另一方面，政府作为主导者，倾注了决心，明确了工作思路，做了大量艰苦的工作，想了很多因地制宜的办法，才能把工作做通。更重要的是，三台县在通过标准进行约束、探索更科学的种植方式、创新生产组织形式、以政府为主导的品质规范和品牌形象提升方面做了大量创新性工作。通过这些工作，三台县不仅实现了生态种植的目标，也最大程度维护了农民的利益。

根据县委、县政府关于推动涪城麦冬高质量发展的总体要求，平衡施肥、科学用药的绿色方式种植麦冬，加强涪城麦冬质量安全监管工作，2020 年经三台县麦冬产业发展领导小组研究，决定成立涪城麦冬质量监管联合执法队，对涪城麦冬种植、加工、经营等过程中的有关行为进行常态化联合执法，全面提升“涪城麦冬”品质，维护“涪城麦冬”

品牌声誉。

第五节　强化主导产业培育

为充分发挥三台的自然优势和传统产业优势，切实做大做强麦冬产业，加快建设现代农业产业基地强县授牌，2011 年 6 月，三台县农业局、财政局印发《三台县 2011 年麦冬产业基地建设项目实施方案》，紧紧围绕建成麦冬产业的“三园”（麦冬标准化种植示范园、良种繁育园、文化创意园）、“四中心”（麦冬加工中心、质量安全中心、交易物流中心、成果转化培训中心）、“一大院”（专家大院）路径，加快现代农业产业基地建设，争取早日实现省产业基地强县挂牌。建设内容如下。

（1）种苗补贴 100 万元。对万亩核心示范片花园镇、永明镇天平村本源麦冬种植专业合作社种植的麦冬，每亩补助种苗款 100 元。

（2）建设麦冬良种繁育园 200 亩，补助 50 万元。在永明镇天平村本源麦冬种植专业合作社建设 3.0m 的机耕道 1.1km，投入 33 万元（每公里 30 万元）；田间作业道 420m，投入 4.2 万元（每米 100 元）；各类灌溉水渠（300~800mm）3 100m，投入 37.2 万元（每米 120 元）。以上建设项目由本源麦冬种植专业合作社建成后，经验收按产业资金管理办法以奖代补补助 50 万元。

（3）建设小型蓄水池 5 000m^3，补助 20 万元。在花园镇白衣村建小型蓄水池 5 000m^3，主要用于麦冬生产环节的灌溉和麦冬初加工环节的淘洗，每立方米补助 40 元，共计 20 万元。

（4）建设绿色防控示范区，补助 10 万元。在花园镇建立检疫性有害生物监控点、绿色防控示范区，购置病虫害防控所需的色板、杀虫灯、机动喷雾机等设备。

（5）培育农民专业合作社，补助 10 万元。扶持专业合作社实施生产标准与技术规程，建立生产档案、质量快速检测系统和麦冬质量可追溯制度等。

（6）科技培训，补助 10 万元。围绕麦冬产业制订培训实施方案，开展标准化生产、病虫害绿色防控等科技培训。

成立县项目领导小组和专家指导小组，县农业局、县财政局将适时组织对项目实施情况的检查，及时掌握项目实施进展情况，切实解决实施过程中存在的问题，保证各项任务、技术措施到位。项目资金实行县级报账制，做到专款专用，严禁挤占、截留和挪作他用。物资采购实行政府采购，财政补助实行村级公示制度。

风正一帆悬，麦冬产业正迎来发展良机。2012 年，为进一步加强麦冬产品质量安全监督，提升麦冬品质，保护“涪城麦冬”品牌，促进麦冬产业科学、健康、有序发展，三台县农业局特制定关于进一步加强麦冬基地建设及质量安全监管实施方案。以“三园”“四中心”“一大院”建设为重点，在花园镇、永明镇建设 1.3 万亩高标准农田，改善基地基础设施建设;加快良种繁育园建设,利用现代科学技术进行麦冬良种选育、种苗繁育和优良种苗的推广;加强病虫害测报及防控,建立农产品质量追溯及检测制度,强化农产品质量安全,建设农产品检测中心,保证市场稳定;依托三台涪城麦冬专业合作社、太极集团四川天诚制药,加快发展麦冬初、深加工基地,填补了三台在麦冬大健康产业发展上缺少大企业引领支撑的空缺;加强与北京大学药学院、中国药用植物研究所、四川省农业科学院、西南交通大学等院校合作,开展麦冬种植技术、病虫防治、麦冬品质检测分析与提升等方面的试验和研究,加快麦冬产品的研发;拟定麦冬质量标准及检测标准。

建设内容主要包括:

(1) 麦冬种植监测及绿色防控:在永明镇良种繁育园、花园镇、灵兴镇建立病虫害监测及防控点,对麦冬种植过程中的病害、虫害进行电子监测和预报,甄选防控药剂,探索麦冬病虫的最佳防治时间。此项工作由植保站负责实施。

(2) 麦冬良种繁育园建设:在永明镇本源麦冬种植专业合作社建设300亩麦冬良种繁育基地,开展公益性的麦冬品种保护性种植,选育麦冬优良品种,建立指纹图谱,并进行繁育示范推广,辐射带动3 000亩优质麦冬种植。此项工作由经作站、植保站负责实施。

(3) 技术培训及农资市场监管:对花园镇、永明镇等9个麦冬生产基地种植户及农资经营户、村社干部进行培训,培训内容包括麦冬各生长季节管理技术、麦冬质量安全与无公害生产技术、麦冬初加工技术、合理使用生物调节剂等内容。同时加强农资市场监管,对农药、肥料经营门市进行定期和不定期的检查,控制高毒高残留和假、冒、伪、劣农资流入市场,积极从源头上控制农业投入品,严厉查处坑农害农违法案件,确保农资消费安全。此项工作由经作站、执法大队共同实施。

(4) 麦冬品牌建设及标准化生产:要进一步加大品牌建设,积极申报无公害农产品、绿色食品和有机农产品,确保产品品质提升、产业升级。大力推行麦冬标准化生产,严格执行《道地中药材　涪城麦冬产品质量》国家标准,确保麦冬产业有生产技术规程、产品质量标准可供执行。此项工作由农产品质量安全监管股和经作站共同实施。

(5) 合理使用肥料:积极推广使用麦冬配方肥。根据各麦冬产区实际情况、土壤状况及各生长季节特点、麦冬养分情况等制定科学平衡施肥配方。引导农户施用农家肥和有机肥。积极做好不同类型田块肥料使用的试验、示范工作。此项工作由土肥站负责实施。

(6) 加强各环节监管引导,切实保证麦冬品质:积极引导药农按照麦冬标准化种植的要求适时采收,保证麦冬药材质量;积极引导有条件的农户或企业进行科学加工及贮藏;合理施用生物调节剂,切实消除麦冬质量安全隐患,确保我县麦冬质量安全。此项工作由经作站负责实施。

（7）加强与科研院所的合作，积极开展技术研发：进一步加强与北京大学药学院、中国药用植物研究所、四川省农业科学院等单位合作，在良种繁育、耕作制度、药剂使用、产品加工等方面开展全方位的研究、试验、推广，确保我县麦冬产业由传统销售原材料转为销售成熟产品的升级。此项工作由产业发展股负责实施。

建设好特色农产品优势区，有利于构建现代农业产业体系、生产体系和经营体系，为农业生产主体发展提供新空间、新途径，保持农业农村经济发展旺盛活力，对做大做强乡村特色产业，加快农民增收致富具有重要意义。

第六节　高要求监管提升麦冬标准

三台县“涪城麦冬”产区的部分麦冬经营人员存在违规采收、加工麦冬的行为，不仅扰乱涪城麦冬经营秩序，更严重影响“涪城麦冬”产品质量，损害产区人民利益。2007 年，为保护“涪城麦冬”品牌，规范麦冬采收、加工行为，维护麦冬市场秩序，县政府领导发布加强三台县涪城麦冬产业监管工作通知，维护消费者权益，保障涪城麦冬质量，维持市场稳定秩序。农业技术人员到麦冬产区指导、培训麦冬规范化种植，推广使用有机肥料，进一步提高麦冬品质，不断增加农民收入。

为了更好地保护涪城麦冬地理标志产品，规范涪城麦冬地理标志产品专用标志的申请、使用和管理，保护涪城麦冬地理标志产品的质量特色，维护生产者、经营者和消费者的合法权益。2007 年 7 月，三台县人民政府十六届第 7 次常务会议审议通过《涪城麦冬地理标志产品保护管理办法》。

（1）凡是从事涪城麦冬生产、加工、开发和经营等活动，申请、印刷、使用涪城麦冬地理标志产品专用标志，以及对涪城麦冬地理标志产品的质量管理，必须遵守本办法。

（2）涪城麦冬地理标志产品保护范围是指经国家质检总局批准，以 2006 年第 73 号公告实施保护的区域范围，即永明镇、花园镇、芦溪镇、老马乡、刘营镇、里程乡、争胜乡、灵兴镇、新德镇等 9 个镇乡现辖行政区域。

（3）涪城麦冬是指产自地理标志保护产品保护范围内，并按照有关标准栽培、生产、加工、开发的麦冬。

（4）禁止伪造、冒用涪城麦冬地理标志产品专用标志，禁止在涪城麦冬产品中掺杂掺假、以次充好、以假充真，以不合格产品冒充合格产品。

（5）绵阳市三台质量技术监督局（以下简称绵阳市三台质监局）负责涪城麦冬地理标志产品保护的管理，有关部门在各自的职责范围内协助管理。标准化种植、规范化管理、生态化加工是提升麦冬附加值的重要保障。

一、专用标志使用

涪城麦冬地理标志产品专用标志所有权属于三台县人民政府，凡在涪城麦冬地理标志产品保护范围内从事涪城麦冬的生产、加工、开发和经营者，符合使用条件的均有权提出使用涪城麦冬地理标志产品专用标志申请。涪城麦冬地理标志产品专用标志使用实行自愿申请的原则。凡生产、加工、开发和经营者需要使用地理标志产品专用标志的，应向绵阳市三台质监局提出申请，并提交相关资料。

（1）涪城麦冬地理标志产品专用标志使用申请书。

（2）由当地政府主管部门出具的产品产自地理标志产品保护范围内的证明。

（3）指定的法定产品质量检验机构出具的检验报告。

（4）企业营业执照或社团登记证，组织机构代码证书。

（5）产品包装和标识标签样本。

（6）产品生产、加工、开发经营者对产品质量管理的措施。

根据生产、经营者的申请，由绵阳市三台质监局组织相关专业人员按照评审条件进行初审，提出初审意见，经四川省质监局审查，报国家质量监督检验检疫总局（现国家市场监督管理总局）审核合格注册登记，发给《地理标志产品专用标志证书》。持有《地理标志产品专用标志证书》的生产、加工、开发、经营者，其生产涪城麦冬产品符合相应标准要求的，即可在产品上使用专用标志，获得地理标志产品保护。

专用标志一般应粘贴在包装标识上，也可以直接印刷在包装标识上。粘贴的专用标志由绵阳市三台质监局统一在省内认可其有印钞防伪技术能力的单位承印，实行领用管理制度。直接将专用标志印制在产品包装上的，必须事先向绵阳市三台质监局提出申请，同时将所选定的印刷企业报绵阳市三台质监局，经核准同意后按核准数量印制，严格管理使用，使用情况每季度向绵阳市三台质监局报一次。专用标志使用每年复查一次，由绵阳市三台质监局组织实施。

二、专用标志保护和监督

地理标志产品专用标志属质量标志，受法律保护。对擅自使用或伪造地理标志名称及专用标志的，不符合地理标志产品标准和涪城麦冬质量技术要求而使用涪城麦冬地理标志产品的名称的，或者使用与专用标志相近，易产生误解的名称或标识及可能误导消费者的文字或图案标志，使消费者将该产品误认为地理标志保护产品的行为，质量技术监督部门将依法进行查处。社会团体、企业和个人可监督、举报。

获准使用涪城麦冬地理标志产品专用标志资格的生产、经营者，未按相应《无公害农产品生产技术规程　涪城麦冬》和《无公害农产品标准　涪城麦冬》标准规定的质量技术要求及有关管理规范组织生产的，或在 2 年内未在受保护的地理标志产品上使用标志的，由绵阳市三台质监局责令改正，并报国家质量监督检验检疫总局（现国家市场监督管理总局）注销其地理标志产品专用标志使用注册登记，停止其使用地理标志产品专用标志并对外公告。

持有《地理标志产品专用标志证书》者，应按证书所列的产品使用专用标志，不得扩大使用范围。不得将证书和标志的使用权转让他人。对涪城麦冬地理标志产品的质量检验由绵阳市三台质监局指定具有资质的检验机构承担。绵阳市三台质监局对涪城麦冬地理标志产品的产地范围，产品名称，种源，生产栽培技术，加工工艺，质量特色，有害物质限量，质量等级、数量、包装、标识，产品专用标志的印刷、发放、数量、使用情况，产品生产环境、生产设备、产品标准的符合性等方面进行日常监督检查。对违反本办法和法律法规规定的行为，由质量技术监督部门依据相关法律法规处理。从事涪城麦冬地理标志产品保护工作的人员应忠于职守，秉公办事，不得滥用职权，以权谋私，不得泄露技术秘密。违反以上规定的，根据情节轻重予以行政纪律处分，构成犯罪的依法追究刑事责任。

第七节　融合发展打造大健康产业链

以科技引领强化服务，促进生产管理的现代化和麦冬质量的提升，是三台县一以贯之的工作。近年来，三台县先后与中国中医科学院、北京大学药学院等近十所科研院校建立了长期的合作关系，组建四川省麦冬产业技术研究院，积极运用现代技术手段，加强麦冬基础研究，强化麦冬资源圃收集、品种选育、栽培技术提升、绿色生态防控等，对麦冬品质进行科学检测分析，建立完善产业环境、生产、加工、流通等全程标准体系和可追溯体系。

麦冬产业发展基金项目、麦冬饮料生产线项目、麦冬大健康产品精深加工产业园项目、蓝田文旅麦冬大健康项目等签约项目，涉及麦冬标准化种植及品牌提升、麦冬产品精深加工、麦冬文化旅游等多个领域，三台县在打造麦冬大健康产业链上全面发力。

三台县将着力推动麦冬第一、二、三产业融合发展，大力推进“一带（万亩标准化种植示范带）、一镇（中国·三台麦冬特色小镇）、一园（国家农业科技园区麦冬大健康产业园）”建设，力争通过 3~5 年的努力使麦冬大健康产业产值达到 100 亿元，5~10 年达到 300 亿 ~500 亿元，建成全国最大的麦冬种植基地、最大的麦冬交易集散地、最大的麦冬科研精深加工聚集地和最具旅游品牌的康养麦冬特色小镇，建设国家现代农业科技示范园和国家中医药健康旅游示范基地，将麦冬大健康产业做成覆盖多领域、拥有多业态的综合性产业。不少企业负责人表示，投资三台，除了麦冬本身的潜能外，还与三台优越的投资环境和区位优势有很大的关系。近年来，三台县委县政府先后投资 2.47 亿元，对工业园区 17.6km 主干道及区间道路系统、绵遂高速花园收费站及出口实施整体改造提升，实施道路黑化、配套绿化亮化，优化工业园区投资环境。

目前，三台县正按照《中国三台涪城麦冬大健康产业总体规划（2017—2030）》，加快建设麦冬产业园区，集聚和打造麦冬产业集群，搭建起研发、检测、展示、综合服务等公共服务平台，并着力深化“放管服”改革，不断创新政策激励机制，大力推行链条招商奖励，深入推进金融帮扶，持续推动全域开放合作。

第十三章　浙麦冬发展经验

浙江是麦冬的道地产区之一，麦冬是浙八味之一，慈溪麦冬是浙麦冬的地理标志产品。慈溪市政府为了推动慈溪麦冬的发展，以地理标志产品为抓手，成立了麦冬产业协会，持续优化和改良麦冬品种，推动产学研深入联合，共同打造浙麦冬品牌。

第一节　慈溪麦冬

慈溪市是浙麦冬的道地种植地之一，慈溪麦冬最早在六七百年前就开始栽培，据史料记载，早在明朝成化年间（约 1471 年），慈溪已有人种植麦冬。李时珍在《本草纲目》中对浙麦冬已有极高的评价，称“浙中来者甚良”。而当时“浙中来”的麦冬主要产自两个地方，一处是杭州笕桥一带，另一处就是现在的慈溪天元（时属余姚）一带，所以在很多医书中浙麦冬还有另外两种提法，即笕麦冬和姚麦冬。清朝末期，宁波药行兴盛，药商云集，姚麦冬已成为宁波三大浙货之一，产量在 1 000 箱上下（约 15 万千克），各帮药商争购姚麦冬，在全国各大药店均有销售，并且远销日本。慈溪产浙麦冬特有的活性成分为龙脑苷和龙脑次苷，在其他产地的麦冬中未能检测到。

关于慈溪麦冬的种植情况，最有说服力的是《余姚六仓志》卷十七相关记载：“麦门冬产塘北沙地。一曰麦门冬，俗称麦冬，初栽花园（园在天元市西）（即今慈溪市天元，1954 年前属余姚），后渐广，故昔以花园子著名，今迤东出者较胜，产地设行收买，运销甬江药铺，输出各地，产额甚巨。”

另据《浙江省医药志》记载，中华人民共和国成立前，浙麦冬盛产于余姚坎墩至长河之间（今属慈溪），东西长 20 余里（1 里 =500m），南北宽 3 至 5 里，约有 250 村 2 000 户种植，面积在 4 000 亩左右（1 亩 =666.67m^2）。其中尤以民国十四年（1925 年）最盛，种植面积达 1 万亩以上，产量 100 余万公斤。中华人民共和国成立后，1950 年至 1990 年，有 27 年慈溪麦冬产量占浙麦冬总产量的 80% 以上。另据《慈溪县志》记载，中华人民共和国成立后，自 1950 年始，国营土产公司兼营麦冬，并在坎墩设点收购；1955 年，麦冬生产列入国家计划，由于生产受自然灾害及政策价格等因素影响，面积产量起落幅度很大，1975 年以后产销基本恢复正常，常年种植 3 000 亩左右，收购量近 200 吨，部分供出口;20 世纪 80 年代,慈溪麦冬达到鼎盛,最高年份总产量超过 1 000 吨,尤其是在新浦、胜山等地,成为当地的主要经济作物之一。进入 21 世纪以后,慈溪麦冬的种植面积也有过一些起伏,但最近几年有慢慢平稳的迹象,2006—2016 年,慈溪麦冬的种植面积已经逐年增加到 6 000 亩以上,但每年真正作为药材采收的麦冬面积却徘徊在 1 000 亩上下。截至 2018 年 11 月,慈溪市麦冬种植面积 5 000 亩,年产出麦冬 250 吨,实现产值 3 000 万元。

第二节　申报国家农产品地理标志

早在十多年前,慈溪人就有了保护“慈溪麦冬”这个品牌的想法,但限于当时各方面条件还不成熟,树立浙麦冬地域品牌的想法没有得到更多响应。近几年,随着地域品牌受到越来越多的关注和重视,2015 年农业技术推广中心开始筹备慈溪麦冬的地理标志登记事项,2016 年着手整理相关的申报材料,并于 2017 年初上报到宁波市农业农村局,再由局里上报到宁波市里,获得批复后,于 2017 年 4 月正式开始慈溪麦冬的地理标志登记保护申报工作。市农业农村局各部门及相关人士开始各司其职、协同作战,为“慈溪麦冬”的申报工作全力以赴。2019 年 6 月 24 日,农业农村部发布第 185 号公告,“慈溪麦冬”被授予农产品地理标志登记证书。“慈溪麦冬”所保护的划定地域则涉及崇寿、胜山、新浦、庵东、坎墩及现代农业开发区等 6 个镇(街道、开发区),介于六塘与十塘之间的北部平原。地理范围为北纬 30°16′~30°20′,东经 121°10′~121°24′,保护区面积达 8 100 公顷。

第三节　成立慈溪市农合联麦冬产业分会

随着种植业产业调整和农民收入的提高,浙麦冬在慈溪的种植面积渐渐萎缩。随着“慈溪麦冬”获得地理标志登记,为了保护浙麦冬这块瑰宝,慈溪市农合联麦冬产业分会于 2019 年 8 月 23 日在崇寿镇成立,分会的成立加强麦冬经营主体、涉农服务组织、战略合作伙伴三者之间的横纵向联合,大大提高农业组织化程度,增强抱团竞争的综合能力。

第四节　推动浙麦冬发展

为了让浙麦冬的种植变得更加规范和可持续发展,慈溪市政府对于浙麦冬做出了以下工作。

1. 规划道地药材产业园、建立核心基地。慈溪市政府为了发展特色农业,专门规划了道地药材产业园2 200亩，供宁波金瑞农业发展有限公司用于慈溪麦冬等道地药材为主的中药材规范化、现代化、示范化的基地建设，以带动周边农民发展慈溪传统中药材的产业。

2. 组建专业团队。2012年以来，慈溪市农业技术推广与宁波金瑞农业发展有限公司组建专业团队，前期已向慈溪市农垦场及附近乡镇租用农业用地497亩，开始浙麦冬基地建设的相关基础工作。

3. 开展科研项目。科研项目成为工业和信息化部中药材生产扶持项目，科技部国家级“星火计划”项目，省农业技术推广基金会资助项目，宁波市科技局“农业科技富民项目”，并与浙江省中药研究所、复旦大学、宁波大学等科研院所合作进行种质资源的提纯复壮，以期保证质量，提高产量。同时还在传统种植方式的基础上，进行栽培技术、机械移栽与采掘、产品初加工机械化研究试验与开发等。

4. 参与标准制定。经过几年来的探索研究，形成了慈溪麦冬GAP栽培集成技术，并以该项技术与浙江省中药研究所等单位一起制定了浙江省地方标准，2015年《浙麦冬生产技术规程》（DB33/T950—2014）已颁布实施。

5. 完成“地理标志”申报。2019年，农业农村局农技中心完成了“慈溪麦冬”国家地理标志认证，为品质提升和品牌建设打下基础。

6. 市镇两级积极宣传推广“慈溪麦冬”。参加第二十届中国绿色食品博览会、第六届（慈溪）环杭州湾绿色优质农产品博览会，推广麦冬产品，拓展线上销售渠道，由镇党委书记亲自带货推介，推动麦冬销售。通过各类媒体宣传报道10余次浙麦冬，提高知名度，在傅家路村文化礼堂打造了市内首个麦冬馆，宣传和介绍浙麦冬的药用和食用价值。

第五节　优化浙麦冬品种

作为地方特色产业，浙麦冬也面临品种老化、产量低、生长周期长等难题。为此，崇寿镇与宁波大学开展合作，借助后者的航天育种科研项目，加速浙麦冬品种选育迭代。此次浙麦冬航天育种项目是当地联合宁波大学等高校开展的露地种植及实验室科学研究，项目旨在选育出产量高、有效成分含量高、生长周期缩短的浙麦冬新品种，服务前湾新区乃至宁波浙麦冬产业高质量发展。2023年5月30日，崇寿镇的1 000多颗高品质浙麦冬种子随神舟十六号载人飞船奔赴太空，并于当年10月31日随神舟十六号返回地面。在经过严格的观察、实验、筛选后，其中的600余颗浙麦冬种子正式“落地生根”，进入育种新阶段。此次播种标志着新一轮研究的开始。倪穗团队将开展浙麦冬生长发育的天-地对照，并运用基因组学、蛋白质组学等技术进行突变株筛选。而在实验室里，他们还将开展浙麦冬航天诱变的分子机制及遗传稳定性研究，最终选育出产量高、有效成分含量高、生长周期缩短的浙麦冬新品种。品种优生优育是当务之急，太空育种更是机不可失、理想之选，将引领慈溪麦冬高质量发展。

第六节　打造浙麦冬品牌

慈溪市崇寿镇种植麦冬历史悠久，是道地的浙麦冬原主产地之一，目前全镇有麦冬种植面积 1 200 余亩，位居全市前列。但近年来，由于麦冬种植分散、产量偏低、种质退化、拓销困难等种种因素，浙麦冬产业发展停滞不前。为突破这一瓶颈，崇寿镇从特色产业园区打造、优质平台服务和道地药材品牌宣传等着手，打活“三张牌”，全力推动浙麦冬产业传承创新高质量发展。2020 年开始，慈溪市崇寿镇开始规划建立浙麦冬产业园，着力打造一个集选种、育种、种植、参观、销售于一体的特色产业园。浙麦冬产业园项目投资 325 万元，是市农业高质量发展项目，旨在通过规模化、机械化、智慧化种植，选育出产量高、药用成分含量高、性状稳定、抗逆性强的品种，示范带动全市浙麦冬产业提质升级，并促进浙麦冬走出浙江，扩大销售范围。

1. 大打合作牌，打响农旅融合新品牌。与慈溪农旅集团合作建立种子科技园和麦冬基地，打造麦冬特色示范园区。

2. 与浙江中医药大学、宁波大学科学技术学院等研学结合成立浙麦冬种植研究基地，做长产业链条，推动高效化生产、多元化经营。加强与浙江省中医药学会和浙江中医药大学等机构的对接，邀请省中医药学会和中医药大学的专家、学者到崇寿调研，召开浙麦冬产品推介会和座谈会。2021 年 4 月成立了省中医药学会慈溪服务站，并与浙江中医药大学达成初步协议，在浙麦冬特色产业园内建立实践基地，开展产学研活动。同时，充分利用镇农事服务中心平台，提供咨询、信用、金融等服务，并制作统一的浙麦冬包装，在傅家路片区农特产品展销中心销售道地药材。与浙江省中医药学会加快推进产学研一体化发展的同时，通过数字赋能加大浙麦冬品牌推广力度。与宁波大学科学技术学院合作，网上开展直播带货，与慈溪市融媒体中心合作在“慈晓”客户端直播带货，让崇寿麦冬搭上“电商销售快车”，知名度得到大大提升。

3. 与慈溪市崇实房地产开发有限公司合作建立农业观光园，预计每年资产性收入 100 万元。挂牌成立崇寿镇委党校傅家路片区分校和慈溪市“三农”服务培训中心，采用引入社会资本方式，投入 1 000 万元新建一幢集餐饮、住宿、文创培训等功能于一体的配套大楼。截至 2021 年，已接待观光游客 1 200 人次，并顺利承办市镇两级培训班 6 期 700 人次，实现经济收入 6 万余元，崇寿麦冬销售总量已超过 2 万多千克；销售额达 400 余万元，比 2020 年同期增长 10% 左右。

为更好地保护浙麦冬这一种质资源，浙麦冬特色产业园建设被列入市农业重点扶持项目并进行资金扶助，崇寿镇也配套制定相关实施意见，从园区基建、成片种植、贴息、销售、品牌建设等5方面开展政策扶持，为浙麦冬高质量发展提供政策保障。

参 考 文 献

[1] 黄璐琦，郭兰萍，詹志来．道地药材标准汇编[M]．北京：北京科学技术出版社，2020：67，183.

[2] 慈溪县衙．天启慈溪县志：卷六　物产篇[M]．[出版地不详]：[出版者不详]，1624（明熹宗天启四年）.

[3] 余姚县衙．康熙余姚县志：卷五　物产志[M]．[出版地不详]：[出版者不详]，1683（清康熙二十二年）.

[4] 宁波市文物考古研究所．浙东药材种植起源考[R]．宁波：宁波文化遗产保护中心，2019：23-27.

[5] 李时珍．本草纲目：中册[M]．刘衡如，刘山永，校注．北京：华夏出版社，2008：14，713.

[6] 李正，陈勇，马临科，等．浙麦冬质量标准的制定及探讨[J]．中国现代应用药学，2016，33（6）：795-799.

[7] 吕悦，杜伟锋，吴杭莎，等．浙麦冬与川麦冬的比较研究进展[J]．中华中医药杂志，2023，38（01）：289-294.

[8] 王丽，杨乾展，张加余，等．川、浙麦冬质量差异研究概况[J]．亚太传统医药，2021，17（06）：193-197.

[9] 杨积芳．余姚六仓志：卷十七　物产·药之属[M]．余姚：六仓志书局，1920：17.

[10] 浙江省医药志编纂委员会．浙江省医药志[M]．杭州：浙江人民出版社，1999：210-211.

[11] 慈溪市地方志编纂委员会．慈溪县志[M]．杭州：浙江人民出版社，1992：345-346.